BASTEI
LÜBBE

Alice Peterson

Wie ich mein Leben wiederfand

Aus dem Englischen von
Cécile G. Lecaux

BASTEI
LÜBBE

BASTEI LÜBBE TASCHENBUCH
Band 61 475

1. Auflage: Oktober 2001

Vollständige Taschenbuchausgabe

Bastei Lübbe Taschenbücher ist ein Imprint der Verlagsgruppe Lübbe

Deutsche Erstveröffentlichung
Titel der englischen Originalausgabe:
REINVENTING ALICE

Titelillustration: Tony Stone
Umschlaggestaltung: Manfred Peters
Satz: hanseatenSatz-bremen, Bremen
Druck und Verarbeitung: Cox & Wyman Ltd.
Printed in Great Britain
ISBN 3-404-61475-5

Sie finden uns im Internet unter
http://www.luebbe.de

Der Preis dieses Bandes versteht sich einschließlich
der gesetzlichen Mehrwertsteuer.

Vorwort

Alices Buch erinnert mich an meine frühen Tennis-Tage – die Turniere, das Training, die nervösen Eltern am Platzrand. Ich entsinne mich noch, dass Alice Ende der achtziger Jahre zum vielversprechendsten Dutzend Nachwuchsspielerinnen des Landes zählte.

Als ich hörte, dass sie im Alter von nur achtzehn Jahren an rheumatischer Arthritis erkrankte, konnte ich es erst gar nicht glauben. Alice stand am Anfang einer Karriere als Profisportlerin, die damit jäh beendet wurde. Ich weiß aus eigener Erfahrung, wie frustrierend es ist, wenn eine Verletzung einen einige Zeit daran hindert, seine Sportart auszuüben. Aber wenigstens weiß man, dass die Zwangspause irgendwann wieder vorbei ist. Alice hat es viel schlimmer getroffen. Sie musste das Tennisspielen vollständig aufgeben, und das machte ihre Chance zunichte, in die Staaten zu reisen. Die Krankheit hat ihr Leben in jeder Hinsicht nachhaltig verändert.

Ich fand Alices Buch sehr ergreifend. Es hat mir die Augen geöffnet für die Schmerzen und Qualen in unserer Welt. Außerdem fand ich es sehr ermutigend. Es ist unvorstellbar, dass jemand, der an chronischen Schmerzen leidet, ein Studium anfängt und mit Bravour abschließt. Ich kann mir nicht ausmalen, wie es wäre, an ihrer Stelle zu sein, aber falls mich ein ähnlicher Schicksalsschlag träfe, hoffe ich, dass ich ebenso wie Alice die Kraft aufbringen würde, noch einmal von vorn anzufangen und mich nicht unterkriegen zu lassen. Ich bin sicher, dass jeder, der ihr Buch liest, nicht nur ihren Mut bewundern, sondern auch an ihrem Humor und Verstand seine Freude haben wird. Und ganz zweifellos wird ihr jeder Leser in allem den größtmöglichen Erfolg wünschen.

Tim Henman

Einleitung

Es war Frühsommer 1997, und Jasmine, mein Zwerg-Rauhaardackel hatte zwei Welpen, die mir so ans Herz gewachsen waren, dass die Vorstellung, sie zu verkaufen, mir geradezu das Herz brach. Ich bettelte darum, beide behalten zu können.

»Ich bin ganz sicher, dass wir ein wunderschönes Zuhause für sie finden«, entgegnete Mum hoffnungsvoll. »Ein guter Freund von uns, Robert Cross, kommt mit seiner Frau Mary vorbei. Sie scheinen sehr an der Hündin interessiert zu sein. Wir bringen die Welpen in den Garten und trinken draußen Tee. Es ist viel zu schön, um im Haus zu sitzen«, sagte sie und reichte mir Boysy, den bildhübschen goldfarbenen Rüden.

»Robert, das ist Alice.« O Gott, jetzt muss ich höflich Konversation machen, stöhnte ich innerlich und schüttelte die dargebotene Hand.

»Hallo«, sagte er. »Deine Mutter hat mir von deiner Fußoperation erzählt. Wie geht es dir?« Er blickte auf meine weißen Gipsfüße. Mir waren gerade auf beiden Seiten die Metatarsalgelenke (Mittelfußgelenke) operativ entfernt worden.

Ich erzählte ihm von meiner rheumatischen Arthritis und der Operation. Dann begann ich vom Tennis zu reden und konnte aus einem unerfindlichen Grund gar nicht mehr aufhören.

»Hast du schon mal daran gedacht, das alles zu Papier zu bringen?«, fragte er.

Mary mischte sich ein. »Robert macht sich zu allem Notizen. Immer, wenn ihn etwas beschäftigt, finde ich Zettel im ganzen Haus«, lachte sie. »Schreiben beruhigt ihn und hilft ihm, sich über Verschiedenes Klarheit zu verschaffen.«

Ich dachte einen Moment darüber nach.

»Ich finde, du solltest es versuchen. Ich verstehe ein wenig davon, wie man ein Buch verlegt«, meinte Robert bescheiden. »Ich bin seit einiger Zeit im Geschäft.«

Plötzlich war ich ganz aufgeregt. »Soll ich einen Schreibkurs belegen?«, fragte ich.

»Das könntest du, aber ich denke, es wäre besser, einfach draufloszuschreiben, ohne dich von irgendwelchen Regeln einengen zu lassen. Schreib ganz spontan, frei von der Leber weg. Schreib einfach irgendwas und schick es mir«, schlug er mir angesichts meines Interesses vor. »Ich werde deine Leseprobe dann kritisch unter die Lupe nehmen.« Der Welpe war vergessen.

Ich holte meine alte elektrische Schreibmaschine vom Dachboden und entfernte den Staub aus den Tastenzwischenräumen. Die höflichen Aufforderungen, die auf dem kleinen Bildschirm erschienen, und die irritierenden Pieptöne erinnerten mich an die Bristol University und die endlosen Essays, die ich verfasst hatte. Das reizte mich, über meine Zeit dort zu schreiben, und schon bald hackte ich voller Elan auf die Tasten ein. Etwas in mir erwachte zum Leben. Ich zeigte das Geschriebene Robert, der mich ermutigte, weiterzumachen. Von da an trafen wir uns regelmäßig. Das war der Beginn einer ganz besonderen Freundschaft.

Über meine Krankheit zu schreiben hatte anfangs vor allem therapeutische Wirkung. Meinen Zorn, meine Ängste, meinen Schmerz und meine Trauer in Worte zu fassen vermittelte mir ein Gefühl der Befreiung und Erleichterung. Ich schrieb alles so auf, wie es mir in den Sinn kam, und erst als ich anfing, einzelne Ereignisse chronologisch aneinander zu reihen und in ihrem Kontext zu sehen, konnte ich meine Gefühle wirklich verstehen.

Je mehr ich schrieb, desto eher war es mir möglich, Ereignisse objektiv zu betrachten, nachzuvollziehen, warum Freundschaften zerbrochen waren, wie mein Verstand funktionierte und woher der eiserne Wille rührte, das alles durchzustehen. Es war so, als würde ich das Geschehen als unbeteiligter Beobachter verfolgen.

Als bei mir rheumatische Arthritis diagnostiziert wurde, konnte ich mir nichts Schlimmeres vorstellen. Ich wünschte, ich hätte nie Tennis gespielt, weil mir dann dieses niederschmetternde Gefühl erspart geblieben wäre, etwas sehr Kostbares verloren zu haben. Ich wollte die Erinnerung an diesen Sport aus meinem Gedächtnis tilgen, so tun, als hätte es meine Tennis-Leidenschaft nie gegeben. Andererseits erinnerten mich die Turniere nicht nur an die prickelnde Spannung und den Spaß auf dem Court, sondern auch an den eisernen Willen, den ich dort entwickelt hatte. Ich musste siegen, der zweite Platz war nicht gut genug. Im Nachhinein erkannte ich, dass die Erfahrungen, die ich beim Tennis gesammelt hatte, von unschätzbarem Wert waren. Sie hatten mich gelehrt, mich auf ein Ziel zu konzentrieren, sodass ich im Kampf gegen die RA auf die Entschlossenheit, Energie und Disziplin zurückgreifen konnte, die auf dem Platz von mir verlangt wurden. Ich werde niemals aufgeben, weil mein Training mir Kampfgeist eingeimpft hat. Vielleicht hat das mein Leben gerettet.

Mit neuem Elan kramte ich alte Briefe, Tennis-Sammelalben, Turnierprogramme und Fotos hervor. Charaktere wurden auf dem Papier lebendig, und es machte mir immer mehr Spaß, über meine Wettkämpfe, meine Tennisfreunde, die Schummeleien und meine Mutter zu schreiben, die nervös Toms Socken stopfte, während sie mir beim Spielen zusah. Diese Manie brachte mich gleichzeitig zum Lachen und zum Weinen. Das Schreiben weckte in mir den Wunsch, wieder Kontakt zu meinem Tennis-Coach Bill aufzunehmen. Es hat auch alte Freundschaften, die in meiner Studienzeit zerbrochen waren, wieder gekittet. Zum ersten Mal, seit die Krankheit meinem sportlichen Ehrgeiz ein abruptes Ende bereitet hatte, ließ ich Erinnerungen Revue passieren und alte Wunden heilen.

Ich begann, die beiden Hälften meines Lebens – »davor« und »danach« – zu einem Ganzen zu verknüpfen, anstatt mir am Abend den Kopf darüber zu zerbrechen, was ich am nächsten Tag fühlen würde. Jetzt beschäftigte ich mich, wenn ich mich schlafen legte, in Gedanken mit dem nächsten Kapitel meines Buches. Manchmal wachte ich mitten in der Nacht auf, mit einer neuen Idee, die ich unbedingt aufschreiben musste. Mein Buch öffnete eine neue Tür in meinem Leben. Es nahm mir nicht die Schmerzen, aber es lenkte mich von der Krankheit ab. Das Schreiben ersetzte nach und nach das Tennisspielen, füllte die Lücke, von der ich geglaubt hatte, sie würde sich niemals ausfüllen lassen. Jetzt gab es ein Projekt, das mir inzwischen alles bedeutet.

Zu beschreiben, wie schmerzlich die Erfahrung für mich war, plötzlich nicht mehr in der Lage zu sein, meinen Tennisschläger zu halten, hat mir sehr deutlich vor Augen geführt, dass viel zu wenigen Menschen bewusst ist, wie sehr Arthritis ein Leben verändern kann. Es ist nicht nur ein Zwicken und Zwacken hier und da. Ich zucke bei dem Wort »Arthritis« nicht mehr zusammen wie in meinen Anfangstagen an der Bristol University, als ich mich noch zutiefst für meine Krankheit schämte. Inzwischen ist eher das Gegenteil der Fall. Heute setze ich mich leidenschaftlich dafür ein, den Menschen nahe zu bringen, dass Arthritis eine chronische Krankheit ist, die Alt und Jung gleichermaßen in ihrer Beweglichkeit einschränken kann. Der Konflikt zwischen meinem Wunsch, das Leben eines ganz normalen Teenagers zu führen, und den quälenden, Symptomen rheumatischer Arthritis erreichte in Bristol seinen Höhepunkt. Mein ganzes Leben wurde auf den Kopf gestellt. Arthritis in jeder Form muss in der Öffentlichkeit viel größere Anerkennung und Aufmerksamkeit erfahren.

Das Schreiben über die furchtbaren Schmerzen, die Medikamente, die scheinbar alles nur noch schlimmer machten, und die Erkenntnis, dass es mich besonders schwer erwischt hatte, ließ mich auf die schweren Zeiten zurückblicken sowie darauf, wie ich sie gemeistert habe. Ich wusste, dass sich mir hier eine Chance bot, meiner scheinbar ausschließlich destruktiven Krankheit auch positive Seiten abzugewinnen. Ich hoffe, mein Buch wird anderen in ähnlichen Situationen eine Hilfe sein.

1

Die Versuchsreihe: Teil I

Sind Sie in der Lage, sich eigenständig anzuziehen, sich die Schuhe zuzubinden und alle Knöpfe zu schließen?

Es ist Februar 1998. Ich bin 24 Jahre alt. Seit sechs Jahren leide ich an rheumatischer Arthritis.

Meine Eltern sind dazu verdammt, hilflos dem Fortschreiten meiner Krankheit zuzusehen. Ich stehe auf der Warteliste für einen künstlichen Knöchel und muss wieder an der rechten Hand operiert werden. Mum muss mir alles abnehmen – vom Hochziehen der Unterhose über das Kleinschneiden des Essens bis hin zum nächtlichen Toilettenbesuch. Ich habe in meinem Zimmer ein Babyfon. Die Bedeutung des Wortes Unabhängigkeit habe ich längst vergessen.

Meine Augen sind müde davon, nach dem Licht am Ende des Tunnels Ausschau zu halten. Aber wenigstens habe ich einen winzigen Funken Hoffnung. Etwas lässt mich durchhalten.

Ein neues Medikament, das in den USA vielversprechende Resultate erzielt hat, wird in Bath an Meerschweinchen getestet. Ich bete dafür, dass ich als Probandin in die Medikamentenstudie aufgenommen werde.

Ich sitze mit meinen Eltern im Wartezimmer des Krankenhauses von Bath und lese immer wieder dieselbe Seite einer Zeitschrift. Ich blicke auf meine rechte Hand mit der babyweichen Haut und den dunkelrot lackierten langen Fingernägeln. Aber ich kann die geschwollenen krummen Finger nicht verbergen, die mir die heimtückische Krankheit vor Augen führen, gegen die ich tagtäglich von neuem ankämpfe.

Dad sitzt mit gequältem Gesicht da. Er ist alt geworden. Krampfhaft hält er eine Zeitung umklammert. »Wir bleiben hier bei dir, bis alles vorbei ist«, sagt er angespannt.

Eine Krankenschwester reicht mir den vertrauten Fragebogen mit der Überschrift: »Ihre Fähigkeiten im Alltag in der vergangenen Woche«.

Sind Sie in der Lage:

- *sich selbstständig anzuziehen, sich die Schuhe zuzubinden und alle Knöpfe zu schließen?*
- *einen Milchkarton zu öffnen (oder eine Packung Waschpulver)?*
- *ein volles Glas an den Mund zu führen?*
- *aus einem Stuhl ohne Armlehnen aufzustehen?*
- *Besorgungen außer Haus zu erledigen und einkaufen zu gehen?*

»Ich finde, Milchpackungen sind immer schwierig zu öffnen!«, sagt Mum, die zusieht, während ich überlege, ob ich »Mit *erheblicher* Mühe« oder »Nein« ankreuzen soll.

»Ich kriege die Dinger nie auf«, fügt Dad hinzu.

»Schatz, du bekommst ja nicht einmal eine Dose Hundefutter auf.«

»Wie gerne würde ich auf jede dieser blöden Fragen die Antwort. Ohne *›jegliche* Mühe‹ ankreuzen.« Ich runzle die Stirn und mache ein Kreuz bei »Nein«.

»Tja«, sagt Dad – das sagt er immer, wenn er nicht weiß, was er sonst sagen soll. »Beten wir, dass sie dich als Probandin nehmen.«

Mum wendet sich wieder dem Kreuzworträtsel der *Times* zu. Nach einer Weile gibt sie jedoch auf und sagt, sie könne sich nicht konzentrieren. Stattdessen holt sie ihr Strickzeug hervor. Das erinnert mich an meine Tenniszeiten, und ich muss lächeln bei der Erinnerung an meine Turniere im ganzen Land und die Nervosität meiner Mutter, wenn ich auf dem Platz stand.

»Mum, erinnerst du dich noch an das Match in Eastbourne? Und an Mrs. Betty? Und Peter. Ich frage mich, was aus ihnen allen geworden ist.«

»Und du, weißt du noch, wie man dich für Wettkämpfe gesperrt hat?«, entgegnet sie lachend.

»Erinnere mich nicht daran.«

Langsam und mühsam stehe ich von meinem Stuhl auf und strecke die Beine. Ich wünschte, mein Arzt würde sich bald blicken lassen. Er wird meinen Fall dem Professor vortragen, der die Medikamentenstudie leitet. Ich bin nervös.

»Setz dich und entspann dich. Ärzte kommen immer zu spät. Kannst du dich noch an dein allererstes Turnier erinnern?«, fängt sie vom Klicken ihrer Stricknadeln begleitet an, in der Hoffnung, mich abzulenken. »Ich weiß noch, wie ich dich hingefahren habe, und du sagtest: ›Ach übrigens, Mum, ich werde dieses Turnier gewinnen.‹«

Ich lache.

»Wir wussten nicht, worauf wir uns da einließen, aber die Turniere habe ich geliebt. Ich kann mich noch so gut an deine Tenniszeit erinnern.«

Endlich betritt Dr. Campbell den Raum. Mir schlägt das Herz bis zum Hals. Er nimmt meinen Arm. »Bist du okay?«, fragt er sanft.

»Alles klar. Nur nervös.« Ich lächle zaghaft.

»Viel Glück«, sagen Mum und Dad wie aus einem Mund. Dad kreuzt die Finger.

Dr. Campbell und ich begeben uns ins Besprechungszimmer. Ich atme tief durch. Das könnte der Beginn eines neuen Lebens sein. Vielleicht auch nicht. Aber ich wünsche mir so sehr eine zweite Chance ...

2

Erste Schritte

Es ist 1985. In diesem Jahr gewinnt der erst 17-jährige Boris Becker Wimbledon. Ich bin elf Jahre alt.

Die Schulferien haben endlich begonnen, und die ganze Familie ist daheim. Helen, fünf Jahre älter als ich, Tom, vier Jahre älter, und meine Eltern spielen ein Doppel auf dem Tennisplatz der Nachbarn. Wir bezeichnen sie oft als »Glückspilze« – sie haben einen Tennisplatz und ein Schwimmbad. Mein ältester Bruder Andrew ist ebenfalls zuhause und wartet nervös auf seine Prüfungsergebnisse.

Ich bin nur das Ballmädchen, darf aber am Schluss ein paar Minuten mitspielen. Ich hasse es, zu warten. Ungeduldig trete ich am Platzrand von einem Fuß auf den anderen. Und ich wünsche mir endlich einen eigenen Schläger. Ich bin es leid, immer den hölzernen Slazenger in die Hand gedrückt zu bekommen, den alle benutzen.

Tom hat einen Wutanfall und schleudert seinen Schläger auf den Boden. Mum und Dad haben mir erklärt, dass Tom nie 100-prozentig normal gewesen ist – er ist leicht zurückgeblieben. Er war eine Frühgeburt und ein kränkliches Kind, fast wäre er gestorben. Später fielen ihm die Zähne aus; er musste logopädisch behandelt werden.

Tom ist furchtbar launisch. Ich verstehe nicht, wie jemand in der einen Minute guter Dinge und im nächsten Augenblick traurig und wütend sein kann. Dad hat gesagt, ich solle ihm dann aus dem Weg gehen und ihn nicht provozieren, bis er sich wieder beruhigt hat. Das tut er dann auch, und das Leben geht weiter, als wäre nichts geschehen.

»Ich will nicht spielen, warum sollte ich?«, schreit Tom und seine schlaksige Gestalt schlurft lustlos über den Platz.

»Dann spiele ich weiter«, biete ich mich großzügig an und gehe auf ihn zu.

»Nein«, zischt er und funkelt mich aus seinen blauen Augen böse an. Ich weiche zurück.

»Tom, gib Alice den Schläger. Lass uns nicht streiten«, sagt Dad seufzend.

»Ich spiele weiter«, entgegnet er und hält den Schläger besitzergreifend umklammert. »Ich habe es mir anders überlegt.« Manchmal hasse ich meinen Bruder. Er ist gemein.

Nach dem Tennis radeln Helen und ich in die Stadt, essen in unserem Lieblingscafé ein Stück Schokoladenkuchen und trinken dazu Limonade. Als wir durch die Kingsgate Street zurückfahren, fällt mir ein schwarzgoldener Pro-Kennex-Schläger zum Preis von 24 Pfund im Schaufenster eines Sportgeschäfts auf. Ich halte an, betrete das Geschäft und frage den Verkäufer, ob ich mir den Schläger näher ansehen dürfe. Als ich ihn in die Hand nehme, den mit Leder umwickelten Griff rieche und die silbernen Saiten zu dem gold-schwarzen Rahmen sehe, weiß ich, dass ich ihn haben muss. Ich rechne mir aus, wie lange es dauern wird, so viel Geld zu sparen. Bei 1,50 Pfund die Woche Taschengeld wären das 16 Wochen. Zu lange. Ich muss mir das Geld schneller verdienen, geht es mir durch den Kopf, während ich den

Schläger weiter fest umklammert halte. Helen langweilt sich und radelt ohne mich heim. Ich habe eine Idee.

Meine Mutter verkauft von zuhause aus gebrauchte Kleidung für Kinder bis 12 Jahre. Ihr »Geschäft« heißt »The Doll's House« (Das Puppenhaus). Sie hat über 2.000 Kunden und kleidet die meisten Kinder von Winchester ein. Sie hat immer zu tun; Berge von Kleidern müssen bewertet, ausgezeichnet, aufgehängt und mit dem Namen des Eigentümers, der sie in Kommission gegeben hat, in ein Buch eingetragen werden. Ich fahre nachhause und frage sie, wie viel sie mir in der Stunde zahlt, wenn ich ihr helfe. Überrascht von meinem plötzlichen Interesse, antwortet sie: »50 Pence.«

Jeden Mittwoch und Freitag, an den beiden Tagen, an denen sie unter der Woche arbeitet, geht es bei uns zu wie im Bienenkorb. Meine Mutter nimmt Spielanzüge in Zahlung, und Kinder spielen mit diversen Spielsachen auf dem Treppenabsatz. Freundlich, aber bestimmt, erklärt meine Mutter einer Kundin, dass sie das gesmokte Kleidchen voller Hundehaare und mit drei fehlenden Knöpfen nicht übernehmen kann, auch wenn es von Harrods ist. Ich liebe es, hinter dem Tresen zu sitzen, Preise auf Schildchen zu schreiben und Kunden zuzulächeln, während ich die von ihnen gewählten Kleidungsstücke zusammenfalte und in Tüten verstaue. Mum sagt, ich wäre ihr eine große Hilfe, auch wenn sie mich immer wieder daran erinnern muss, dass man die Tageseinnahmen nicht zählt, solange noch Kunden im Laden sind – das wäre unhöflich. Und ich muss mein dick mit Erdbeermarmelade bestrichenes Brot auf einen Teller legen, um nicht überall klebrige Krümel zu hinterlassen. Rebecca, meine beste Freundin, die gleich nebenan wohnt, hilft ebenfalls im Laden, um ihr Taschengeld aufzubessern, aber sie langweilt sich schnell, weil ich ihr nie erlaube, hinter dem Tresen zu stehen; das Einzige, was ich ihr zu tun gestatte, ist, Kleidungsstücke, die Kunden doch nicht genommen haben, zurückzuhängen.

Jedes Wochenende radle ich am Sportgeschäft vorbei und versichere dem grauhaarigen Verkäufer, der längst ein guter Freund geworden ist, dass er unbedingt einen Schläger für mich zurückbehalten muss. Dann fahre ich wieder heim und schreibe noch mehr Preisschildchen für weitere fast neue Latzhosen. Nicht mehr lange, und der Schläger gehört mir.

3

Das Gummiband

Oktober 1985. Andrew ist wieder an der Surrey University, Helen auf dem Internat in Marlborough und Tom in seinem Internat für Kinder mit Lernschwächen. Ich habe endlich den Pro-Kennex-Schläger gekauft. Jetzt brauche ich nur noch eine schicke Hülle, ein besseres Paar Schuhe, eine ordentliche Wasserflasche und Tenniskleidung von Ellesse, weil die auch Chris Evert trägt. Sie ist mein großes Vorbild. Eines Tages werde ich so sein wie sie.

Mum und Dad haben mir einen achtwöchigen Tenniskurs für Anfänger auf der städtischen Sportanlage bezahlt. Der Kurs findet jeden Samstagmorgen statt, und die anderen Teilnehmer sind alle Jungen. Vor dem Spielen müssen wir Lockerungsübungen machen, laufen und dabei einen Ball auf den Saiten und dem Rand des Schlägers hüpfen lassen. Einige von den Jungen schummeln, weil sie Prince-Schläger haben mit riesigen Schlägerköpfen, die diese Übung um vieles erleichtern.

»Für ein Mädchen bist du ganz okay«, brummelt mein schmollender Spielgegner, als er mir die Hand schüttelt. Ich habe ihn gerade im Finale unseres Kursturniers geschlagen. Es war der beste von drei Tiebreaks. Ich gewinne einen kleinen Mars-Riegel, den ich mir ganz in den Mund stecke, und eine Dose mit leuchtendgelben Tennisbällen von Slazenger.

»Gut gespielt, Alice«, sagt der Trainer, als ich meinen neuen Schläger in seine Hülle stecke. »Du hast Talent. Du solltest am Ball bleiben.«

Ich radle so schnell ich kann zurück nachhause, um Mum und Dad von meinem Sieg zu berichten. »Mum, ich bin jetzt soweit, dass ich gegen dich spielen kann. Ich weiß es. Der Trainer hat gesagt, ich hätte Talent«, sprudelt es in der Küche aus mir heraus.

»Hallo Schatz«, sagt Dad, der gerade Käse schneidet. »Setz dich und iss etwas zu Mittag.«

Es kommt öfter vor, dass Dad ignoriert, was ich sage. »Dad. Hör doch zu! Familiendoppel langweilen mich. Können wir beide nicht gegeneinander spielen, Mum? Bitte!«

»Okay, in Ordnung«, gibt sie nach. »Ich reserviere einen Platz für Montagabend.«

»Ein richtiges Match?«, frage ich ganz aufgeregt.

»Ja, drei Sätze.«

Montagmorgen. Ich steige mit Rebecca in den Zug, um in die Schule zu fahren. Ich gehe auf die Atherley, eine reine Mädchenschule der Church of England. Als der Zug nach Southampton rattert, wünschte ich, er würde in die entgegengesetzte Richtung fahren, zurück nachhause. Rebecca und ich haben als Erstes eine Doppelstunde Physik, mein schwächstes Fach. Wir sitzen an einem der hinteren Tische, tuscheln und knüpfen uns gegenseitig ein Freundschaftsarmband. Mr. Wilson wirft frustriert gleich dreimal mit Kreide nach uns, weil wir nicht aufpassen. Ich freue mich darauf, meiner Mum zu zeigen, wie viel besser ich nach meinem Tenniskurs bin, und entsprechend gering ist mein Interesse daran, wie man eine Steckdose anschließt.

Endlich ist es soweit. Mein erstes Match gegen Mum. Stolz betrete ich mit meiner neuen Tennistasche, diversen Accessoires und Schläger den Platz und tue so, als wären wir in Wimbledon. Ich trage meinen hellrosa Jogginganzug und dazu Schuhe von Dunlop. Mein langes braunes Haar ist ordentlich zu zwei Zöpfen geflochten. Ich habe einen weißen Clip, den ich hinten an meiner Jogginghose befestige, er dient als Ballhalter. Mum sagt, ich sehe aus wie ein Kaninchen.

Nach einigen Ballwechseln und Aufschlägen fragt Mum: »Also dann, bist du bereit?«

»Ja, bereit, dich zu schlagen«, erwidere ich glücklich.

Sie lacht. »Voller Einsatz, Liebes?«

Das große Match beginnt.

Ich bin ziemlich stark, und wenn ich mein nicht unerhebliches Gewicht einsetze, kann ich ganz schön harte Bälle schlagen. Trotzdem führt meine Mutter von Anfang an. Ich versuche verzweifelt, sie zu beeindrucken, springe und jage über den Platz und stelle mir dabei vor, ich wäre Chris Evert. Mum gewinnt den ersten Satz, und ich bin wütend, dass mich meine Mutter mit ihren immerhin fast 50 Jahren schlägt.

In der Hälfte des zweiten Satzes macht sie einen Doppelfehler. »Zweiter Aufschlag«, ruft sie und nimmt wieder an der Grundlinie Aufstellung.

»Nein, das Spiel geht an mich; du hast schon zweimal aufgeschlagen.«

»Nein, erst einmal.« Dann gelingen ihr zwei Asse, und das Spiel geht an sie.

Ich schleudere meinen Schläger zu Boden und höre den Rahmen knacken. Ängstlich senke ich den Blick. Mir wird ganz übel, als ich den gespaltenen Rahmen sehe. Kann ich weiterspielen, in der Hoffnung, dass Mum nichts merkt, und ihn zuhause kleben? Aber Mum kommt bereits auf mich zu, und ich sehe ihr an, dass sie kurz davor steht, in die Luft zu gehen. Sie wirft nur einen Blick auf den kaputten Schläger, sammelt ihre Sachen ein und geht zum Parkplatz, wobei sie verkündet, dass sie nie wieder mit mir spielen wird.

Ich kicke Steine über den Bürgersteig. Ich hasse es, zu verlieren, aber ich weiß, dass ich Recht hatte. Traurig setze ich mich auf eine rostige Bank und betrachte meinen Schläger. Tränen tropfen auf den zerbrochenen Rahmen und die Saiten. Ich möchte meinen besten Freund reparieren.

Mum kauft mir einen neuen Schläger, exakt dasselbe Modell, aber sie teilt mir auch mit, dass sie keine Lust hat, mit einem schlechten Verlierer zu spielen; ich müsse lernen, mich zu beherrschen.

Als wir das nächste Mal spielen, streife ich mir ein Gummiband über das Handgelenk. Wenn ich einen schlechten Ball schlage und anfange die Kontrolle zu verlieren, lasse ich es gegen meinen Arm schnalzen, um mich abzureagieren. Am Ende des Matchs ist mein Handgelenk voller roter Striemen und tut weh, aber wenigstens ist mein Schläger noch heil, und ich muss nicht nachhause laufen.

Mum und ich fangen an, regelmäßig miteinander zu spielen. Als Kind und Teenager war Mum ganz verrückt auf Tennis und hätte sich keine Gelegenheit entgehen lassen, auf Turnieren zu spielen und zu lernen. Sie liebt Sport ganz allgemein, vor allem Golf. Es freut sie, dass ich offenbar etwas gefunden habe, das mir richtig Spaß macht. Sie ermutigt mich, so oft zu spielen wie ich kann. Wir haben immer mehr Spaß miteinander, und unsere Matches werden langsam spannend. Manchmal schlage ich sie, und dann kann ich ihr ansehen, wie sehr auch sie es hasst, zu verlieren. Wir sind aus demselben Holz geschnitzt. Ich schenke ihr ein Gummiband.

1986. Ich bin zwölf Jahre alt. Die Zeit ist rasch vergangen, und es sind wieder Sommerferien. Ich belege einen zweiwöchigen Tennis-Intensivkurs für Junioren beim selben Trainer wie im Vorjahr und wieder auf der städtischen Sportanlage. Am letzten Samstag verteilt der Trainer Anmeldeformulare für das »Hampshire County Tournament« für Junioren unter zwölf und vierzehn. »Wann hast du Geburtstag, Alice?«, fragt er mich. »Ich bin wirklich der Meinung, du solltest teilnehmen.«

»Ach, erst im Januar, am 25.«

»Großartig, was für ein günstiges Datum. Das muss Schicksal sein«, scherzt er.

»Warum?«, frage ich lächelnd.

»Auf dem Anmeldeformular wird nach dem Alter bis Ende Dezember des Vorjahres gefragt, damit wird man dich als elfjährig einstufen, obwohl du schon zwölf bist. Hättest du im Dezember Geburtstag, müsstest du in der höheren Klasse spielen, obwohl die anderen Teilnehmer nur ein paar Tage älter wären als du. Verstehst du, was ich meine?«

»Ja, ich denke schon«, antworte ich, und die Grübchen in meinen runden Wangen sind wieder zu sehen. Er geht, um sich mit einem anderen Kursteilnehmer zu unterhalten.

Ich lese das Anmeldeformular eifrig. Dann laufe ich zum Trainer hinüber und unterbreche sein Gespräch. »Kann ich denn überhaupt teilnehmen? Ich habe doch noch gar keine Erfolge vorzuweisen.«

»Jeder muss irgendwann einmal anfangen.« Er macht ein belustigtes Gesicht. »Los, versuch es.«

Ich stecke das Formular in die Hülle meines Schlägers und öffne mein Fahrradschloss. Die Reifen rollen über ebene graue schmutzige Bürgersteige und Straßen, aber mir kommt es vor, als würde ich fliegen. Mein allererstes Turnier.

4

Schummeleien und Chancen

Übrigens, ich werde dieses Turnier gewinnen«, verkünde ich Mum im Wagen.

Es ist August 1986. Martina Navratilova hat zum siebten Mal Wimbledon gewonnen. Ich spiele heute mein erstes County-Turnier der unter Zwölfjährigen in Alverstoke. Ich habe den Griff meines Schlägers neu umwickelt – mit leuchtendblauem Leder. Ich muss gewinnen. Ich werde gewinnen.

Mum und ich treffen in Alverstoke ein. Das Ganze schüchtert mich doch sehr ein. Jetzt, wo ich mich vor Ort umsehe, bin ich plötzlich nicht mehr so sicher, dass ich gewinnen werde. »Denk positiv. Ich kann und werde gewinnen«, murmele ich vor mich hin. »Wenn ich gewinnen will, aber nicht daran glaube, wirkt sich das negativ aus.«

Männliche und weibliche Teilnehmer üben auf den Plätzen, und im Clubhaus unterhalten sich nervöse Eltern. Der Richtertisch ist übersät mit Punktetabellen und Matchzeiten. Hinter dem Tisch steht eine massige Dame mit einem leuchtendgrünen Sweatshirt, die Dosen mit brandneuen Bällen öffnet und dabei ein Doughnut isst; das muss die Veranstalterin sein. Die Namen der Spieler, die in den jeweiligen Matches gegeneinander antreten, sind an Tafeln gepinnt worden.

Ein Mädchen hebt sich aus der Masse hervor. Sie ist sehr groß. Ihr dunkles Haar ist straff zurückgekämmt und zu einem Pferdeschwanz gebunden, und sie trägt ein pinkfarbenes Stirnband. Ihr Jogginganzug ist vom gleichen glänzenden Pink wie das Stirnband, und sogar ihre weißen Socken sind mit pinkfarbenen Bommeln auf der Rückseite versehen. Über der Schulter trägt sie eine prall gefüllte silber-rote Tennistasche von Head und um den Hals eine silberne Kette mit einem Glücksbringer in Form eines winzigen Tennisschlägers. Sie sieht sehr professionell aus und wirkt viel älter als zwölf. Ich wünschte, mein marineblauer Jogginganzug und die alten Sportschuhe würden sich in ein cooleres Outfit verwandeln. So sehe ich bestimmt nicht aus wie jemand, der ihr gefährlich werden könnte.

»Lass uns nachsehen, welche Gegnerin für dich ausgelost wurde«, sagt Mum eifrig. Sie bahnt sich einen Weg durch den Raum, wobei sie so forsch vorgeht, dass ihre schwingende Handtasche andere Leute anstößt. »Das ist ja so aufregend. Bist du aufgeregt, Alice?«

»Mum! Schrei doch nicht so. Du machst es schon wieder.« Ich runzle unwillig die Stirn.

»Was denn? O sieh doch, du spielst gegen die Ranglisten-Zweite«, verkündet sie mit schriller Stimme.

Ich spiele gegen ein Mädchen namens Imogen Glove. Ich mag den Namen Imogen nicht. Er erinnert mich an ein Mädchen, das ich einmal gekannt habe – sie hat mich an einen Stuhl gefesselt und gezwungen, einen Sand- und Matschkuchen zu essen.

»Was für ein Pech, Schatz«, sagt Mum enttäuscht.

»Noch habe ich nicht verloren«, entgegne ich empört. »Vielleicht gewinne ich ja ... Dass sie die Ranglisten-Zweite ist, besagt noch gar nichts.«

»Nein, natürlich nicht«, pflichtet Mum mir hastig bei und verkneift sich weitere Kommentare.

Ich gehe zur Veranstalterin, die inzwischen ihr zweites Doughnut verdrückt. Sie hat einen großen Marmeladenklecks am Grübchenkinn, und etwas Zucker haftet an ihrem Damenbart. Sie sieht freundlich aus. Sie lächelt und meint, wie schön es wäre, ein neues Gesicht zu sehen. »Du spielst in einem der ersten Matches, Liebes, und ich werde die Namen gleich ausrufen.« Sie ist immer noch damit beschäftigt, mit Fingern, die aussehen wie Schweinswürstchen, Balldosen zu öffnen.

Ich habe Schmetterlinge im Bauch. Was, wenn ich haushoch verliere, wenn ich kein einziges Spiel für mich verbuchen kann, ja nicht einmal einen Punkt? Die Plätze sind so offen, dass viele Leute zuschauen können. Was, wenn ich mitten im Spiel auf die Toilette muss? Ich gehe besser jetzt noch einmal, sage ich mir, als ich auf der anderen Seite des Raumes das Hinweisschild auf die Damentoilette entdecke. Als ich gerade auf dem Klo sitze, wird über Lautsprecher mein Name ausgerufen. Mir ist ganz heiß und flau. Ich wasche mir die Hände, fülle mit zitternden Fingern Wasser in meine Flasche und gehe zurück zum Richtertisch.

Zu meinem Entsetzen gleitet gerade Miss Bommelsöckchen mit siegessicherer Miene und der Anmut einer Eisläuferin durch den Raum auf den Tisch zu.

»Imogen, Alice, Platz 8, ganz hinten rechts. Es ist der beste von drei Doppelplätzen. Und denkt dran, dass Jogginganzüge nur in der Aufwärmphase erlaubt sind«, sagt die Veranstalterin mit einem strahlenden Lächeln. Sie isst jetzt ein riesiges Stück Pfefferminzkuchen.

Unsere fünfminütige Aufwärmphase ist vorbei. Ich mustere meine coole Gegnerin. Imogen hat die Saiten an ihren vier Schlägern überprüft und zieht jetzt gerade ihr zum Rest ihrer Ausrüstung passendes pink-weißes Röckchen an. Ich sehe aus wie ein Ford Fiesta aus zweiter Hand, bei dem die Füllung aus den Sitzen quillt, und Imogen wie ein schicker brandneuer Jaguar.

»Auf welchem Platz bist du auf der Rangliste?«, fragt sie hochnäsig. »Ich habe dich noch nie gesehen.«

»Ich stehe noch nicht auf der Liste«, antworte ich unbehaglich.

»Ich spiele auf internationalem Parkett. Meine Trainerin ist Schwedin«, entgegnet sie stolz. Ich werfe einen Blick auf ihre blonde Barbiepuppe von einer Trainerin, die zu uns herüberlächelt. Ich gewinne beim Münzwurf und habe den ersten Aufschlag. Sie steckt sich einen der Bälle in ihren Tennisschlüpfer und stolziert zur Grundlinie.

Wer sind diese Leute, die um unseren Platz herumstehen? Fünf Stühle werden aufgestellt. Eine schwarzhaarige Frau, vermutlich Imogens Mutter, hat es sich auf einem Klappstuhl gemütlich gemacht, und es scheint, als würden auch Oma und Opa auf tragbaren Schemeln zusehen. Und ein kleiner Junge. Sie hat ihre ganze Familie mitgebracht.

Imogen hat die ersten zwei Spiele gewonnen. Bei ihr sieht es so leicht aus, während ich herumhetze und Bälle in letzter Sekunde erwische, wobei der Rahmen meines armen Schlägers mehrfach über den Boden schrappt und einige Schrammen davonträgt.

Der erste Satz geht mit 6:1 an Imogen. Die Plätze erinnern an Schulplätze, auch wenn das keine Rolle spielt – ich würde so oder so verlieren. Aber ich bin ganz sicher, dass Imogen ihren letzten Ball, ihren Satzball durch das Netz geschlagen hat und nicht darüber. Ihre Familie hat zu früh angefangen zu klatschen, sodass ich mich nicht traue, etwas zu sagen. Mum ist zum Clubhaus zurückgegangen.

Ich gewinne das erste Spiel des zweiten Satzes. Das Schlimmste, sage ich mir, wäre 6:1; 6:1 zu verlieren. Das zweite Spiel gewinne ich ebenfalls, auch das dritte. Ich fange an, besser zu spielen. Ihre Mutter geht hinter dem Maschendraht auf und ab und versucht stumm, ihrer Tochter etwas mitzuteilen. Es ist mein Punkt zur 4:1-Führung. Der Ball rast auf mich zu. Er ist aus! »Aus!«, rufe ich.

Ich höre ein Kreischen. Ich drehe mich um. Imogens Mutter hat die Hände in den Maschendraht gekrallt und heult wie ein verrückt gewordenes Tier im Zoo. Was soll das?

»Der Ball war drin, er war drin. Das sind zwei Punkte für meine Tochter. Der Ball war innerhalb der Linie«, schreit sie mit schriller Stimme. Aus der Nähe sehe ich, dass sie schiefe Zähne und graue Haare hat.

Imogen geht ans Netz.

»Ich bin sicher, dass der Ball draußen war«, rufe ich. »Er ist genau hier aufgeschlagen.« Ich markiere die Stelle, an der der Ball gelandet ist, etwa 30 Zentimeter außerhalb der Grundlinie.

»Niemals«, protestiert Imogen im Einklang mit ihrer Mutter. Der Rest der Familie nickt zustimmend. Sie sehen aus wie Geschworene in einem Gerichtssaal. Ich will meine Mum. Wo ist meine Mum?

»Meinetwegen«, sage ich mit zittriger Stimme, eingeschüchtert von den feindseligen Blicken. Ich blicke hinüber zum Clubhaus in der Ferne. Menschen schlendern auf dem Gelände umher. Ich sollte mich beschweren. Das Mädchen auf dem Court nebenan weint. Sie läuft vom Platz. Der Schiedsrichter ist gerade mit diesem Zwischenfall beschäftigt. Ich werde einfach weiterspielen. Ich habe drei Doppelfehler gemacht. Mein Kinn zittert – ich glaube, ich fange gleich an zu weinen.

Imogens Mutter stellt meine sämtlichen Aus- und Netz-Rufe in Frage. Sie braucht dringend eine Brille. Das kann doch nicht angehen. Ich weiß nicht, was ich tun soll. Warum ist denn niemand in der Nähe, der ein Auge auf das Match hat?

Ich habe verloren. Meine Gegnerin lächelt und schüttelt meine Hand, als wäre nichts gewesen. Ihre Mutter lächelt mich ebenfalls an. Ihre ganze hinterhältige Familie klappt die Faltstühle zusammen. Wenn das ein Tennisturnier gewesen sein soll, dann habe ich wirklich noch viel zu lernen. Ich muss zu Mum.

»O wie schade«, sagt Mum mitfühlend, noch bevor ich ihr von meiner Niederlage habe berichten können. Sie trinkt im Clubhaus eine Tasse Kaffee. »Ich habe mir nur den ersten Satz angesehen. Länger habe ich es nicht ausgehalten; es war einfach zu nervenaufreibend. Wie ist es ausgegangen?«

»Mum, das nächste Mal musst du zusehen. Du hättest mir helfen können. Meine Gegnerin hat geschummelt, und ihre Mutter war eine echte Hexe.«

Mum tröstet mich und entschuldigt sich dafür, dass sie nicht zugeschaut hat. Sie verspricht, dass das nie wieder vorkommt. »Aber es gibt keinen Grund, traurig zu sein, Liebes. Du kannst noch am »Plate-Tournament« teilnehmen.« Sie lächelt aufmunternd.

»Am ›Plate-Tournament‹?«, frage ich hoffnungsvoll.

»Das ist das Turnier der Verlierer.« Ihr ist offenbar nicht bewusst, wie das klingt – mich heitert es jedenfalls nicht auf. Ich bin ein Verlierer. Ich habe mich nicht behauptet; ich habe mich von Imogen und ihrer Mutter über den Tisch ziehen lassen.

Am nächsten Morgen fahren Mum und ich wieder nach Alverstoke. Ich bin viel zuversichtlicher. Ich muss wenigstens ein Match gewinnen. Ich werde nicht als Versager nachhause zurückkommen. Ich werde nicht heimkommen und Helen, Andrew und Tom – vor allem Tom – berichten, dass ich aus dem Turnier der Verlierer ausgeschieden bin. Als ich Tom gestern von meiner Niederlage erzählt habe, ist er durch die Küche getanzt und hat dabei gesungen »Looser, looser«.

Mein Match war für 11:00 Uhr angesetzt. Jetzt ist es halb eins. Der Turnierablauf ist durch Regenschauer erheblich durcheinander geraten. Ich wünschte, es würde endlich aufklaren. Mum und ich spielen OXO. Das nächste Mal bringe ich ein Kartenspiel mit, dann können wir Uno spielen.

Ein schmächtiger Junge sitzt auf der anderen Seite des Clubhauses und wartet, dass er an die Reihe kommt. Die Turnier-Veranstalterin ruft mein Match auf.

»Wenn sie die ist, von der ich glaube, das sie es ist ...«, beginnt Mum und sieht dabei den Jungen an, der zur Veranstalterin hinübergeht, »... dann müsstest du eine sehr gute Chance haben, Schatz. Ich habe sie gestern spielen sehen. Sie ist nicht besonders gut.«

»Mum!« Ich stoße ihr den Ellbogen in den Bauch. »Würdest du bitte leiser reden! Und überhaupt ist das ein Junge«, zische ich. Der kleine Junge steht jetzt neben mir. Er trägt weiße Shorts und hat eine Igelfrisur. Meine Gegnerin ist offenbar noch nicht da. Die Veranstalterin reicht mir die Bälle. »Ihr beide spielt auf Platz 5. Und versucht, euch zu beeilen, wir sind schon in Verzug.«

»Er ist mein Gegner?«, frage ich überrascht.

»Sie«, verbessert die Veranstalterin mich, die sich ein Lachen verkneifen muss. Ich starre sie an und fühle, wie ich erröte. Hastig verlasse ich das Clubhaus, gefolgt von dem kleinen Mädchen. Diesmal ist meine Mum geneigt, zuzusehen, und die Mutter meiner Gegnerin, die einen schwarzen Labrador mit einer Schiene an einem Bein an der Leine hält, ist ebenfalls unter den Zuschauern.

Den ersten Satz gewinne ich ziemlich leicht. Eine kleine füllige Frau mit lockigem rötlichen Haar klatscht enthusiastisch. Sie stellt sich meiner Mutter vor. Sie hält ein Klemmbrett in der Hand und sieht aus wie jemand Offizielles.

»Wer ist das?«, frage ich meine Gegnerin neugierig. Ich führe 4:1 im zweiten Satz.

»Das ist die Turnier-Veranstalterin der County. Jeder kennt sie«, antwortet sie, überrascht von meiner Frage.

Die Turnier-Veranstalterin der County! Von jetzt an muss ich mein Bestes geben. »Spielst du für die County?«, frage ich, bemüht, mir meine Aufregung nicht anmerken zu lassen.

»Ja.«

»Er spielt für die County, Mum!«

»Sie, Alice«, entgegnet Mum und entschuldigt sich bei der Mutter des Mädchens.

Möglicherweise schlage ich eine County-Spielerin, und wer weiß, wozu das noch führen kann. Ich stelle mir vor, wie ich meiner Gegnerin die Hand schüttele und die County-Veranstalterin zu mir herübereilt, um zu fragen, wer ich bin, mir mitzuteilen, dass sie mich unbedingt in ihrem Team haben will, mir zu versichern, dass sie hin und weg ist von meinem Talent und sie einfach nicht verstehen kann, warum sie mich noch nie hat spielen sehen. Ich muss sie beeindrucken. O nein, sie geht weg, um sich ein anderes Match anzusehen. Ich will mit ihr sprechen. Alice, konzentriere dich, noch hast du nicht gewonnen. Aber ich kann einfach nicht anders, als davon zu träumen, was es für ein Gefühl sein wird, den letzten entscheidenden Ballwechsel davonzutragen und mein erstes Match zu gewinnen.

Ich habe gewonnen. Ich würde am liebsten Luftsprünge machen und meinen Schläger ins Publikum werfen, gefolgt von meinen verschwitzten Handgelenkschonern. Es sehen nur fünf Personen zu. Was soll's, ich bin trotzdem überglücklich. Jetzt kann ich zuhause Tom berichten, dass ich gewonnen habe. Hip hip hurra!

»Gut gemacht.« Mum strahlt vor Stolz. »Es hat sich gelohnt, an dieser Veranstaltung teilzunehmen. Du hast eine County-Spielerin geschlagen, das war großartig!«

»Was hat die Frau gesagt?«

»Sie ist die County-Veranstalterin ...«

»Ich weiß. Aber was hat sie gesagt? Hat sie etwas über mich gesagt?«

»Sie hat sich nach deinem Namen erkundigt, das ist alles. Sie war sehr nett. Eine sehr witzige Person, wirklich.«

Ich mache ein enttäuschtes Gesicht. »Was hast du denn gedacht, was sie sagt?«, fragt Mum.

Ich will wissen, ob ich gut genug bin, um für die County zu spielen, das ist alles.

Ich habe das Finale des »Plate-Tournament« erreicht und auf meinem Weg dorthin drei County-Spielerinnen geschlagen. Ich hätte mir nie träumen lassen, dass ich so weit kommen würde. Wird meiner Euphorie gleich ein Dämpfer verpasst?

Am Tag des Finales zu spielen ist ein unglaubliches Gefühl, völlig abgehoben vom Rest der Woche. Es gibt professionelle Schiedsrichter wie in Wimbledon, und es wimmelt von Zuschauern, Spielern und Eltern. Auf dem Tisch vor dem Clubhaus sind Pokale und Medaillen ausgebreitet und warten nur noch darauf, dass man sie mit dem Namen des Siegers versieht. Mit gierigem Blick versuche ich zu erkennen, was ich gewinnen werde. Imogen Glove schiebt sich an mir vorbei und blickt auf den silbernen Pokal mit den verschnörkelten Griffen, den sie schon zweimal in Folge gewonnen hat. Sie ist im Finale des Hauptturniers. Ich hoffe inständig, dass die Betrügerin verliert.

Ich trete im Finale gegen Anna an, ein Mädchen, das seit zwei Jahren für die County spielt. Ich habe sie und ihre Eltern im Laufe der Woche recht gut kennen gelernt. Sie haben sich eins meiner vorausgegangenen Matches angesehen und mich hinterher herzlich beglückwünscht. Sie haben mir ein wenig über die Welt des Tennis erzählt, über die Spieler und die richtigen Turniere, an denen ich unbedingt teilnehmen muss, wenn es mir wirklich ernst ist mit dem Tennisspielen. Annas Mutter hat lange glatte Hippie-Haare, die ihr bis zur Taille reichen. Ihr Vater ist Ausländer, klein und mit einem Schnauzbart mit herabhängenden Enden. Er ist ganz versessen darauf, dass seine Tochter gewinnt, das kann ich an seinen Augen ablesen – die Tennis-Szene scheint sein Ein und Alles zu sein. Anna ist ein Jahr jünger als ich und ziemlich schüchtern. Sie überlässt das Reden weitgehend ihrem Vater, wenn sie mich auch gefragt hat, welche Musik ich gerne höre – sie ist Aha-Fan.

Wir werden aufgerufen. Ich bin so aufgeregt, dass ich es gar nicht mehr erwarten kann, endlich loszulegen.

Anna ist ein großes kräftiges Mädchen mit einem langen dicken Zopf und stämmigen Oberschenkeln. Sie schlägt mit solcher Kraft auf, dass der Ball für mich unerreichbar an mir vorbeisirrt. Mum unterhält sich mit ihren Eltern. Sie lachen und verstehen sich ganz offensichtlich bestens.

Ich verliere; diesem Mädchen bin ich nicht gewachsen. Sie hat den ersten Satz gewonnen.

Ich kann nicht glauben, dass es mir im zweiten Satz gelingt, ein Tiebreak zu erzwingen. Anna macht einen sehr nervösen Eindruck. Meine Mum und ihre Eltern unterhalten sich jetzt nicht mehr. Die County-Veranstalterin schaut ebenfalls zu. Ich liebe Publikum; es spornt mich an, wenn jemand mir zusieht.

Es steht 6:1, Matchpunkt für sie, und an meinem Schläger ist eine Saite gerissen. Ich habe nur diesen einen Schläger. Anna bietet mir an, mir einen von ihren zu borgen. Er ist schlagkräftiger. Es steht 6:5 für sie. Mir geht durch den Kopf, dass sie mir den Schläger wieder wegnehmen könnte.

Anna hat 7:5 gewonnen. Ihre Eltern gratulieren mir und sagen, es hätte so oder so ausgehen können, wir hätten den Sieg beide verdient. Aber für sie ist es leicht, nett zu mir zu sein, oder? Wären sie auch so nett, wenn ich gewonnen hätte?

Die County-Veranstalterin kommt lächelnd auf Anna und mich zu. Sie legt uns beiden einen sommersprossigen Arm um die Schultern. »Gutes Spiel, alle beide. Alice, ich bin die County-Veranstalterin und betreue das Mädchenteam der County.«

»Hallo«, sage ich nervös.

»Anna ist eine sehr gute Spielerin. Sie gehört schon eine ganze Weile zu meinem Team, und du solltest nicht allzu enttäuscht sein. Sie hat dich ganz schön gefordert, was?« Sie tätschelt Annas Schulter, als wäre sie ihr Lieblingshaustier. »Alice, hast du schon einmal richtigen Tennis-Unterricht gehabt?«

»Nein, bisher nicht«, lüge ich.

Mum runzelt die Stirn. »Ein bisschen schon, Alice.« Mum! Ich will, dass sie mich für ein Naturtalent hält.

»Also, wenn Sie nichts dagegen haben«, sagt sie an meine Mutter gewandt, »würde ich Sie beide gerne Bill Evers vorstellen, dem County-Trainer. Ich wüsste gerne, was er aus dir machen kann. Er arbeitet in Winchester.«

»Wirklich? Das wäre super.« Ich strahle wie ein Honigkuchenpferd.

Sie fragt, woher ich komme. Wir werden von der Durchsage unterbrochen, dass die Preisverleihung in Kürze stattfinden wird. Ich bekomme eine kleine runde Plakette und einen Stiftehalter und werfe neidische Blicke auf Annas silbernen Pokal. Die Umstehenden klatschen Beifall. Die Turnier-Veranstalterin umschließt mit ihren großen warmen Händen die meinen und sagt mir, ich müsse unbedingt im nächsten Jahr wieder mitmachen.

Ich fühle mich wie auf einem anderen Planeten. Es dauert eine Weile, bis ich in die Realität zurückfinde.

»Ich möchte richtige Trainerstunden! Sieben Tage die Woche!«, verkünde ich auf der Heimfahrt.

»Immer langsam, Alice. Wenn es dir wirklich ernst ist damit, werden dein Vater und ich darüber sprechen. Trainerstunden sind teuer, und wir besitzen leider keinen Goldesel.«

»Aber wir können es uns leisten, oder? Es muss einfach gehen.«

»Wir müssen hohe Schulgelder bezahlen«, erklärt mir Mum. »Es könnte schwierig werden. Und wir stehen noch ganz am Anfang. Wir müssen uns erst ein Bild davon machen, was für Kosten außerdem noch auf uns zukämen. Übrigens, du musst Granny anrufen, sie ist bestimmt ganz gespannt darauf, zu erfahren, wie du heute abgeschnitten hast.« Granny ist die Mutter meiner Mutter.

Zuhause kann ich Andrews Musik hören. »Waterloo«, dröhnt aus seinem Zimmer im oberen Stock. Er steht immer noch auf ABBA. Tom, der immer wieder Opfer kleinerer und größerer Missgeschicke wird, hat eine Schnittwunde an der Stirn, und sein kurzes braunes Haar ist ganz zerzaust.

»Miete! Die Parkstraße mit zwei Hotels! Hast du gewonnen?«, fragt Helen und blickt vom Monopoly-Spiel auf. »Tom, du schuldest mir ein Vermögen.«

»Ich gebe auf«, brummt Tom. »Ich bin ewig Pleite. Sieh mal, Alice«, verkündet er stolz. »Ich habe mir einen Zahn abgebrochen bei einem Bocksprung über einen Poller draußen vor der Eislaufbahn.«

Ich schaue in seinen abstoßenden Mund. »Wann hast du dir zuletzt die Zähne geputzt?«, frage ich angewidert.

»Halt die Klappe. Hast du gewonnen?«

»Nein, ich habe verloren. Aber ich habe das hier als Preis bekommen.« Ich zeige ihnen meinen Stiftehalter.

Helen springt auf und nimmt meine Hand. Sie bittet mich, ihr bei der Zubereitung des Abendessens zu helfen und ihr dabei von meinem Tag zu erzählen. »Heute Abend kommt ›Der weiße Hai‹«, sagt sie.

Ich bete Helen an. Sie überragt mich mit ihren 1,80 m. Schon mit zwölf Jahren war sie so groß. Jetzt ist sie siebzehn, und ich möchte genau wie sie aussehen, wenn ich älter bin – große runde blaue Augen, hohe Wangenknochen und langes dickes dunkles Haar, das sie sich hinter die kleinen Ohren klemmt. Ich freue mich jedes Mal, wenn jemand sagt, ich sähe aus wie eine Miniaturausgabe von ihr.

»Wenn wir uns den Film ansehen, schlafe ich aber hinterher bei dir im Zimmer.«

»Vielleicht«, entgegnet sie. »Aber dann hältst du mich wieder die halbe Nacht wach, weil du im Schlaf redest. Letztens hast du etwas von Marmelade gefaselt. Und, hast du gut gespielt? Wirst du noch auf anderen Turnieren starten?«

»Helen!«, rufe ich aus, als wäre diese Frage schlicht lächerlich. Ich baue mich vor ihr auf. »Du hast eine künftige Wimbledon-Gewinnerin vor dir.«

5

Bill

Zwei Wochen nach meinem ersten Turnier rase ich nach der Schule heim, reiße mir förmlich die grüngoldene Schuluniform vom Leib und schlüpfe in meinen Tennisdress. Als wir beim »Winchester Tennis & Squash Club« vorfahren, sehen Mum und ich einen roten Sportwagen draußen vor den Plätzen stehen. Die County-Veranstalterin und Bill Evers sind auf Platz 5. Ich gehe zu ihnen. Ich bin nervös. Das hier ist meine Chance, in die engere Auswahl für den County-Kader zu kommen.

»Komm schon, beweg dich«, schreit Bill seine Schülerin an. »Nein, das ist nicht gut genug. Du hattest reichlich Zeit, diesen Ball zu kriegen. Los, noch mal.«

Ich lächle ihn an, aber er scheint mich gar nicht richtig wahrzunehmen.

Die County-Veranstalterin sagt: »Er ist gleich mit diesem Mädchen fertig, und als Nächstes bist dann du dran. Bill«, ruft sie und zeigt auf ihre Armbanduhr. »Du musst jetzt mit Alice anfangen, es wird bald dunkel. Komm.«

»Gut, ich bin gleich bei euch.« Dann kommt er rüber. Bill ist groß, hat längeres Haar und trägt einen glänzenden meerblauen Sportanzug.

»Das ist die junge Dame, von der ich dir erzählt habe. Sie ist im Finale des ›Plate-Tournament‹ unterlegen. Es war ihr allerersten Turnier«, teilt die County-Veranstalterin ihm mit. Sie hat die Hände in die Seiten gestemmt und eine geschäftsmäßige Miene aufgesetzt. »Sie ist zwölf.«

Bill scheint nicht besonders beeindruckt. Warum sieht er mich nicht genauer an? Er schüttelt mir halbherzig die Hand, wobei mir ein Siegelring und eine dicke Silberkette an einer Hand auffallen. Er besitzt eine Präsenz, die mich einschüchtert.

»Dann wollen wir mal sehen«, sagt er schroff. »Los, auf die Grundlinie.« Ich laufe ans andere Ende des Platzes. Wir fangen mit ein paar einfachen Ballwechseln an. Er sieht sich meinen Aufschlag an. Eine Haarsträhne fällt mir in die Augen, und ich streiche sie zurück. »Du musst dir das Haar schneiden lassen oder dir ein Stirnband besorgen«, sagt er knapp und kratzt sich dann seufzend am Kopf. Erst letztens hat Helen gedroht, mir meine langen Zöpfe mit der Küchenschere abzuschneiden, aber ich möchte mein Haar so lang wachsen lassen, dass ich mich draufsetzen kann. Ich möchte so sein wie meine Ururgroßmutter, in deren Pass unter »besondere Kennzeichen« stand: *Langes Haar bis in die Kniekehlen.*

Nervös werfe ich den Ball in die Luft, um einen weiteren Aufschlag auszuführen. »Da muss noch einiges getan werden«, seufzt er.

Er mag mich nicht, er kann mich nicht leiden. Gott! Warum hast du meine Gebete nicht erhört? Am Ende der Lektion bin ich am Ende. Meine Wangen sind rot wie Tomaten.

»Du bist zu dick«, stellt er fest. Das kommt völlig unerwartet; Erwachsene sagen doch normalerweise nie, was sie denken. »Wie viel wiegst du? Du musst abnehmen.«

In meiner letzten Schule wurde ich damit aufgezogen, dass ich zu dick wäre; Dad nennt mich immer noch Dickerchen. Ich bin mir meiner Gewichtsprobleme also durchaus bewusst. Innerhalb der Familie komme ich mir immer wie ein Kuriosum vor – Helen ist 1,80 m groß und schlank, Andrew, der zum Nachtisch immer gleich die ganze Eispackung verdrückt, ist klapperdürr (ich nenne ihn »O-Bein«), und Tom hat so eingefallene Wangen, dass ich ihm den Spitznamen »Skelett« gegeben habe.

»Du musst fitter werden«, fährt Bill erbarmungslos fort.

Die County-Veranstalterin ruft: »Ja, ja, aber das lässt sich ja regeln, oder? Was meinst du?«

Bill fängt an, die Bälle wie ein Zauberer mit seinem Schläger aufzuheben und in die Eimer zu befördern. Ich beeile mich, ihm zu helfen, um mich beliebt zu machen. »Möchtest du noch ein paar Trainingsstunden haben?«, fragt er unvermittelt.

»Ja, absolut, wenn Sie es einrichten können«, antworte ich schüchtern, als spräche ich zu einem König auf seinem Thron.

»Gut. Ich werde in meinem Terminkalender nachsehen und etwas arrangieren.« Er trägt mich für eine Trainingsstunde nach der Schule ein. »Wir werden sehen, wie es läuft«, fügt er hinzu und verlässt den Platz. Die County-Veranstalterin lächelt.

Ich habe immer noch Angst vor Bill. Vor mir liegt die fünfte Trainerstunde mit ihm. In den vergangenen vier Trainerstunden haben wir hart an meinen Grundschlägen, meiner Fitness und meiner Beinarbeit gefeilt. Ich habe Bill erzählt, meine Lieblingsspielerin wäre Chris Evert, und so arbeiten wir an einer beidhändigen Rückhand wie der ihren.

Aber ich bin immer noch nicht sicher, ob er mich dauerhaft trainieren will. Er hat so viele Schüler, dass er ganz sicher nicht noch eine mehr braucht. Er hat mir gesagt, dass ich noch vieles an meinem Spiel verbessern muss. Ich weiß das, ich möchte ihm nur beweisen, dass es sich lohnt, mich zu trainieren.

Bill feuert vom Netz aus einen Ball nach dem anderen auf mich ab. Er hat vor mindestens zwanzig Bällen gesagt, das wäre der letzte, aber mir fliegen weiter blitzschnell gelbe Dunlop-Bälle um die Ohren.

»Schluss bitte«, keuche ich. »Das ist die reinste Folter. Mein Bauch tut weh«, platzt es aus mir heraus, und ich bin selbst überrascht von meinem plötzlichen Mut.

Er springt über das Netz und kommt entschlossenen Schrittes auf mich zu. »Alice«, sagt er, »wenn du auf dem Centrecourt in Wimbledon gegen Martina Navratilova spielst, willst du dann auch mittendrin aufhören wegen Seitenstechen?«

»Nein«, entgegne ich beschämt.

»Nein, das wirst du nicht. Komm schon, Alice Peterson Sukova. Du kannst das noch viel besser. Du musst fit, schnell und unermüdlich werden. Fit, schnell und unermüdlich«, wiederholt er noch einmal nachdrücklich. Er kehrt im Laufschritt zurück auf die andere Netzseite, und ich versuche hastig, mein langes Haar hochzustecken, bevor er den nächsten Ball auf mich abfeuert. Bill starrt mich an. »Willst du es wirklich zu etwas bringen, zu den Besten gehören?«

»Ja.«

»Also, um eine wirklich gute Spielerin zu werden, musst du noch eins tun«, sagt er. »Bitte leg dir einen feschen Kurzhaarschnitt zu.«

»Es ist ein Opfer, das ich bringen muss, denk an Bill, ans Tennisspielen«, murmele ich vor mich hin, um mich ein wenig über den Schmerz hinwegzutrösten. Ich sitze auf einem Schemel in der Küche, während Mum mir mit ihrer Friseurschere die Zöpfe abschneidet. Sorgfältig wickelt sie sie in Küchenpapier und legt sie in eine Schublade im Wohnzimmer. Mein Kopf fühlt sich so leicht an.

Der September ist vorbei, Lendl hat die US Open gewonnen. Der Oktober hat mit einem Höhepunkt angefangen – Bill hat mich in Gruppe D des County-Kaders aufgenommen. Gruppe F ist die unterste der Rangliste und A die beste. Tom und ich sehen uns die Namen und Adressen der anderen zwölf Spielerinnen in meiner Gruppe an.

»Da ist ein Mädchen namens Rosalind, das in ›Monkey's Bottom, Filthy Lane‹ wohnt«, kichert Tom. »Die würde ich gerne kennen lernen.« (»Affenhintern, Schmutzige Straße«; Anmerkung des Übersetzers.)

»Das hast du doch erfunden«, sage ich und nehme ihm die Liste aus der Hand. »Meine Güte, du hast Recht!« Ich erwidere sein Lächeln.

Das Training des County-Kaders findet jeden zweiten Sonntag in Calshot statt. Calshot ist ein Freizeitzentrum, das berühmt ist für seine Segler. Von dort aus kann man über den Solent bis zur Isle of Wight sehen. Es ist kalt, nass und windig. Die Zufahrt ist von elend aussehenden Strandhütten gesäumt, die aussehen, als würden sie nur darauf warten, vom stürmischen Wind weggeweht zu werden.

Meine Trainingseinheit beträgt zwei Stunden. Es gibt vier Hallenplätze, und die beiden hinteren sind durch einen dünnen Vorhang von der Skipiste getrennt. Drinnen ist es nicht wärmer als draußen. Mein Atem dampft, und meine Hände sind blau gefroren. Mum sagt, das nächste Mal wird sie ihren rot-braunen Schneeanzug anziehen, dazu Schneestiefel, Schal und Ohrenwärmer.

»Wählt einen Partner aus und dann lasst uns ein paar Bälle schlagen«, sagt Bill energisch. Um mich herum bilden die anderen Zweiergruppen. Ich fürchte, allein übrig zu bleiben und dazustehen wie eine Ausgestoßene, weil mich niemand haben will. Dann entdecke ich ein großgewachsenes Mädchen mit blondem Pferdeschwanz und frage sie, ob wir uns zusammentun sollen. Gott sei Dank sagt sie ja. Wir gehen zu einem der hinteren Plätze. Während wir noch zum Aufwärmen ein paar Bälle schlagen, rast ein Skifahrer den Hang herunter, fliegt durch den Spalt im Vorhang und landet wie ein nasser Sack auf meiner Grundlinie. Er scheint unverletzt zu sein.

»Wer als Letzter bei mir ist, macht zwanzig Liegestütze«, ruft Bill von der anderen Seite der Plätze. Er rennt los, und wir müssen ihn mit unseren Schlägern berühren. Wir jagen ihm alle nach, die Slazengers und Wilsons nach ihm ausgestreckt. Rosalind versetzt ihm einen harten Schlag auf den Kopf.

Während Bill sich noch von dem Schlag erholt und sich mit Eis den Kopf kühlt, spricht die County-Veranstalterin mit uns. »Kommt her, alle her zu mir ... So, Mädchen, sechs von euch werden für ein County-Match gegen Avon im nächsten Monat ausgewählt. Wir haben noch viel Arbeit vor uns. Diejenigen, die ausgewählt werden«, fährt sie fort, beugt sich vor und lässt den Blick über uns schweifen, »sollten immer daran denken, dass sie für Hampshire spielen, für das ganze Team und für mich.«

»Und für euch selbst«, ergänzt Bill und zwinkert mir zu. Bill nimmt mich ganz eindeutig immer mehr zur Kenntnis.

Es ist wieder Sonntag, meine vierte Trainingseinheit in Calshot, und Mum fährt mich in ihrem Schneeanzug hin. Ich liebe das Kadertraining, aber es reicht mir nicht, Gruppe D anzugehören. Und es genügt mir nicht, in der Altersgruppe der unter 14-Jährigen auf Platz 6 zu rangieren. Ich möchte auf Platz 1 des A-Kaders. Deren Trainingseinheiten sind drei Stunden lang, und ich möchte zusammen mit den besseren Spielerinnen trainieren. Ich habe das Gefühl, dass mir nur sehr wenig Zeit bleibt, wirklich gut zu werden.

Diesmal kann ich es kaum erwarten, Bill zu sehen und mit ihm über die Ergebnisse des County-Turniers gegen Avon am vergangenen Sonntag zu sprechen. Wir mussten an jenem Tag spezielle Jogginganzüge der County tragen. Sie waren silber-rot mit dem Logo unseres Sponsors »Unigate« auf den Jacken. Ich stand als Letzte auf der Liste, auf Platz 6. Ich musste zwei Einzel gegen die Nummern 5 und 6 aus dem Avon-Kader spielen. Dann Doppel mit Emma, dem Mädchen mit dem blonden Pferdeschwanz. Ich verlor ein Match, gewann aber gegen die Nummer 6, und Bill sah die ganze Zeit zu. Er sagte, ich würde für das nächste Turnier, diesmal gegen Sussex, wieder aufgestellt werden. Bis dahin ist es nicht mehr lang. Langsam glaube ich, dass er mich gern hat, sehr gern sogar. Ich lerne von Bill so viel über die Tennis-Welt. Neben den County-Veranstaltungen hat er mir noch andere Turniere aufgezählt, an denen ich dieses Jahr teilnehmen kann, um Punkte zu machen. Wir haben eine Liste erstellt:

1. Winchester Open – internationale Spieler
2. Surbiton
3. Pit Farm
4. Solihull
5. Alverstoke
6. Nationals in Edinburgh und Eastbourne – auch wenn es unwahrscheinlich ist, dass ich es schon dieses Jahr so weit bringe.

Eine völlig neue Welt tut sich vor mir auf.

6

Der regionale Wettkampf

Wir haben Januar 1987. Navratilova verliert bei den Australian Open gegen Hana Mandlikova. Ich habe einen Plan für meine Tenniskarriere aufgestellt.

1. Schritt:
   County = die Nummer Eins von Hampshire und der Isle of Wight
2. Schritt:
   Regional. Südliche Region = Nummer Eins von Hampshire, Berkshire, Buckinghamshire und Oxfordshire.
3. Schritt :
   National = zu den besten Spielerinnen des Landes gehören. Nationale Turniere in Edinburgh, Eastbourne, Bournemouth, Wimbledon. Muss Punkte machen, um zu diesen Turnieren zugelassen zu werden. Muss andere Nationalspielerinnen schlagen.
4. Schritt:
   Internationale Turniere
5. Schritt :
   Wimbledon, Grand Slams! Nummer Eins der WELTRANGLISTE!

Noch habe ich niemandem den Plan gezeigt, aus Angst, ausgelacht zu werden. Aber ich habe einen Anfang gemacht und habe abgenommen. Ich habe meine Ernährung umgestellt: statt Weißbrot Vollkornbrot, Joghurt und Obst statt Schokolade und Chips und dazu jeden Abend vor dem Schlafengehen Sit-ups und Seilspringen. Dad sagt, es hört sich an, als würde ich jeden Moment durch die Decke brechen. Außerdem gehe ich nach der Schule joggen. Abends ist es schon dunkel, sodass Mum mit dem Wagen neben mir herfährt. Mum misst meine Zeiten, und ich notiere diese in meinem Fitness-Tagebuch. Rebecca, meine beste Freundin, und ich gehen manchmal nach der Schule schwimmen, wenn ich auch nicht weiß, wie lange wir das durchhalten werden. Es langweilt uns beide sehr schnell, stupide nur auf und ab zu schwimmen.

Ich bin in Calshot in die C-Gruppe aufgestiegen, und aufgrund der Ergebnisse bei den County-Wettkämpfen wurde ich für das »South Regional Trial« im Februar aufgestellt. Ich wage gar nicht, mir auszumalen, was passiert, wenn ich ins Regionalkader komme – das ist die furchteinflößendste und gleichzeitig aufregendste Sache, über die ich je nachgedacht habe.

Wir alle haben an Weihnachten mit Bill über meine Tenniskarriere gesprochen. Bill hat gesagt, er hätte »große Pläne« mit mir. Aber dann war da die finanzielle Seite. Er hielt sich die Hand ans Kinn und sagte, ihm sei bewusst, wie kostspielig die ganze Sache sei und dass es noch teurer werden würde, wenn ich in die Regionalliga Süd käme. Ich hielt die Luft an. Wir mussten uns das Training einfach leisten können.

»Ich würde Alice gerne zweimal wöchentlich trainieren, um sie auf den Regionalwettkampf vorzubereiten. Aber mit den Trainerstunden ist es nicht getan. Hinzu kommen Schläger, Schuhe, Benzin, Startgelder, die Kosten für Übernachtung und Essen, das Neubespannen der Schläger, Kleidung und noch vieles mehr. Das ist nicht einfach«, gestand Bill.

»Und dann ist da noch der Zeitaufwand, Alice. Nicht nur für dich, sondern auch für uns«, sagte Dad ernst und strich sich mit einer Hand durch das graue Haar.

Bill sah meine Mutter an. »Ich kann nur sagen, dass Ihre Tochter sehr großes Talent besitzt und es an die Spitze schaffen könnte, wenn man ihr die Chance gibt.«

Ich betete ihn an! Ich musste an mich halten, um Bill nicht um den Hals zu fallen. Dann blickte ich zu meinen Eltern hinüber; mir war ganz schwindelig vor lauter Glück. Dad machte immer noch ein ernstes Gesicht. Er war ein Denker; er musste Informationen erst verdauen, bevor er auch nur die leiseste Reaktion zeigte. Seine Zurückhaltung ärgerte mich, aber ich konnte Mums Augen aufleuchten sehen. Sie teilte meine ehrgeizigen Pläne und brach das Schweigen. »Wir können die Einnahmen aus meinem Geschäft dafür verwenden. Ich wäre überglücklich gewesen über eine solche Chance. Ich möchte, dass Alice sie bekommt.« Dad nickte zustimmend. »Wenn du das wirklich willst, Alice, werden wir dich auf der ganzen Linie unterstützen«, sagte er und lächelte endlich, dass sein Goldzahn blitzte.

Bill dankte meinen Eltern. »Sie werden es nicht bereuen; sie hat eine wirklich große Karriere vor sich. Ich sehe dich morgen auf dem Platz, Kleines, um 17:00 Uhr. Und lass dir das alles nicht zu sehr zu Kopf steigen, vor uns liegt noch ein weiter und steiniger Weg.« Er legte mir kurz die Hand auf die Schulter und ging.

Peter Hamilton, der Trainer der Regionalliga Süd, teilt uns in Gruppen ein und gibt uns verschiedene Schlagübungen auf. Heute ist der Tag der Entscheidung. Peter hat dunkles lockiges Haar und einen gepflegten kleinen Schnauzer. Wie kann jemand von so geringer Körpergröße solche Autorität ausstrahlen?

»Heh du, mit dem Reebok-Oberteil, wie heißt du?«, fragt er und zeigt dabei auf mich.

»Alice.«

»Okay, du spielst mit Connie. Ich möchte, dass ihr die Vorhandübung entlang der Grundlinie übt. Los!«

Peter marschiert mit seinem Klemmbrett von einem Platz zum nächsten. Er sollte eine Armeeuniform tragen. Warum hat er mir noch nicht zugeschaut? Ich habe gerade einen Superball geschlagen. Warum hat er nicht hierher gesehen? Connie schlägt einen Ball an mir vorbei. Ich drehe mich um, und er steht direkt hinter mir. »Wach auf«, befiehlt er mir energisch, auch wenn ich irgendwie das Gefühl habe, seine Augen würden mich anlachen. »Hier ist der Ball. Lass mal ein paar Schläge sehen, und binde dir den Schnürsenkel zu, bevor du auf der Nase landest.«

»Ihr seid alle gar nicht schlecht«, verkündet Peter am Ende des Tests. »Ich schreibe euch in den nächsten zehn Tagen oder so. Denkt dran, wenn ihr diesmal nicht ausgewählt werdet, klappt es vielleicht beim nächsten Mal. Und jetzt ab mit euch«, sagt er lächelnd.

Bitte, bitte wähle mich aus.

Ich habe zwei Briefe bekommen. Einen von Helen und einen von Peter. Welchen soll ich zuerst aufmachen? Helens. Helen hat nach dem Schulabschluss ein Jahr Auszeit genommen und ist in Australien, wo sie ein halbes Jahr herumreist und bei der Traubenlese hilft. Ich vermisse sie.

»Al, ich verhungere. Ich schufte wie ein Tier und

schaufele Berge von Erdnussbutter auf Toast in mich hinein, damit ich nicht umfalle. Außerdem trinke ich Riesenmengen köstlichen Weins. Dir würde es hier auch gefallen. Was macht deine Tenniskarriere?«

Tut mir Leid, Helen. Ich muss es einfach wissen. Ich lege den erst zur Hälfte gelesenen Brief zur Seite und reiße den anderen auf.

»... möchte ich darauf hinweisen, dass diese Einladung noch nicht bedeutet, dass dein Platz im Kader für das ganze Jahr garantiert ist, da er bei Verstößen gegen bestimmte Verhaltensregeln gefährdet ist. Auch folgende Versäumnisse können zum Ausschluss aus dem Kader führen:

1. Wenn du nicht an deiner Altersgruppe entsprechenden nationalen Meisterschaften teilnimmst.
2. Wenn du es versäumst, deine Turnierergebnisse zur Ermittlung deines Ranges einzureichen.

»Bill, ich bin drin, ich bin drin! Der Brief ist heute Morgen gekommen«, schreie ich ins Telefon.

7

Das Training

Mai 1987. Ich sitze in der Schule in einer Doppelstunde Französisch und lasse die Wanduhr nicht aus den Augen. Gleich nach dem Läuten fahre ich zu einem Wochenendlehrgang der Regionalliga Süd in Halton.

In den vergangenen drei Monaten habe ich jedes einzelne Wochenende dem Tennis gewidmet – regionalen Turnieren, sechsstündigen Trainingseinheiten, überregionalen Turnieren, Lehrgängen und Turnieren gegen Schulen. Mum und ich leben förmlich im Auto und fressen Kilometer.

Manchmal fühle ich mich meinen Schulkameradinnen fremd. Sie gehen Kleider kaufen, übernachten bei Freunden und gehen am Wochenende ins Kino. Außerdem fangen sie an, mit Jungen auszugehen, verknallen sich, knutschen nach der Schule oder in den Pausen. Die Gespräche drehen sich hauptsächlich darum, wer wen mag. Manchmal wünschte ich, ich hätte mehr Freizeit, um ganz normale Dinge zu tun und mit ihnen auf Partys zu gehen. Ich interessiere mich wohl für Jungen, kann mir aber noch nicht vorstellen, einen Freund zu haben. Denn ich liebe das, was ich tue. Rebecca kann einfach nicht glauben, dass mir das Tennisspielen nicht langweilig wird. Aber das wird es nicht – ich bin so glücklich.

»Wer wird dieses Wochenende dabei sein?«, fragt Mum auf der Fahrt nach Halton.

»Connie, hoffe ich.« Connie und ich haben uns angefreundet. Sie spielt in derselben Regionalliga wie ich und ist außerdem meine Partnerin bei Doppeln. Auf dem Platz sind wir wie Zwillinge – gleich groß mit 1,62 m, hellbraunem Haar und Sommersprossen auf der Nase. Bei einem Turnier in den Osterferien habe ich bei ihr übernachtet. Wir haben ein Doppel gewonnen und ein Preisgeld von je fünf Pfund, die wir bei Fenwicks ausgegeben haben. Ich habe mir Socken gekauft, blaue mit Schäfchen drauf, und Connie eine Creme gegen Sommersprossen. Connies Mutter ist Irin, klein, schlank und hübsch – sie erinnert mich an Felicity Kendal. Sie verkauft tropische Pflanzen. Mir kam es vor, als wäre sie andauernd damit beschäftigt, mit Gummihandschuhen stachelige Pflanzen in ihren kleinen weißen Lieferwagen zu laden. Sie hat mir eine exotische Pflanze geschenkt, die Mum ins Klo gestellt hat. Connies Vater ist Bauingenieur und betreibt außerdem ein Geschäft, in dem Tennisschläger bespannt werden. Das ist sehr nützlich, da mir ständig Saiten reißen.

»Anna wird wahrscheinlich auch da sein«, sage ich.

Anna ist das Mädchen mit dem langen Zopf und den kräftigen Oberschenkeln, gegen das ich im Vorjahr in Alverstoke gespielt habe. Als Kleinkind hat sie schon mit einem Mini-Tennisball im Laufstall gespielt. Anstatt ihr das übliche Spielzeug und Puppen zu schenken, hängte ihr Vater einen Ball an eine elastische Schnur, den sie endlos auf und ab hüpfen ließ. Ihren Eltern ist es sehr wichtig, dass sie erfolgreich ist, sodass sie sie stark unter Druck setzen. Beim letzten Regionalturnier habe ich gesehen, wie ihr Vater sich hinter der Bespannung des Courts versteckt und ihr zugeflüstert hat: »Spiel ihre

Vorhand an, mach dir ihren schwachen Aufschlag zunutze.« Sie gewann, und er legte ihr ein Klümpchen Gold in die Hand. Ich beneide sie. Ich hatte Mum gefragt, ob sie mir ein Pfund geben würde, wenn ich gewann. Sie hatte verneint.

»Was macht dir an diesen Wochenenden eigentlich am meisten Spaß?«, will Mum wissen.

»Ich kann dir sagen, was ich am meisten verabscheue«, antworte ich. »Das Fitnesstraining und dieses schreckliche Laufband! Irgendwie taucht es immer ausgerechnet am Ende des Wochenendes auf, wenn wir alle müde sind.«

»Klingt furchtbar«, bestätigt Mum lachend.

»Das Band piept, und zwischen den Pieptönen, die in immer kürzeren Abständen ertönen, muss man eine bestimmte Entfernung schaffen. Ich habe Angst davor, als Erste auszuscheiden. Außerdem hasse ich das Laufen. Peter schleift uns gerne morgens querfeldein. Wir müssen um halb acht aufstehen. Das ist viel zu früh!«

Ich klappe die Sonnenblende mit dem kleinen Spiegel herunter. »Findest du, dass wir uns ähnlich sehen, Mum?«, wechsele ich das Thema.

»Na ja, wir haben beide ein ziemlich schmales Gesicht, blaue Augen, eine kleine Nase. Aber du hast weder mein langes Kinn noch meine Locken. Und dein Haar ist viel heller. Verdammt, ich glaube, ich habe die Abzweigung verpasst.«

»Ich habe Dads große Ohren. Ich hätte viel lieber kleine Ohren. Und ich habe seine Zähne. Meine Spange bringt mich um. Am liebsten würde ich sie rausnehmen.« Mit einem unwilligen Stirnrunzeln rüttle ich an dem Metallgestell.

»Zu unserer Zeit gab es keine Kieferorthopäden, und sieh selbst, wozu das geführt hat.« Mum wendet sich mir zu und zeigt mir ihre schiefen Zähne. »Und jetzt konzentriere dich, Alice. Ging es an der letzten Abzweigung nach Halton?«

Endlich treffen wir in Halton ein. Hier geht es zu wie in einem Gemeindezentrum. Die Schlafzimmer sind in Nebengebäuden untergebracht.

»Viel Spaß«, wünscht Mum mir viel zu laut. »Ich hole dich ab ...«

Ich drücke ihr hastig einen Kuss auf die Wange und schiebe sie zurück ins Auto. Es ist uncool, seine Mutter zu lange zu umarmen.

Dann hole ich meinen Zimmerschlüssel ab, werfe meine Taschen auf das Bett und gehe dann zu den anderen in den großen Gemeinschaftsraum. Wir sind acht. Ich setze mich neben Connie an den runden Tisch. Auf der anderen Seite des Raumes steht ein Pool-Tisch.

»Wir sind im selben Zimmer«, flüstert Connie mir zu.

Peter trägt seinen rot-blauen Jogginganzug und ist mit einem Berg von Unterlagen bewaffnet. »Hallo, Alice«, sagt er. »Würdest du die Stundenpläne für dieses Wochenende austeilen?« Ich werfe einen Blick auf das oberste Blatt. Das Thema an diesem Wochenende lautet: »Die mentale Seite des Spiels und positive Eigenmotivation.«

»Der Glaube an euch selbst ist der Schlüssel zum Erfolg«, beginnt Peter. »Die mentale Seite ist beim Spiel ebenso wichtig wie eure Technik. Tennis ist wie ein Puzzle. Fehlt auch nur ein einziges Teil, ist das Gesamtbild ruiniert.«

Connie hört nicht zu, sondern kritzelt Nachrichten, in denen steht, wie toll sie Jason findet, der ihr gegenüber sitzt. Ich schreibe zurück, dass ich Luke besser finde. Plötzlich fühle ich einen Arm um meine Schultern.

»Ihr seid nicht zum Vergnügen hier«, ermahnt uns Peter und nimmt mir den Zettel ab. »Bildet euch das ja nicht ein.« Er überfliegt den Zettel, bevor er ihn in den Papierkorb wirft. »Ihr seid hier, um Tennis zu spielen. Jeder, der nicht voll dabei ist, fliegt raus.«

Nach einer Besprechung des Stundenplans für das Wochenende haben wir etwas Freizeit. Wir essen in der Kantine zu Abend und spielen anschließend Pool.

Es ist später Samstagnachmittag. Meine Beine sind ganz wackelig von den anstrengenden Fitnessübungen des Vormittags. Ich bin froh, endlich auf dem Platz zu stehen. Peter und der andere Regionaltrainer arbeiten an Spieler-Berichten. Sie bewerten unsere allgemeine Spieltechnik, die Bewegungsabläufe, die mentale Einstellung und wie sehr wir uns anstrengen. Ich brauche unbedingt einen positiven Bericht. Ich bin erst kürzlich von D nach C aufgerückt, will aber in die A-Gruppe. Wir sind fünf Stunden auf dem Platz.

Am Abend sehen wir uns Ausschnitte des berühmten Wimbledon-Finales von 1980 Borg gegen McEnroe an.

»Borg hat sich schon als Kind für Tennis interessiert, und sein Vater schenkte ihm einen Schläger, den er bei einem Tischtennisturnier gewonnen hatte«, erzählt Peter. »Er ging mit 14 Jahren von der Schule ab und wurde innerhalb nur eines Jahres zum weltbesten Juniorspieler.

14 Jahre. Ich könnte in einem Jahr von der Schule abgehen.

»Er ist für uns alle eine wahre Inspiration, und sein Temperament ist großartig«, fährt Peter fort und schiebt dabei die Videokassette falsch herum in den Recorder. Einer der Jungs springt auf und nimmt die Sache in die Hand. Peter lacht und sagt, dass er nicht mal mit seinem eigenen Videorecorder klarkommt, geschweige denn mit einem fremden Gerät.

Es ist ein Marathon-Match, das Borg mit 8:6 im letzten Satz gewinnt. Ich bin tief beeindruckt. Er gibt nicht auf und verliert auch zu keinem Zeitpunkt den Kopf. Ich werde den Aufsatz, den Peter uns aufgegeben hat, über Borg schreiben.

Es ist Sonntagmorgen, und Connie und ich machen uns über ein Riesenfrühstück aus fettigem Speck, Eiern und Toast her. Den frühmorgendlichen Querfeldeinlauf haben wir Gott sei Dank hinter uns. Mit dickem Bauch gehen wir rüber zu den Plätzen, wo Peter herumspringt, bereit für eine weitere Trainingseinheit.

Auf dem Platz weiß ich, dass ich eine gute Leistung bringen muss, da heute Match-Tag ist. Es gibt da einen Jungen namens Tim Henman, gegen den ich wirklich gerne spielen würde, da ich finde, dass ich gegen einen guten Gegner viel besser spiele.

»Aber lasst uns erst warm werden. Alice und Tim, Connie und Jason ...« Connies Augen leuchten auf, und ihre Wangen färben sich rosa.

Später spiele ich ein Match gegen Anna, das ich in zwei Sätzen gewinne. Es ist das erste Mal, das ich sie schlage, und mein Sieg überrascht Peter ebenso sehr wie mich selbst.

»Gut gemacht. Ich bin von euch allen beeindruckt gewesen, auf dem Platz und auch außerhalb«, sagt Peter am Ende des Lehrgangs ehrlich zufrieden. »Denkt an die Aufsätze in der nächsten Woche, und ihr bekommt in Kürze eure Beurteilung. Ach ja, noch was, bevor ihr heimfahrt«, sagt Peter mit einem trockenen Lächeln. »Da ist noch eine Fitnessübung, die wir bisher ausgelassen haben.«

Das Laufband. Wie konnte ich das vergessen?

8

Ein Tag eines Tennisturniers ...

Der Tag des Finales. »Dritter und letzter Aufruf für Alice Peterson. Wenn du bitte zum Richtertisch kommen würdest. Wir wollen mit dem Match beginnen. Deine Gegnerin wartet bereits. Das Publikum wartet«, ruft die Turnier-Veranstalterin mich ärgerlich aus.

»Es tut mir so furchtbar Leid«, sagt Mum schwankend. »Ich weiß auch nicht, wo sie steckt.« Mum ist betrunken. Sie trinkt immer ein Glas Wein, aber die Anspannung am Tag der Entscheidung ist wohl zu viel für sie.

»Sie wird disqualifiziert werden«, warnt die Turnierleitung.

Meine Füße gehorchen mir nicht. Sie wollen, aber sie können nicht. Ich bin so schrecklich nervös.

Ich höre die Durchsage. »Sie ist disqualifiziert, disqualifiziert ...«

»Nein«, schreie ich und fahre im Bett hoch. Ich schaue mich um. Meine Sachen liegen noch ordentlich gefaltet auf meinem Stuhl. Gott sei Dank. Ich habe gestern Abend eine Liste der Sachen aufgestellt, die ich beim Finale am liebsten trage:

1. Neues Oberteil mit kleinen bunten Dreiecken auf den Ärmeln
2. Marinefarbener Jogginganzug

3. Weißes geflochtenes Stirnband.
4. Weiße Ellesse-Socken mit roten Bommeln auf der Rückseite. (Ich liebe Ellesse-Kleidung. Mum sagt, sie wäre unverhältnismäßig teuer – aber die Socken konnte ich mir leisten.)
5. Neue Reebok-Schuhe.
6. Riesenschlüpfer, in dem ich einen Ball unterbringen kann. (Ich musste ihn mir von Mum borgen.)

Ich springe aus dem Bett und ziehe mich an.

Zeit zum Frühstücken.

»Denk dran, deine Wasserflasche frisch aufzufüllen«, nervt Mum. »Ein Mädchen hat furchtbaren Durchfall bekommen, weil sein Wasser eine Woche alt war.«

Tom findet das zum Brüllen komisch und verschüttet seinen Tee, sodass zu den Ketchupflecken auf seinem Pullover Teeflecken hinzukommen. Er schneidet eine alberne Grimasse.

»Granny möchte heute mitkommen und dich spielen sehen. Wir nehmen einen Klappstuhl mit.« Granny vollzieht gerade das, was sie als ihre »Königstournee« all ihrer Kinder bezeichnet. Sie kommt in die Küche und gibt Tom und mir einen Kuss. Dann setzt sie sich zu uns an den Tisch, um ihr Honigbrot zu essen und ihre Orange, die Mum für sie geschält und in die einzelnen Segmente zerteilt hat. Granny ist 86 Jahre alt und erstaunlich fit für ihr Alter. Das Einzige, was bei ihr langsam nachlässt, ist ihr Augenlicht. Sie trägt eine hübsche hellrosa Bluse mit einer runden silbernen Brosche.

»Wir hatten drüben in Afrika großartige Tennis-Veranstaltungen«, erzählt sie wehmütig. Grannys Leben war ausgesprochen wechselhaft. Sie ist in Longford Castle aufgewachsen, hat aber in den zwanziger und dreißiger

Jahren in Afrika gelebt. Sie und Grandpa haben sich im rhodesischen Busch eine Farm und ein Zuhause aufgebaut. Mum sehnt sich danach, ihr altes Zuhause wiederzusehen, wo sie die ersten überaus glücklichen zehn Jahre ihres Lebens verbracht hat. Ich würde gerne hinreisen.

Vielleicht tue ich das irgendwann.

»Dein Grandpa hat aus Ameisenhügelerde einen Platz angelegt. Wir haben in der Kühle des Abends gespielt, wenn die Farmarbeit getan war.«

»Warst du gut, Granny?«

»Ziemlich«, entgegnet sie nickend.

»Bist du in zehn Minuten aufbruchbereit?«, fragt Mum.

»Ja, eigentlich bin ich jetzt schon fertig.«

»Du und Mum, ihr verschwindet immer, lasst mich nur allein, mir macht das nichts aus«, sagt Tom und lässt klirrend seinen Löffel in seine Müslischale fallen. Milch spritzt auf die Tischdecke.

»Tom, wir haben uns doch darüber unterhalten«, erinnert Mum ihn seufzend. »Es besteht kein Grund zur Eifersucht. Dein Vater geht doch heute mit dir Golf spielen, oder?«

»Genau«, sagt Granny streng.

»Hm«, brummt er gleichgültig und zuckt mit den Achseln. »Keine Ahnung, ist mir egal. Immer dreht sich alles nur um Alice, habe ich Recht?«, knurrt er. »Nie geht es um mich.«

»Tom. Halt die Klappe«, befehle ich. »Du bist siebzehn und keine sieben mehr.«

»Alice! Bitte, was machst du denn da?«, fragt Mum fassungslos. »Du hattest doch den ganzen Morgen Zeit, dich fertig zu machen.« Ganz egal, wie viel Zeit ich habe, ich komme immer zu spät.

Auf der Fahrt zum Turnier in Guildford schlafe ich in

der kuscheligen Wärme des Autos und eingelullt von Mums klassischer Musik sofort ein. Mum muss mich eine Viertelstunde vor unserer Ankunft rütteln, damit ich wach werde. »Wach auf, Liebes, du solltest bei unserer Ankunft nicht ganz verschlafen sein.«

Endlich erreichen wir den Club. »Ma, wir sind da«, sagt Mum und versucht, ihren zweiten schlafenden Passagier zu wecken. »Habe ich heute Morgen irrtümlich Schlaftabletten in deinen Kaffee getan?«, fragt sie lächelnd.

»Ich bin hellwach, Liebes. Ich habe gar nicht geschlafen«, sagt Granny, die sofort die Augen aufschlägt. »Du bist wunderbar gefahren.«

Keine Zeit, über Grannys verblüffende Fähigkeit nachzudenken, nicht zu schlafen, obwohl ihr Mund aufstand, ihre Augen geschlossen waren und sie Mum und mich mit gelegentlichen Schnarchlauten unterhalten hat. Ich muss mein Gehirn auf Tennis schalten, ans Gewinnen denken.

Die Matches fangen wegen des Regens mit zwei Stunden Verspätung an. Spieler und Eltern drängen sich im Clubhaus, ein Gewusel aus durchsichtigen Regenjacken und Kapuzen, essen Biskuitrollen und Schoko-Riegel und gucken miesepetrig aus der Wäsche. Überall wird gestöhnt und gejammert wegen des katastrophalen Wetters und des untätigen Herumsitzens. Granny starrt mit leerem Blick in die Luft, während sie bei vorgerecktem Kinn ihre falschen Zähne im Mund hin und her schiebt – eine Angewohnheit, derer sie sich gar nicht bewusst ist. Ich muss sie unbedingt dazu bringen, damit aufzuhören, denke ich verzweifelt.

»Granny?«

»Ja, Liebes?«, sagt sie, sofort voll da, und schiebt das Gebiss zurück an seinen Platz.

»Mir ist langweilig. Erzähl mir eine Geschichte aus deiner Zeit in Afrika.«

Granny kennt so viele Geschichten, dass sie erst einen Moment nachdenken muss. »Also«, beginnt sie schließlich, »deine Mum hat dir doch bestimmt schon einmal davon erzählt, wie eines Tages bei einem Ausritt unsere Pferde vor einer schwarzen Mamba scheuten. Dein Onkel hat uns gerettet, indem er dem Vieh den Kopf weggeschossen hat. Ich werde nie vergessen, wie er nachhause geradelt ist, den Schlangenkadaver um sein Rad gewickelt.«

»Iiiihh«, sage ich angewidert. »Erzähl mir eine andere Geschichte.«

»Oh, hallo Alice.« Das ist Mrs. Bettys hohe Stimme. Sie befeuchtet sich mit der Zungenspitze die Lippen. »Meine Julie hat bei diesem Turnier vor drei Jahren so gut abgeschnitten.« Einen Moment macht sie ein zutiefst betrübtes Gesicht. Dann hellen ihre Züge sich auf. »Um wie viel Uhr spielst du? Ich würde mir sehr gern dein Match ansehen.« Sie fährt sich wieder mit der Zunge über die Lippen, und ihre Augen blitzen.

Jeder kennt Mrs. Betty. Ihre Tochter hat das Tennisspielen aufgegeben, aber sie reist weiterhin das ganze Jahr über zu verschiedenen Turnieren, immer eine kleine, altmodische Handtasche über den Arm gehängt. Die Tennis-Welt war so sehr Teil ihres Lebens, dass sie sich einfach nicht aus der Szene zurückziehen kann.

Endlich werde ich aufgerufen. Ich habe Schmetterlinge im Bauch, und mein Magen fühlt sich an wie bei einer Achterbahnfahrt.

Während ich spiele, muss Mum ihre Hände beschäftigen. Sie bringt immer ihr Strickzeug mit; zurzeit strickt sie gerade einen braunen Pullover für Helen. Vor ihren Füßen steht ein Glas Wein. Eine Hampshire-Mutter, die von einer betäubenden Duftwolke umgeben ist, lässt sich neben ihr nieder. Sie trägt ein schickes Kostüm im Joan-Collins-Stil mit Schulterpolstern und hält zwei überaus gepflegte Yorkshire Terrier auf dem Arm. Mum zuckt zusammen beim Anblick der roten Schleifchen und kleinen karierten Mäntelchen der Schoßhunde.

»Was für niedliche kleine Hunde«, sagt Mum zuckersüß. »Wie hat Ihre Tochter in ihrem Finale abgeschnitten?«

»Sie hat verloren.«

»Oh, das tut mir aber Leid. Sie ...« Weiter kommt Mum nicht.

»Das liegt nur daran, dass sie letzte Nacht schlecht geschlafen hat«, fügt die Mutter eilig hinzu. »Wir wohnen über einer Pizzeria, und freitagabends geht es dort ziemlich laut zu. Sie hätte gewonnen, wenn sie nicht so übernächtigt gewesen wäre, das arme Ding. Und wie läuft es bei Alice?«

»Ich bin mir nicht sicher. Ich glaube, sie gewinnt.« Mum versucht, beiläufig zu klingen. Tatsächlich weiß sie auf den Punkt genau, wie es steht. Ich liege einen Satz vorn, bisher haben wir beide je ein Spiel gewonnen. Einstand. Mütter tun gerne so, als würden sie nicht genau aufpassen.

Das Match ist hart. Wir haben beide einen Satz gewonnen, und jede von uns konnte bisher vier Spiele für sich entscheiden. Ich kämpfe um jeden Punkt. Mum zerrupft ihr Strickzeug; überall liegt Wolle verstreut. Jedes Mal, wenn ich einen leichten Ball verfehle, lacht Granny schallend, obwohl ich eigentlich glaube, dass sie nicht allzu viel sehen kann. Manchmal ruft sie auch »Was für ein Pech«, wenn ich gepunktet habe. Ich kann hören, wie Mum versucht, sie dazu zu bringen, leiser zu sprechen.

»Der Ball war drin, Mummy, Alice hat den Punkt gemacht«, flüstert sie laut.

»Oh!«, ruft Granny daraufhin fröhlich gackernd. »Gut so.«

Ich habe gewonnen! Nach einem verschwitzten Händedruck drehe ich mich um und sehe Mum und Granny eifrig Beifall klatschen.

»Gut gemacht«, gratuliert Granny mir immer wieder.

Mrs. Betty applaudiert ebenfalls. Ich fühle mich, als hätte ich einen Gipfel erklommen, von dem mir nie jemand gesagt hat, dass ich ihn bezwingen könnte. Ich habe es geschafft.

Wir warten bis zum Abend auf die Siegerehrung.

»Und die Gewinnerin des Turniers der Mädchen unter 14 Jahren heißt Alice Peterson.« Wieder wird applaudiert. Ich steige die Holzstufen hinauf und hole mir meinen Pokal und einen braunen Umschlag mit 20 Pfund ab. Davon kann ich mir ein halbes Ellesse-Oberteil kaufen.

Ich liege daheim im Bett, meinen silbernen Pokal an meiner Seite. Morgen lasse ich ihn gravieren. Dank meines glücklichen Geburtstages im Januar darf ich noch ein weiteres Jahr in der Gruppe der unter 14-Jährigen starten. Ich bete, dass dieses Turnier meine Eintrittskarte ist für die nationalen Wettkämpfe der unter 14-Jährigen im kommenden Jahr.

9

Edinburgh

Ich bin 14 Jahre alt. Es ist März 1988. Noch zwei Monate bis zu den Nationals in Edinburgh. Ich warte auf den Brief mit der Aufstellungsliste. Sie müssen mich auf die Liste gesetzt haben. Ich möchte, dass Bill stolz auf mich ist.

»Alice, ich glaube, der Brief ist endlich gekommen«, ruft Mum vom Fuß der Treppe herauf.

Ich renne nach unten. Der Brief trägt den Stempel des Tennisverbandes. Auf der mit Maschine getippten Liste stehen Namen in alphabetischer Reihenfolge, aber meiner ist nicht dabei. Ich kann es nicht fassen; ich sollte spielen. Ich habe einen Kloß im Hals. »Ich stehe wieder nicht drauf, Mum, nicht mal auf der Liste der Reservespielerinnen.« Ich schlucke hart und schiebe ihr das Blatt über den Tisch zu. In meinen Augen brennen Tränen.

Mum überfliegt die Liste. Sie dreht das Blatt herum – Cross, K. M. (Karen), Donovan, K. M. (Kelly), Metcalfe, M. L. (Melissa), Peterson A. D. (Alice), Pullin, J. M. (Julie) ... Der enttäuschte Zug um ihren Mund entspannt sich, ihre Augen leuchten auf. »Du hast auf der falschen Seite nachgeschaut, Dummchen. Das ist die Gruppe der unter 12-Jährigen. Sieh doch.« Sie tippt auf meinen Namen.

Ich nehme die Liste wieder an mich. Ich sehe Namen, die ich wiedererkenne.

Peterson A. D. (Alice). Erleichterung und Glück durchfluten mich. Tränen tropfen auf meinen Namen. Connies Name steht auch da. Ich laufe nach oben auf mein Zimmer und markiere wie eine Lehrerin Schritt 3 auf meinem Karriereplan mit einem roten Häkchen. Jetzt muss ich nur noch trainieren, trainieren, trainieren ...

Edingburgh an einem Samstagabend. Ich sitze mit Tennistaschen, Bändern, Süßigkeiten, Wasserflaschen und anderem Kram im Fußraum auf dem Rücksitz des Minibusses des Regionalkaders Süd. Peter sitzt am Steuer und folgt den großen gelben AA-Schildern entlang der Straße zum »Junior National Tennis«.

»Da, ›Junior Nationals‹«, sage ich und stoße die verschlafene Connie an. Sie nimmt ihren Walkman ab. Ich bin ganz aufgeregt; die leuchtendgelben Schilder geben mir das Gefühl, eine ernst zu nehmende Tennisspielerin zu sein, fast ein Star.

Ich bin noch nie so weit im Norden gewesen. Helle Laternen erleuchten die Straßen, Türen von Bars und Restaurants stehen offen. Alles macht einen lebendigen und freundlichen Eindruck. Connie und ich zeigen auf Orte, die wir uns gern näher ansehen wollen. Ich will die Stadt erkunden, ich will gewinnen, ich will essen, und ich will unser Hotel sehen. Mein Magen ist ganz verkrampft vor Aufregung.

Es wird Sonntag, der Tag vor dem Turnier bricht an, und ich trainiere mit Peter und dem Rest des Regionalkaders auf den Hartplätzen. Der Austragungsort des Turniers ist beeindruckend, die Plätze sind in sehr gutem Zustand. Der etwas abseits angelegte Centre-Court kommt mir vor wie ein heiliger Schrein. Ich bin überwältigt von allem um mich herum. Ich sehe einigen anderen Nationalspielern zu und muss erkennen, dass der Standard sehr viel höher ist als auf gewöhnlichen Turnieren. Ich rangiere auf Platz 3 oder 4 der Regionalliste der unter 14-Jährigen und bin Nummer zwei auf County-Ebene. Ich habe gute Ergebnisse erspielt, und doch beschleicht mich Furcht davor, lächerlich zu wirken. Zweifel an mir selbst quälen mich, und ich sehe mich schon 6:0, 6:0 verlieren. Diese negativen Gedanken summen mir im Kopf herum wie Mücken. Ich muss sie ausschalten. Peter teilt uns mit, dass er »Resultate sehen will«, fügt aber rasch mit gesenktem Kopf hinzu: »Aber letztendlich könnt ihr nicht mehr tun, als da rauszugehen und euer Bestes zu geben.«

Überall wimmelt es von nervösen Trainern, Spielern und Eltern. Peter ist sichtlich angespannt und hofft inständig, dass einer seiner Schützlinge ins Finale kommt.

Um 18:00 Uhr findet eine Spieler-Besprechung statt. Der Raum ist rappelvoll. Spieler aus dem ganzen Land treten hier gegeneinander an – aus Devon, South Wales, Cambridge, Somerset, Essex, Durham. Ich erkenne ein paar von ihnen, halte mich aber lieber an Connies vertrautes Gesicht. Der Veranstaltungsleiter macht uns mit den Regeln bekannt, und der Championship Secretary ruft alle Teilnehmer auf und hakt sie auf einer Anwesenheitsliste ab.

»Phil Mycock.« Alle lachen. (»My cock« bedeutet umgangssprachlich »Mein Schwanz«; Anmerkung des Übersetzers.)

»Alice Peterson.«

»Ja«, krächze ich und bekomme prompt einen Hustenanfall. Connie klopft mir auf den Rücken. »Frosch im

Hals«, flüstert sie. Ich habe mein »Ja« das ganze Meeting über im Geiste geprobt, und dann habe ich es doch nicht richtig rausgebracht.

Wir blättern im Programm, um uns die Auslosung der Spielgegner bei den unter 14-Jährigen anzusehen. Insgesamt sind es 64 Spieler. Die acht Spieler auf der Rangliste sind in Großbuchstaben hervorgehoben. Mein Name ist auch in Großbuchstaben geschrieben.

»Ich spiele gegen die Vierte der Rangliste«, sage ich ungläubig zu Connie.

»Und ich gegen die Nummer 3. Das dürfte ein kurzer Auftritt werden«, kommentiert Connie trocken und klappt das Programmheft zu, als wolle sie sagen: »Das war's dann also, ENDE, Vorhang.«

»Bei wem machst du den Schiedsrichter?«, fragt sie.

»O nein, auf Platz 1.« Die Nummer 1 war bestimmt der Platz, der die größte Aufmerksamkeit auf sich zog. Wir lachen beide. Ich weiß nicht, ob ich über die Auslosung froh oder traurig sein soll.

»Das ist doch ein Witz«, sagt Connie kopfschüttelnd. »Unser erstes nationales Turnier, und wir ziehen solche Nummern. Wir haben nicht die geringste Chance.«

»Ach komm, lass den Kopf nicht hängen«, entgegne ich grinsend. »Wir können es schaffen.«

Es ist Montag und der erste Vormittag des nationalen Turniers. Alle drängen sich in Erwartung des Eröffnungszeremoniells um den Centre-Court. Es ist bitterkalt, ein stürmischer Wind weht, und jede Mutter hat eine warme Karodecke über den Knien.

»Wie hast du geschlafen, Mum?«, frage ich fröstelnd. Mum übernachtet bei einer Freundin.

»Ihr Mann hat schrecklich genervt, und das Bett war bretthart. Ich hätte ebenso gut gleich auf dem Boden schlafen können. Falls wir irgendwann wieder hier sind, werde ich ganz sicher nicht bei ihnen ...«

Mums Nacht ist vergessen, als Dudelsackspieler in traditionellem Kilt die Stufen herunterkommen. Plötzlich fühle ich mich überglücklich, dabei zu sein; ob ich gewinne oder verliere, immerhin habe ich es bis zur Teilnahme an einem nationalen Turnier gebracht, und darauf bin ich stolz. Das ist eine wundervolle Erfahrung, die ich gegen nichts auf der Welt eintauschen würde. Wer weiß, vielleicht gewinne ich heute. Langsam nimmt meine Aufregung zu. Die Spieler der ersten Matches werden aufgerufen.

Ich schlendere umher und sehe mir einige der Matches an. Tim Henman spielt auf dem Centre-Court. Ich sehe ihm eine Weile zu. Auf einem anderen Platz höre ich erregte Stimmen. »Zweites Spiel? Der Ball war draußen, das konnte doch ein Blinder mit Krückstock sehen. Was für ein Unsinn ...« Ich liebe es, Auseinandersetzungen zu beobachten. Ein Schiedsrichter spricht mit der Spielerin und verwarnt sie. Schiedsrichter zu sein ist viel nervenaufreibender, als selbst zu spielen. O Gott, ich muss schon wieder aufs Klo.

Mein Name wurde aufgerufen – ich bin Schiedsrichterin beim Match Karen Cross gegen Tamsin Wainwright. Ich hoffe, das Match ist schnell vorbei. Wir drei begeben uns auf den Platz. Karen geht voran. Mit zitternden Knien klettere ich oben auf den Richtersitz. Die Krönung der Peinlichkeit wäre es, herunterzufallen noch bevor ich überhaupt oben angekommen bin. Gott sei Dank habe ich es bald geschafft. Den Spielberichtbogen auf dem Schoß versuche ich, lässig auszusehen, so als hätte ich alles unter Kontrolle.

Die fünfminütige Aufwärmphase ist vorbei. Das Match beginnt. »Miss Cross hat beim Münzwurf gewonnen und möchte als Erste aufschlagen«, verkünde ich mit zitternder Stimme. Nervös drehe ich den Stift in den Händen.

Ich muss jeden gespielten Punkt eintragen. Wir sind im dritten Satz. Bisher habe ich mir nur ein paar böse Blicke seitens der Spielerinnen eingehandelt, wenn die der Ansicht waren, ich hätte falsch entschieden. Los doch, eine von euch soll endlich gewinnen, wer, ist mir egal.

Das Match ist vorbei, und alle applaudieren. Die Gewinnerin strahlt mich an. Ich fühle mich, als hätte ich auch gewonnen. Ich bin so erleichtert, dass alles vorbei ist. Jetzt kann ich mich auf mein eigenes Match konzentrieren.

Es ist 14:00 Uhr, und ich bin aufgerufen worden. Connie hat gerade verloren und sieht ganz unglücklich aus. Sie ist immer so wütend auf sich selbst, wenn sie verliert. Sie kommt zu mir und zuckt mit den Achseln. Ich umarme sie. »Viel Glück und mach's besser als ich«, sagt sie gepresst und macht sich dann eilig davon, um eine Konfrontation mit Peter zu vermeiden. Sie ist noch nicht soweit, ihm gegenüberzutreten. Meine Gegnerin überragt mich und sieht aus, als würde sie Bodybuilding betreiben. Die Spielerin, bei der ich heute Morgen den Schiedsrichter gemacht habe, ist jetzt bei meinem Match Schiedsrichter. Sie ist gut gelaunt, weil sie gewonnen hat. Sie scheint meine Gegnerin gut zu kennen; die beiden stehen beieinander und lachen.

Als ich auf dem Platz Nummer 1 stehe, zittern mir die Knie. Ich kriege in der Aufwärmphase keinen Ball vernünftig über das Netz. Ich wünsche mir so sehr zu gewinnen, habe aber auch ein wenig Angst davor. Meine Gegnerin rangiert auf Platz 4 der County-Rangliste der unter 14-Jährigen. Wir haben zahlreiche Zuschauer. Das Ganze ist einschüchternd und beängstigend, aber auch aufregend. Ich muss gut spielen. Ich kann gewinnen, ich kann gewinnen. Du wirst gewinnen, Alice. Denk positiv. Die fünf Minuten sind rum, und ich tausche den Jogginganzug gegen meinen Tennisrock. Es ist noch kalt, aber so lauten nun einmal die Regeln. Plötzlich versuche ich, mich zu erinnern, welche Farbe mein Slip hat, weil es so windig ist, dass ihn zweifellos alle das eine oder andere Mal zu sehen bekommen werden. Meine Gegnerin trinkt etwas Wasser und steckt sich dann hastig das blonde Haar seitlich hoch, damit es ihr nicht ins Gesicht fällt. Dann nimmt sie sich zwei Bälle und stellt sich an der Grundlinie auf. Sie bewegt sich mit dem Selbstbewusstsein eines Supermodels. Sie gewinnt beim Münzwurf und darf aufschlagen.

0:15, 0:30, 0:40 ... Kein Ball geht über das Netz. Die Bälle sind alle auf meiner Seite. Mums Gesicht legt sich in Falten, als ich einen weiteren Ball unten ins Netz schlage. SPIEL!

Meine Gegnerin hat einen Hochball geschlagen. Ich stolpere und lande unsanft auf dem Boden. Mein Ellenbogen tut weh, und ich habe mir das Knie aufgeschürft. Es ist ganz rot. Autsch, das brennt.

»Bist du okay?«, fragt meine Gegnerin.

Hastig stehe ich wieder auf. »Ja, alles klar.« Ich kämpfe weiter.

SPIEL, SPIEL, SPIEL.

»Miss Hamplett führt mit 5:0«, verkündet die Schiedsrichterin. Psssst! Musst du das so laut herausposaunen?, denke ich verzweifelt.

Geschlagen. Ich habe Monate trainiert, und jetzt ist es in weniger als einer Stunde vorbei. Bittere Enttäuschung. Ich habe mich selbst enttäuscht, ich habe Bill enttäuscht. Meine Freunde daheim, Helen, Tom und Andrew werden die Ergebnisse morgen in der Zeitung lesen. Ich kann sehen, wie Mum ihren Klappstuhl faltet, während Peter von einem Fuß auf den anderen tritt. Meine Gegnerin wartet auf mich, und wir verlassen den Platz gemeinsam. Jetzt heißt es, sich den enttäuschten Freunden zu stellen.

Wenn ich nur die Zeit zurückdrehen und noch einmal von vorn anfangen könnte. Ich hätte gewinnen können.

10

Am Rande des Nervenzusammenbruchs

August 1988. Stefan Edberg und Steffi Graf heißen die Wimbledon-Sieger in diesem Jahr, und als ich sehe, wie sie auf dem Centre-Court ihre Pokale küssen, wünsche ich, ich wäre dort. Ich war am zweiten Dienstag da, am Court Nr. 1, aber es regnete den ganzen Nachmittag, und ich saß neben einem Mann mit grässlichem Mundgeruch.

Ich bin im Devonshire Park in Eastbourne und spiele auf einem weiteren nationalen Turnier der unter 14-Jährigen. Der Rang entspricht dem der »Nationals« in Edinburgh, aber während in Edinburgh auf Sandplätzen gespielt wurde, handelt es sich hier um die Grasplatzmeisterschaften von Großbritannien. Heute ist Mittwoch, der dritte Turniertag.

Die Sonne scheint. Die Grasplätze sehen immer noch tadellos aus mit leuchtendweißen aufgemalten Linien. Ich liebe diese Anlage. Hier haben schon Profis gespielt, und die Atmosphäre ist großartig. Es muss etwas Besonderes sein, auf Gras zu spielen, da auch in Wimbledon auf dieser Oberfläche gespielt wird.

Ein paar alte Leute nehmen auf ihren gestreiften Klappstühlen Platz, um sich noch ein Match anzusehen. Sie lutschen sirupartige Bonbons, und einer von ihnen sagt: »Ich liebe es, den Kindern zuzusehen. Ich komme jeden Tag her; es macht solchen Spaß.«

Am Abend gehen Connie und ich zum Pier und spielen an den Geldautomaten. Wir haben den Strand praktisch vor der Haustür. Das Geschrei von Seemöwen erfüllt die salzige Luft. Ich komme mir beinahe vor wie im Urlaub.

Ich habe die ersten zwei Runden gewonnen und spiele wieder gegen die Ranglisten-Vierte, dasselbe Mädchen, das mich in Edinburgh besiegt hat. Ich kann es gar nicht erwarten, wieder gegen sie anzutreten. Ich bin nicht mehr dieselbe wie in Edinburgh – ich bin selbstbewusster, mental gefestigter. Ich fürchte mich nicht mehr davor zu gewinnen. Bill glaubt an mich, und ich fange auch an, an mich zu glauben. Ich weiß, dass meine Gegnerin davon ausgeht, mich wieder zu schlagen, ich habe zufällig gehört, wie sie geäußert hat, sie hätte ein glückliches Los gezogen und das Match gegen mich würde ein Kinderspiel. Sie hatte mich nicht gesehen, aber Connie und ich standen direkt hinter ihr. Connie wollte eine Bemerkung machen, aber ich legte ihr hastig eine Hand auf den Mund.

Wenn ich gewinne, komme ich ins Viertelfinale. Ich werde eine unbekannte Größe unter den letzten Acht sein. Ich wünschte, Bill wäre hier, um mich zu unterstützen, aber stattdessen ist Helen da, gerade erst vom Edinburgh Festival zurück, wo sie in einem Theaterstück mitgespielt hat. Ich glaube, sie ist noch aufgeregter als ich. Sie stößt mich andauernd an und fragt, wann ich nun spiele. Immer, wenn ein Junge vorbeigeht, der auch nur einigermaßen gut aussieht, will sie wissen, ob ich verknallt in ihn bin. Sie hat mich noch nie auf einem richtigen Turnier spielen sehen. Ich hoffe, sie benimmt sich anständig.

»Du bist aufgerufen worden, Ali, los, los«, quiekt sie. »Viel Glück.« Vor lauter Aufregung umarmt sie Mum. »Du kannst es schaffen.« Der Wind zerrt an ihrem großen Schlapphut.

Anna ist Schiedsrichterin bei meinem Match. Ich habe das erste Spiel mit 0 Punkten verloren. Seitenwechsel. Meine Gegnerin sieht zu selbstzufrieden aus.

Auf der Anzeigetafel steht neben meinem Namen eine große runde 0 und neben Sarahs eine 3. Sie sieht so entspannt aus, als würde sie schlafen.

Ich habe einen Punkt gemacht. Ich habe ein Spiel gewonnen. Sie ist unkonzentriert. Ich habe vier Spiele in Folge gewonnen. Helen springt von ihrem Stuhl auf und klatscht laut, das krasse Gegenteil von Mum, die still dasitzt und versucht, sich ihre Erregung nicht anmerken zu lassen. Beim Seitenwechsel lächle ich den beiden zu. Ich führe 4:3.

»Gut so, los, das ist deine Chance, mach sie fertig, jag sie noch ein wenig über den Platz«, murmele ich vor mich hin. »So gut ist sie gar nicht.« Mein rechter Schenkel ist ganz rot davon, dass ich mir nach jedem Punkt und jedem Spiel mit den Worten »los, weiter«, draufgehauen habe.

Mum stopft Toms Socken, aber ich weiß, dass ihren Knopfaugen kein Punkt entgangen ist. Helen zupft an ihrem Ärmel, als ich einen einfachen Ball verfehle. Der Trageriemen ihrer Handtasche ist ihr längst von der Schulter gerutscht, und ihr Hut liegt seit langem im Gras.

Ich schlage ein As. »Erster Satz an Miss Peterson, 6:3«, sagt Anna. Meine Gegnerin lässt sich auf ihren Stuhl fallen wie ein nasser Sack und wirft ihren Schläger hin.

Den zweiten Satz verliere ich. Ich muss mir immer

wieder vor Augen halten, dass ich gewinnen kann. Vergiss, dass sie auf der Rangliste steht. Du kannst gewinnen.

Wir haben beide einen Satz für uns entschieden. Meine Gegnerin hat sich wieder gefangen. Inzwischen haben sich viele Zuschauer um den Platz herum eingefunden. Annas Eltern schauen ebenso zu wie Connie, die fast die ganze Zeit über da war. Ab und an treffen sich unsere Blicke, und ihr Lächeln sagt: »Ich hätte nie gedacht, dass du es schaffen könntest, mach weiter so!« Peter schaut zu, das allgegenwärtige Klemmbrett an die Brust gedrückt.

5:5 im letzten Satz. Einstand. Ich habe einen Punkt gemacht, und die Leute klatschen. Ich komme mir vor wie im Fernsehen. Meine Gegnerin schreit. Sie verliert die Nerven. Mum kann kaum noch hinsehen; ihre Näharbeit ist vergessen, und sie versucht, Gelassenheit auszustrahlen, aber ich sehe ihr an, dass sie innerlich ganz aufgewühlt ist. Sie dreht unablässig an ihren Perl-Ohrsteckern und drückt sie tief in ihre Ohrläppchen. Helen rutscht auf ihrem Stuhl herum, als hätte sie Hummeln im Hintern. Ihr langes welliges Haar gleicht einer wilden Mähne. Als ich aufschlage, ballen sie beide die Hände zu Fäusten, fürchtend, ich könnte einen Doppelfehler machen und meinen Vorteil einbüßen. Aufschlag – sie schlagen die Hände vor das Gesicht, als der Ball außerhalb des Spielfeldes aufschlägt. Wieder Gleichstand.

Matchball für mich. Nur noch einen Punkt, einen winzigkleinen Punkt brauche ich. Der Ballwechsel ist lang. Schlag ihn ins Netz, bete ich, ins Netz. »Schlag ihn raus, raus«, murmelt Mum eindringlich, während Helen zischt: »Verfehl den Ball, los, du sollst ihn verfehlen.« Sie schlägt eine Vorhand, und der Ball landet auf der Innenseite der Linie. Ich schlage eine Crossball-Rückhand.

Zu kurz. Sie schlägt eine Rückhand in die Platzmitte und rennt ans Netz. Sie steht am Netz, ich brauche nur noch an ihr vorbeizuschlagen ... ich habe den ganzen Platz. Ich schlage den Ball an ihr vorbei. Die Zuschauer halten die Luft an. Der Ball ist um wenige Zentimeter draußen. Mum sieht aus, als würde sie am Rand einer steilen Felsklippe baumeln – mit jedem Punkt, den ich vergebe, rückt ihr Absturz ein klein wenig näher. Ich kann es gar nicht mit ansehen. Helen ist ganz außer sich und kann nicht mehr hinsehen. Sie sitzt weit vornübergebeugt auf ihrem Stuhl, die Beine übereinander geschlagen, den Kopf gesenkt, als litte sie an akuten Verdauungsstörungen.

Zweiter Matchball. Meine Gegnerin schlägt einen Ball, der eindeutig aus ist. Ich sehe zu Anna hinüber und warte verzweifelt darauf, dass sie ruft »Spiel, Satz und Match«. Stattdessen ruft sie »Einstand«. Was für ein Moment für eine so krasse Fehlentscheidung. Bleib ruhig, verlier jetzt nicht die Konzentration.

Dritter Matchball. Wieder ein langer Ballwechsel. Sie schlägt einen Stoppball. Ich laufe ans Netz und kriege ihn. Es ist ein schwacher Schlag, aber wenigstens bekomme ich den Ball über das Netz. Sie schlägt eine Vorhand direkt auf mich. Sie will mich umbringen. Ich reagiere reflexartig. Ich strecke die Hand mit dem Schläger aus und hoffe das Beste. Ich schlage einen Flugball, der die Oberkante des Netzes trifft, auf ihr liegen bleibt ... einige Sekunden scheint alles um mich herum stillzustehen. Der Ball landet auf ihrer Seite. Meine Gegnerin stößt einen Wutschrei aus. Ich habe das Match gewonnen! Helen schreit auf, vollführt Freudensprünge und klatscht, bis ihre Hände rot sind. Sie rempelt unbeabsichtigt den alten Mann neben ihr an, dem sein Birnenbonbon aus dem Mund fällt. Nach zweieinhalb Stunden ist es vorbei. Ich laufe ans Netz, bekomme einen schlaffen Händedruck, keinen Blick, und drücke dann Annas Hand. »Gut gemacht!«, sagt sie. »Ich bin ganz steif vom langen Sitzen!« Ich packe meinen Schläger weg. Ich zittere. Ich möchte Bill anrufen und ihm sagen, dass ich im Viertelfinale bin. Meine Gedanken überschlagen sich. Ich sehe, dass meine Gegnerin weinend den Platz verlässt.

Menschen gratulieren mir, Leute, die ich gar nicht kenne. Mum drückt mich so fest, dass ich schon fürchte, zerquetscht zu werden. »Ich wusste, dass du es schaffen kannst – ich bin ja so stolz auf dich«, sagt sie. Glückstränen laufen ihr über die sonnengebräunten Wangen. Endlich lässt sie mich wieder los und atmet tief durch. »Es war großartig, wie du die Nerven behalten hast. Das war die Hölle. Ich war nervöser als du.«

»Ich fühle mich, als hätte ich mitgespielt«, sagt Helen gähnend und legt mir ihre von der Hitze und der Anspannung verschwitzte Hand auf die Schulter. »Ich weiß nicht, wie Mum es aushält, dir immer zuzusehen. Ich wäre längst am Rande eines Nervenzusammenbruchs! Und ich würde Krampfadern davon bekommen, dass ich die Beine so angespannt übereinander schlage. Jetzt brauche ich erst einmal etwas zu trinken. Gibt es hier eine Bar?« Ich lache, nehme ihre Hand und ziehe sie hinter mir her, um etwas trinken zu gehen.

Der alte Mann, der sein Bonbon verloren hat, kommt schlurfend auf mich zu. »Gut gespielt, junge Dame. Was für ein Sieg«, sagt er mit zittriger Stimme. Er stützt sich einen Moment auf meine Arme, bevor er dann davonschlurft, um sich ein anderes Match anzusehen.

Plötzlich ist Peter da und klopft mir anerkennend auf den Rücken. »Braves Mädchen. Wir unterhalten uns später.« Er geht wieder, weil er meinen triumphalen Moment nicht stören möchte.

Mrs. Betty taucht scheinbar aus dem Nichts auf. Sie winkt mir zu und formt die Worte »gut gemacht«. Manchmal denke ich, sie ist ein Gespenst.

Ich wünschte, dieses Glücksgefühl würde nie vergehen.

Am Abend wird über Lautsprecher verkündet, dass ich das Match des Tages bei den Mädchen unter 14 Jahren gewonnen habe – dafür bekomme ich einen Pizza-Gutschein für zwei Personen. Als Connie, Helen, Mum und ich uns Berge von Salat mit Thousand-Island-Dressing auf die Teller häufen, muss ich an das Match denken. Ich muss mir selbst versichern, dass ich nicht geträumt habe und wahrhaftig unter den letzten Acht bin.

Schlafenszeit. Ich kann nicht schlafen. Ich kann an nichts anderes denken als daran, dieses nationale Turnier zu gewinnen.

11

Regeln, Regeln, Regeln ...

Juli 1989. Ein Jahr nach Eastbourne. Ich bin fünfzehn Jahre alt.

Es ist meine letzte Nacht in Delmenhorst am Ende einer Regional-Süd-Tour durch Deutschland. Die vergangenen zwei Wochen waren phantastisch.

Peter hat mich ausgewählt, um zusammen mit acht weiteren Spielern des Regionalkaders Süd, vier Jungen und vier Mädchen, für zwei Wochen nach Deutschland zu gehen. Wir haben auf drei Tagesturnieren in Delmenhorst, Osnabrück und Wolfsburg gespielt.

Ich bin jetzt in der A-Gruppe des Regionalkaders – Peter hat mir gesagt, welche Fortschritte ich gemacht habe seit dem Viertelfinale in Eastbourne (leider habe ich das Viertelfinalmatch verloren, aber das Turnier hat mir dennoch zum Durchbruch verholfen). Jetzt erst fange ich an, ihn zu mögen. Und als er mir dann eröffnet hat, dass ich nach Deutschland gehen sollte, hätte ich ihn vor Glück auf seinen krausen Schnauzer küssen können.

Wir sind um halb fünf am Morgen von Bisham Abbey in dem alten, aber verlässlichen Minibus gestartet. In der Gruppe ist auch ein Mädchen namens Charlotte, das ich vor Beginn unserer Tour nur sehr oberflächlich gekannt habe.

Sie ist ein Jahr älter als ich. Sie ist witzig, offen und

hübsch – wir verstehen uns so gut, dass es mir vorkommt, als würden wir uns schon ewig kennen.

Peter erläuterte uns zu Beginn der Tour wie üblich die Verhaltensregeln: »Licht aus um 22:00 Uhr, und keine Mädchenbesuche mehr in den Zimmern der Jungs nach zehn. Und denkt immer daran, dass wir hier sind, um zu gewinnen. Was immer ihr tut, bezeichnet das hier nicht als Ferien.« Wir bekamen das korrekte Benehmen auf dem Platz und außerhalb eingebläut; jedem, der aus der Reihe tanzte, wurden strenge Strafen angedroht. An einem Abend verirrten Charlotte und ich uns auf dem Rückweg vom Supermarkt und kamen zu spät zum Abendessen. Wir hatten uns wirklich verlaufen, aber Peter war unerbittlich. Wir waren zu spät gekommen und hatten somit gegen eine Regel verstoßen, basta.

Um 9:00 Uhr fangen wir an zu spielen, was heißt, dass wir zwischen halb acht und acht frühstücken müssen: Es gibt Aufschnitt, gummiartigen Käse und schwarzen Kaffee. Die Turniere werden auf Sandplätzen gespielt, die eine Herausforderung an sich darstellen, da wir es gewöhnt sind, auf Gras oder Hartplatz zu spielen. Die Oberfläche ist überraschend langsam, verglichen mit englischen Hallenbelägen.

»Die Ballwechsel werden viel länger sein – ihr müsst körperlich topfit sein. Stellt euch auf dreistündige Matches ein«, sagte Peter auf dem ersten Turnier. »Die meisten Spieler vom Kontinent sind fitter, haben eine bessere Kondition und sind somit besser gewappnet für lange Ballwechsel. Seht euch Spieler an wie Arantxa Sanchez Vicario, die herumrennt wie ein Käfer und den Ball im Spiel hält, bis ihr die Beine abfallen. Das will ich auch bei euch sehen. Denkt dran, dass ich euch ausgewählt habe, also lasst mich nicht hängen. Viel Glück.«

Ich spiele gerne im Ausland. Da gibt es kein endloses Warten, bis man endlich dran ist. Außerdem dürfen die Spieler tragen, was sie wollen, weil die Regel, auf dem Platz müsse »vorwiegend weiß« getragen werden, hier keine Gültigkeit hat. Auch gibt es keine Schiedsrichter, aber es gibt nur selten Diskussionen, weil die Abdrücke auf dem Sandplatz in der Regel deutlich aufzeigen, wo der Ball gelandet ist.

Ich bin besser geworden durch das Training und das Spielen auf Sandplätzen, und meine Leistungen sind konstanter. Auf dem letzten Turnier habe ich es bis ins Halbfinale geschafft und habe auf dem Weg dorthin Spielerinnen geschlagen, die auf der Rangliste stehen. Ich habe einen kleinen rosafarbenen Haartrockner gewonnen (wozu?) und einen silbernen Teller, weil ich unter den letzten Vier war. Es ist ein tolles Gefühl, im Ausland zu gewinnen, das festigt das Selbstbewusstsein noch mehr als Siege daheim.

Als Team sind wir einander viel näher gekommen, indem wir uns gegenseitig beim Spiel zugesehen und einander angefeuert haben. Charlotte und ich haben zusammen trainiert und uns gegenseitig nach einer Niederlage getröstet. Außerhalb des Platzes haben wir von Partys geredet, auf denen wir waren, von den letzten Kinofilmen, Musik und Leuten, die wir über das Tennisspielen kennen gelernt haben.

Abends lädt Peter uns alle zum Essen ein. Er spricht mit uns über den Tag und die Spiele des kommenden Tages. Er hat versucht, uns alle näher kennen zu lernen und zu erfahren, was für Menschen wir außerhalb des Tennisplatzes sind. Gestern Abend war er schlecht auf Charlotte und mich zu sprechen, weil die Rezeption eine horrende Summe für Artikel aus der Minibar aus unserem Zimmer berechnet hat sowie Gebühren für die Benutzung des Porno-Kanals. »Es ist mir gleich, ob ihr euch so was anseht, aber bitte nicht auf meine Kosten, ist das klar?«, schimpfte er mit wutverzerrtem Gesicht. Charlotte und ich hatten Mühe, ernst zu bleiben, und beteuerten unsere Unschuld. Wir brauchten die Jungs nur anzusehen, um zu wissen, wer die wahren Schuldigen waren.

Heute ist unser letzter Abend in Deutschland, die Turniere sind vorbei. Charlotte und ich sehen fern.

»Alice, schalte um, du träumst«, stöhnt Charlotte und schnappt sich die Fernbedienung. »In der Kiste läuft nichts. Ich habe weder Lust auf Fußball noch auf Tennis. Ich langweile mich zu Tode. Lass uns rübergehen und die Jungs ärgern.«

Die Jungs liegen auf dem Fußboden und sehen Fußball. Wir springen auf ihr Bett und fangen an zu reden. Ich achte gar nicht auf die Zeit.

Plötzlich wird an die Tür geklopft und Peters unverkennbare Stimme fragt: »Habt ihr die Mädchen gesehen? Sie müssen bei euch sein, Jungs.« Ich werfe einen Blick auf die Uhr und gerate in Panik. Charlotte versteckt sich unter dem Plumeau, und ich verkrieche mich unter dem Bett. »Sie haben ihre Tür einen Spaltbreit offen gelassen. Ich weiß, dass sie nicht auf ihrem Zimmer sind«, fährt Peter fort. »Lasst mich rein, Jungs.«

Sie öffnen. »Nein, ich hab sie nicht gesehen«, stammelt einer von ihnen und sieht die anderen hilfesuchend an.

Mir schlägt das Herz bis zum Hals. Er wird uns umbringen. Warum sind wir nicht schon früher gegangen? Es entsteht eine lange Pause.

»Hört zu, ich weiß, dass sie hier sind. Ihr könnt rauskommen, Mädchen«, entgegnet Peter.

Charlotte kommt unter der Bettdecke hervorgekrochen, und ich rutsche möglichst elegant unter dem Bett vor. Charlotte und ich sitzen auf dem Boden und wissen nicht, was wir tun sollen.

»Geht in euer Zimmer. Um euch kümmere ich mich gleich«, sagt Peter und gibt uns das Gefühl, der letzte Abschaum zu sein.

Wie gescholtene Kinder trotten wir auf unser Zimmer und lassen uns nervös kichernd auf unsere Betten fallen. Wir haben beide schreckliche Angst davor, wie die Strafe ausfallen wird.

Als wir Peter den Flur herunterkommen hören, bemühen wir uns um angemessenen Ernst. »Es tut uns ehrlich Leid. Wir haben gar nicht bemerkt, wie spät es schon ist«, versuche ich, ihn zu beschwichtigen.

Charlotte fügt hastig hinzu: »Wir haben uns nichts dabei gedacht.«

»Ich bin sicher, dass ihr nichts von diesen beiden Clowns wolltet. In diesem Punkt glaube ich euch unbesehen. Aber das ist nicht der Punkt. Ihr kennt die Regeln, und ihr seid zu spät dran. Ich bin gezwungen, gewisse Maßnahmen zu ergreifen«, verkündet er entschlossen.

Am nächsten Tag herrscht auf der Heimfahrt gedrückte Stimmung. Was sollen wir sagen, wenn wir wieder zuhause sind? Was wird Peter tun? So schlimm war es doch nicht. Wir haben zwar eine Rüge verdient, aber er tut gerade so, als hätten wir ein schreckliches Verbrechen begangen. Wenn es nach ihm ginge, sollte *Crimewatch UK* über uns berichten.

Mum und Dad sind böse und enttäuscht von mir; sie wollen wissen, wie wir nur so blöd sein konnten. Erst recht, als eine Woche später ein Brief ins Haus flattert.

»In Anbetracht des bedauerlichen Zwischenfalls am letzten Abend unserer Deutschland-Tour muss ich dir mitteilen, dass das Disziplinarkomitee zusammengekommen ist und folgende Maßnahmen beschlossen hat:

Jeder von Euch wird für die Monate Oktober und November vom Training des Regionalkaders ausgeschlossen – der Ausschluss bezieht sich neben den Trainingseinheiten auch auf Wochenendlehrgänge, Matches und Turniere.

Wie ich bereits seinerzeit erwähnt habe, musste das Komitee sich nicht mehr zu einer Besprechung zusammenfinden, seit ich den Posten des Cheftrainers des Regionalkaders Süd übernommen habe, und ich muss gestehen, dass ich sehr enttäuscht bin, gezwungen worden zu sein, oben stehende Schritte einleiten zu müssen.«

Ich bin wütend. Ich weiß, dass ich einen Fehler gemacht habe, aber die Strafe ist völlig überzogen. Auch meine Eltern sind überrascht, dass er so weit gegangen ist. Es ist nicht eben konstruktiv, uns vier wegen eines geringfügigen Regelverstoßes von Wettkämpfen auszuschließen. Wir schreiben alle zurück und bitten Peter inständig, es sich noch einmal zu überlegen und weniger streng zu sein. Aber vergebens. Wie soll ich zwei Monate ohne Tennis durchstehen?

Zwei Monate sind eine furchtbar lange Zeit. Was soll ich an den Wochenenden tun? Plötzlich habe ich viel zu viel Freizeit. Charlotte und ich besuchen uns gegenseitig und versuchen, das Ganze zu vergessen. Irgendwie finden wir die Situation sogar ein wenig komisch. Aber ich vermisse das Tennisspielen, ich vermisse die Wettkämpfe, ich vermisse Connie, und ich vermisse es, zu gewinnen. Ich hasse es, zu hören, wer dieses oder jenes Turnier gewonnen hat, wohl wissend, dass ich derjenige hätte sein können.

Ich werde nicht zulassen, dass Peter mir so etwas noch einmal antut. Diesen Gefallen werde ich ihm nicht tun.

Ich werde mich vorbildlich benehmen und mir in Zukunft auch nicht mehr den geringsten Fehltritt leisten. Nichts und niemand wird mich jemals wieder vom Tennisspielen abhalten.

12

Der Sonnenstaat

Dezember 1989. Die Rivalität zwischen Martina Navratilova und Chris Evert hat ein Ende genommen. Chris Evert hat sich aus dem Profisport zurückgezogen. Sie hat im Jahr meiner Geburt Wimbledon gewonnen und wird immer mein großes Tennisvorbild bleiben.

Bill reist mit mir und drei seiner Spielerinnen, die die besten Resultate erzielt haben, für drei Wochen zu den Nationalen Meisterschaften nach Amerika.

Als das Flugzeug abhebt, kneife ich mich, um sicher zu gehen, dass ich nicht träume. Drei Wochen schulfrei. Ich werde Rebecca vermissen, aber ... Amerika, man stelle sich das vor. Ich kralle die Finger in meinen Sitz und schenke Bill ein Lächeln.

Wir landen spät und übernachten im »Ramada International Miami Airport Hotel«. Die Hitze auf dem Flughafen von Miami springt einen förmlich an – es ist, als würde man eine Sauna betreten.

Bill lässt uns nicht einmal an unserem ersten Morgen ausschlafen. Er will, dass wir um 8:00 Uhr aufstehen, um auf dem Hotelgelände ein paar Runden zu joggen. Hinterher gibt es ein kurzes Frühstück, und dann geht es auch schon zum Training auf den Platz.

»Bill, was trinkst du da?«, frage ich, als er sich zum

Frühstück ein widerlich aussehendes, dickflüssiges orangefarbenes Zeug eingießt.

»V8-Saft – Saft von acht verschiedenen Gemüsesorten. Köstlich. Möchtest du probieren?«

»Iiih, nein danke.« Im Urlaub lernt man Menschen und ihre Gewohnheiten am besten kennen.

Nach dem Frühstück fahren wir zum »Miami Shores Country Club« am Sanssouci Boulevard. Wir müssen für unser erstes Turnier trainieren. Die Hitze ist unerträglich – 32 Grad. Die Sonne brennt sengend auf die Plätze herab, und schon bald kommt es mir vor, als würde ich gebraten. Wir machen zu Beginn grässliche Bein- und Tempoarbeit auf dem Platz und fangen dann an, ein paar Bälle zu schlagen. Nach jedem einzigen Wechsel lechze ich förmlich nach Wasser – ich fühle mich völlig ausgetrocknet. Der Griff meines Schlägers fühlt sich an wie ein nasser Schwamm. Meine Kleidung ist schon nach wenigen Minuten schweißgetränkt. Ich krame in meiner Tennistasche nach meinem Rock, aber die Tasche ist leer. Ich habe vergessen, den Tennisrock einzupacken. Mist.

Ich fühle, wie mir der Schweiß die Beine herabläuft. Bill sagt, ich solle mich umziehen. »Du musst ja bald gar sein, Mädchen«, ruft er zu mir rüber.

»Nein, alles bestens«, lüge ich. Es ist unser erster Tag, und ich möchte nicht gleich am Anfang desorganisiert wirken.

Am Ende des Tages ist mein Gesicht krebsrot, und mein Jogginganzug klebt an meinem Körper wie ein Taucheranzug. Ich träume nur noch vom Sprung in eine Wanne voller Eis.

»Meine Güte, du hast heute aber etwas viel Sonne abbekommen, Liebes«, bemerkt eine Dame, als ich im

Clubhaus an ihr vorbeigehe. »Hast du Fieber?« Ich tue so, als hätte ich sie nicht gehört. Ich gehe zu Bill rüber, der an der Bar ein Glas Wasser trinkt. »Ich komme mit dieser Hitze nicht zurecht. Es ist viel zu heiß. Ich werde niemals ein ganzes Match durchstehen.«

»Du wirst dich daran gewöhnen«, antwortet er lächelnd. »Denk aber nächstes Mal daran, deinen Rock einzupacken«, lacht er. Er kennt mich zu gut. »Was für ein Sonnenschutzmittel benutzt du eigentlich? Du solltest dir unbedingt eins mit höherem Lichtschutzfaktor besorgen.«

Unser erstes Turnier, das Montanas Tournament – die Hitze macht mir immer noch sehr zu schaffen, aber ich spiele gut und erreiche das Halbfinale. Ich unterliege gegen eine Argentinierin. Die anderen schlagen sich ebenfalls gut, und eine erreicht sogar das Finale der unter 18-Jährigen. Ihr Erfolg motiviert mich. Ich möchte es so gut machen wie sie ... nein, besser.

In der zweiten Woche wohnen wir im »Miami Marriot Hotel«. Das ist ein riesiges Hotel mit großem Hallen- und Freibad, Fitnessraum und zehn Tennisplätzen.

Das Frühstücksbüffet ist vom Feinsten. Ein langer Tisch ist im Speisesaal aufgebaut, und darauf türmen sich Rühreier, Spiegeleier und pochierte Eier, knuspriger Speck, Champignons, Tomaten, Würstchen, Waffeln, Toast, Törtchen, Obstsalat, verschiedene Joghurts und Frühstückszerealien. Wir tragen Bananen, Joghurts und sonst noch alles Mögliche im Ärmel versteckt aus dem Saal.

Unser zweites Turnier ist das »Miami Shores Junior International Classic Tournament«. Es nehmen Spieler aus Trinidad, Südafrika, Zimbabwe, den USA und England teil. Die Plätze sind hart und schnell – meine Lieblingsoberfläche. Ich habe zwei leichte Vorrunden. Das

Halbfinale ist ein hartes Match in drei Sätzen. Ich schaffe es ins Finale. Ich spiele gegen eine in Florida lebende Engländerin. Ich habe noch nie gegen sie gespielt, und sie ist eine Nationalspielerin. Bill glaubt so fest an mich, dass er meint, ich könne gewinnen. Wenn ich gegen Martina Navratilova oder Steffi Graf hätte antreten müssen, hätte er das immer noch behauptet. Ich liebe seinen Optimismus. Ich möchte ebenso sehr für ihn wie für mich selbst gut spielen. Ich möchte mich auf meine Weise bei ihm bedanken.

Beim Finale sind zahlreiche Zuschauer anwesend. Die Stimmung ist gespannt. Meine Gegnerin schreit jedes Mal, wenn sie einen schlechten Ball schlägt. Sie hat zusammengekniffene Augen und einen missmutigen Zug um den Mund. Sie sieht aus wie eine grimmige Bulldogge. Ich muss sie einfach schlagen.

»Ich spiele ja sooo schlecht«, schimpft sie.

Sie ist die schlechteste Verliererin, gegen die ich je gespielt habe, und ich kann sie nicht leiden.

Ich gewinne: 7:5, 7:5. Bill rudert mit den Armen und formt begeistert die Worte »Gut gemacht«. Ich bekomme einen Pokal und eine Holzuhr mit einem Tennisspieler drauf.

»Lächle, nicht nach unten sehen ... okay, noch eins, sieh hierher«, weist Bill mich an, rennt über den Platz und knipst mich wie ein verrückt gewordener Japaner. Ich blicke auf und strahle über das ganze Gesicht.

An diesem Abend gehen wir alle aus, um zu feiern.

»Es hat noch nie ein britischer Spieler dieses Turnier gewonnen, nicht einmal das Mädchen, das jetzt in Wimbledon spielt. Du musst furchtbar stolz auf dich sein«, sagt Bill triumphierend zwischen zwei Bissen Pizza.

Noch ein Turnier – das »Orange Bowl« in David Park, Hollywood, einem Vorort von Miami. Das ist ein großes, prestigeträchtiges Event. Ich nehme an der Qualifikationsziehung teil und hoffe, mir einen Platz in der Hauptziehung zu sichern.

Ich wohne bei einer ortsansässigen amerikanischen Familie in einem palastartigen Haus. Sie haben einen riesigen Kühlschrank voller Eiscreme jeder Geschmacksrichtung, von der ich häufig nasche. Die Jungs treffen es nicht halb so gut wie ich und beklagen sich bei Bill, jedes Mal, wenn ich am Tor abgesetzt werde und die Wachleute passiere.

Mein Qualifikationsmatch ist eine Enttäuschung. Ich verliere 6:4, 6:4 gegen eine Venezolanerin. Ich habe schlecht gespielt. Ich muss professioneller werden und darf mich von pompösem Drumherum nicht so beeindrucken lassen. Ich habe noch so viel zu lernen.

Die letzten fünf Tage liegen wir faul am Strand, trainieren und gehen shoppen. Wir sehen uns auf einem Turnier ein Match von Jennifer Capriati an. Ich würde unheimlich gerne hierher zurückkommen, weitere Turniere hier austragen, meinen Titel beim »Miami Shores« verteidigen und mich für das »Orange Bowl« qualifizieren. Ich käme liebend gern wieder nach Amerika.

»Es gibt keinen Grund, weshalb du nicht zurückkommen solltest«, sagt Bill. »Amerika läuft ja nicht weg. Es hängt allein von dir ab und davon, wie ernst es dir mit deinem Wunsch ist.«

13

Die rote Nelke

Es ist April. Ich bin sechzehn Jahre alt. Ich bin im Halbfinale der unter 16-Jährigen bei den »Prudential Junior Hard Court Championships of Great Britain 1990«, organisiert vom Tennisverband auf den roten Sandplätzen des »West Hants Lawn Tennis Club« in Bournemouth.

Ich bin auf Platz 1 der Regionalliste Süd der 16- bis 18-Jährigen. Wenn ich heute gewinne, komme ich unter die Top Acht des Landes. Für mich steht viel auf dem Spiel.

Dad hat gestern gesehen, wie ich die Ranglisten-Siebte geschlagen habe. Als ich zu ihm hinsah, hatte er die Hände verschränkt und den Kopf gesenkt.

»Dad, hast du für mich gebetet?! Hast du überhaupt etwas von dem Match mitbekommen? Du hattest die ganze Zeit den Kopf gesenkt!«, fragte ich ihn nach dem Match. Er lächelte nur wortlos. Er hatte ein paar graue Haare mehr. Ich glaube, Dad sieht mir nicht gerne beim Spielen zu, weil es ihn zu sehr aufregt. »Na ja, jedenfalls scheint es gewirkt zu haben. Bete weiter.« Dad war mein Glücksbringer.

»Bill, hallo«, sage ich, als ich die Tür aufmache.

»Wie fühlst du dich? Nervös?«

»Sehr.«

»Das brauchst du nicht. Ich glaube, du hast eine echte Chance zu gewinnen.« Er reicht mir einen Umschlag. Im Inneren steckt eine rote Nelke. »Die soll dir Glück bringen. Wir treffen uns eine halbe Stunde vor dem großen Match, um noch etwas zu trainieren, okay?«

Nachdem Bill wieder gegangen ist, setze ich mich auf die Treppe und lese seinen Brief.

Liebe Alice,

Herzlichen Glückwunsch! Was für eine Leistung. So viele Menschen träumen davon, überhaupt bei den nationalen Meisterschaften spielen zu dürfen, und du hast es sogar bis ins Halbfinale geschafft. Du bist ganz zweifellos eine der besten Nachwuchsspielerinnen in Großbritannien, eine Tatsache, die niemand leugnen kann. Du bist durch harte Arbeit, Talent, Courage und Vernunft so weit gekommen, und Hampshire, ja der ganze Tennissport kann stolz auf dich sein.
Du brauchst nichts mehr zu beweisen. Es ist offensichtlich, dass du eine herausragende Wettkampfteilnehmerin und Spielerin bist, und nun bietet sich dir die Gelegenheit, dich selbst auf die Probe zu stellen und zu sehen, wie weit du kommen kannst. Gib alles und gestatte von jetzt an deinem Naturtalent, dich in neue aufregende Regionen zu tragen.
Du hast schon viele Menschen im Tennis überrascht; jetzt spiel, wie du noch nie gespielt hast, und übertriff dich selbst.
Du kannst es; hab Spaß und spiel mit dem Ball, wie nur du es kannst.
Alles Liebe und Gute,
Bill

Nachdem ich den Brief gelesen habe, wird mir erst richtig bewusst, dass sich die ganze Anstrengung, das Training und die endlose Fahrerei bezahlt gemacht haben. Ich befinde mich in einer großartigen, aufregenden Position und habe gute Chancen, noch weiter zu kommen.

Heute spiele ich gegen ein Mädchen aus South Wales, das ebenfalls nicht auf der nationalen Rangliste steht. In diesem Turnier sind bisher alle Ranglistenspieler/innen ausgeschieden.

Ich weiß, dass ich gewinnen kann. Auf dem Papier ist sie die Favoritin, aber ich lasse mich längst nicht mehr so stark von anderen Spielern beeindrucken. Ich fühle mich jetzt sicherer, und meine Chancen, gut abzuschneiden, stehen ebenso gut wie bei ihnen. Es hängt so vieles davon ab, wer an welchem Tag besonders gut in Form ist. Inzwischen ist mir alles vertraut – das ganze Drumherum, das Schiedsrichteramt, die Gesichter. Ich habe immer noch Lampenfieber, aber ich weiß, dass die Nervosität schlagartig von mir abfallen wird, wenn ich erst auf dem Platz stehe und das Match beginnt. Es macht mir einen Riesenspaß, auch wenn Mum immer sagt, ich würde auf dem Platz ein gequältes Gesicht machen, so als empfände ich meine Teilnahme als Strafe. Aber das liegt nur daran, dass ich mich so sehr konzentrieren muss. Wir machen alle ein verbissenes Gesicht.

Wenn ich gewinne, kommt mein Bild in die Zeitung, und ich spiele im Finale, bei dem die Spielerinnen vor dem Match Blumen überreicht bekommen wie in Wimbledon. Ich will unbedingt gewinnen, weil ich es ihnen als Außenseiterin zeigen will.

Bill zwinkert mir zu und sagt »Viel Glück, wir drücken dir alle die Daumen«, als ich auf den Platz gehe. Ich habe die rote Nelke bei mir, in einer Seitentasche meiner Schlägertasche.

Peter ist unter den zahlreichen Zuschauern. Connie und Charlotte, Dad, Bill, Mum, die sich einen großen Wodka-Tonic genehmigt hat, die County-Veranstalterin mit dem abstehenden roten Haar und den blitzenden Augen – sie hat mir vorhin erst gesagt, wie traumhaft es wäre, wenn Hampshire gewänne.

Meine Gegnerin hat langes blondes Haar, strahlendweiße Zähne und pinkfarbenen Lippenstift aufgetragen. Sie grunzt jedes Mal, wenn sie einen Ball schlägt. Das passt irgendwie nicht zu ihrem hübschen Äußeren. Und sie ist ein *»hacker«*, ein *»moonballer«* – jemand, der ärgerlicherweise jeden Ball kriegt.

Wir haben einen offiziellen Schiedsrichter, der eine Münze wirft, um zu ermitteln, wer auswählen darf, ob er zuerst aufschlagen oder den Aufschlag der anderen überlassen möchte.

Das Match ist hart, die Ballwechsel lang. Wir sind beide sehr angespannt. Im ersten Satz, den ich haushoch verliere, entspanne ich mich keine Sekunde. Ich sehe überall sorgenvolle Gesichter. Dad kann nicht mehr hinsehen. Manchmal hasse ich es, wenn jemand zusieht, vor allem Mum. Ich weiß, dass sie denkt, ich würde schlecht spielen. Ich probiere alles, aber irgendwie scheitern meine sämtlichen Versuche.

Im zweiten Satz bin ich schon viel besser. Ich bin lockerer. Ich liege mit 4:0 vorn.

Gleichstand, 4:4. Was ist passiert? Das Match gleitet mir durch die Finger. Sie kriegt aber auch wirklich jeden verdammten Ball. 5:4 für sie.

»Komm schon«, sehe ich Bill stumm mit den Lippen formen, als wir die Seiten wechseln. Ich darf nicht verlieren; dieses Mädchen ist nicht besser als ich. Jede von uns hätte einen Satz gewinnen müssen.

Im letzten Spiel sind wir beide gut, aber sie gewinnt.

Sie hat verdient gewonnen; sie war an diesem Tag besser als ich. Ich bin tief enttäuscht. Ich wollte gewinnen – vielleicht zu sehr.

»Pech, Liebes. Es war ein gutes Match, also kein Grund, dich zu schämen«, versucht Mum mich zu trösten, obwohl ich ihr die eigene Enttäuschung ansehen kann. Mum ist ebenso ehrgeizig wie ich. »Das macht doch nichts«, fährt sie fort, wohl wissend, dass die Heimfahrt grässlich sein wird. Sie hat mir schon öfter gesagt, dass sie sich vorkommt, als würde sie im Auto neben einer Gewitterwolke sitzen,wenn ich verloren habe.

»Es ist doch nur ein Spiel«, grummelt Dad, der nicht weiß, wie er mich trösten soll. Er wünscht, er hätte geschwiegen, als er mein entsetztes Gesicht sieht. Ich gehe schweigend an ihnen vorbei.

»Wie kann er nur sagen »Es ist doch nur ein Spiel?« Es ist das Ende der Welt. Sie wissen gar nichts. Mir ist nicht danach, mit irgendjemandem zu sprechen, weder mit Bill noch mit Mum oder Dad. Ich will allein sein.

14

Die Meisterschaften von Wimbledon

April 1990. Eine Woche nach Bournemouth nehme ich am nationalen Turnier der unter 18-Jährigen in Wimbledon teil. Die meisten Spieler aus Bournemouth sind auch hier dabei, zusammen mit den älteren Spielerinnen. Wir spielen unsere Matches nicht auf den geheiligten Grasplätzen, sondern auf Sandplätzen auf der Rückseite der Anlage.

Heute ist der dritte Turniertag. Ich habe mein erstes Match gewonnen. Eins, was dieses Turnier mit dem Wimbledon-Turnier gemeinsam hat, ist der Regen. Es regnet seit drei Tagen in Folge, und allen hängt das trostlose Herumsitzen zum Hals raus. Die Turnier-Veranstalter raufen sich die Haare.

Connie und ich spielen zusammen mit ein paar Freunden im Clubhaus Karten, umgeben von Ruhm in Form gerahmter Fotografien berühmter Spieler – Conners, McEnroe, Borg, Chris Evert, Steffi, Martina, Agassi, Becker. Es ist ehrfurchtgebietend; vielleicht hat ja sogar einer von ihnen eben dort gesessen, wo ich jetzt sitze.

Trotz des anhaltenden Regens hat sich die Teilnahme gelohnt. Das ist eins der wichtigsten Turniere für Nationalspieler. Die Gewinner erlangen großes Prestige, und die Presse berichtet über sie. Es ist ein Schritt weiter auf dem Weg zum »richtigen« Wimbledon-Turnier. Ich sauge die Atmosphäre in mich auf, schaue mir den geheiligten Centre-Court an. Ich sehne mich danach, wiederzukommen, allerdings als *die* Alice.

Ich gehe durch das Eingangstor des »All England Club«. Blitzlichter flammen auf, Menschen drängen sich vor dem Tor und hoffen, einen Blick auf mich zu erhaschen, und am Abend fahren sie heim und sagen »Ich habe sie gesehen, ich habe Alice Peterson gesehen!« Als ich den Centre-Court betrete, lasse ich mich vom donnernden Applaus einhüllen. Tausende von Menschen haben bezahlt, um mich spielen zu sehen. Der Balljunge reicht mir nervös mein grün-rotes Handtuch zusammen mit einem Glas Robinson's Lemon Barley Water. Nach dem Match verlasse ich im Triumph den Platz, und kreischende Fans und Autogrammjäger recken mir Stifte und Programmhefte entgegen. Ich nehme an den Wimbledon Highlights teil. Am nächsten Morgen prangt mein Foto auf der Titelseite sämtlicher Zeitungen. Selbstverständlich ist es ein schmeichelhaftes Foto, mit der Überschrift *»Alice in Winnerland«*. Ich gewinne das Finale und steige die Tribüne hinauf zu meinem umwerfend attraktiven Mann, der mich nach Kräften unterstützt und mich jetzt mit einem langen Kuss belohnt. Ich gehe zurück auf den Platz, um meinen Teller und einen fetten Scheck entgegenzunehmen. Ich mache einen Knicks vor der Herzogin von Kent, die mir herzlich die Hand schüttelt mit den Worten »Ich freue mich ja so, dass Sie den Sieg errungen haben«. Nach einer erfrischenden Dusche in der berühmten Umkleide werde ich von einem Chauffeur zu meiner Luxuswohnung in Chelsea chauffiert, wo der Teller zu den zahlreichen anderen Trophäen in die Vitrine wandert. Am Abend gibt es eine Party für die Spieler. Ich sehe einfach umwerfend aus in meinem Glitzerkleid.

Ich werde von meinem wundervollen Ehemann mit Erdbeeren und Sahne verwöhnt und tanze mit dem Sieger des Herren-Finales, Andre Agassi ...

Plumps. Zurück in die Wirklichkeit.

Ich habe die zweite Runde an Shirlie-Ann Siddal verloren, die ich für eine der talentiertesten Spielerinnen unserer Altersgruppe halte. Es würde mich nicht wundern, wenn sie das Turnier gewänne und eines Tages tatsächlich am richtigen Wimbledon-Turnier teilnähme.

Nun, ich für meinen Teil werde bis auf weiteres träumen. Vielleicht das nächste Mal ...

15

Das College

September 1990. Ich besuche das Peter-Symonds-College und studiere Englisch, Spanisch und Französisch.

Ich liebe die Freiheit. Ich genieße es, mich mit Jungen zu treffen und auf Partys und Bälle zu gehen. Ich werde in die Kunst des Fotografierens eingewiesen, höre Vorlesungen in Dramaturgie und tue Dinge, die ich noch nie getan habe.

Und ich habe mich verliebt. Sein Name ist Seb. Wir haben uns in der Französisch-Vorlesung kennen gelernt. Er saß neben mir und sagte: »Du bist die Tennisspielerin, stimmt's?« Mehr brauchte er gar nicht zu sagen. Ich war mir sofort sicher. Er ist toll – groß, breitschultrig, blond – mit unschuldigen blauen Augen.

Über Seb habe ich ein Mädchen namens Sophie kennen gelernt. Anfangs habe ich ihn damit aufgezogen, dass er auf sie stehen müsse, weil sie doch so hübsch wäre. Wir drei gehen regelmäßig mit unserer Clique aus, verbringen Abende in verräucherten Pubs und Karaoke-Bars. Wir spielen zusammen Tennis. Wir werden zu Seelenverwandten. Im Sommer liegen wir faul auf dem College-Campus und unterhalten uns über Kommilitonen und die Dinge, die wir tun wollen, wenn wir älter sind. Sophie studiert Psychologie und liebt es, Menschen zu analysieren. Wenn sie ernster Stimmung ist, spielt sie mit ihrem langen dunkelbraunen Haar, beißt sich auf die Unterlippe und zieht die Nase kraus wie ein Kaninchen. Ihre Wahrnehmung ist geradezu erschreckend – ich habe das Gefühl, dass sie mich bereits jetzt richtig versteht.

Anfang des Sommers fahre ich mit Sophie, Seb und noch einigen anderen nach Frankreich in Urlaub. Ich möchte die Ferien mit ein paar Tennisturnieren in Frankreich verbinden, um mich fit zu halten für die »Nationals« im August.

Gegen Ende unserer Ferien wird mir bewusst, dass ich am liebsten gar nicht mehr fort möchte. Ich liebe es, Berge von Baguette und Schokolade in mich hineinzustopfen, spät abends noch im Meer zu schwimmen, lange aufzubleiben und am Lagerfeuer zu plaudern und natürlich, mit Seb zusammenzusein.

Zum ersten Mal denke ich mehr an einen anderen Menschen als ans Tennisspielen.

16

Amerika!

September 1991: Steffi Graf und Michael Stich haben in diesem Jahr Wimbledon gewonnen. Warum sind die Deutschen nur so gute Tennisspieler? Wir brauchen einen englischen Champion.

Ich warte auf eine Frau, die heute vorbeikommen will, um sich mit mir über ein Tennis-Stipendium in Amerika zu unterhalten. Sie ist Agentin des Programms *»Prospects of America«*. Sie hat in der vergangenen Woche schon einmal angerufen und wollte wissen, ob ich je die Möglichkeit eines Tennis-Stipendiums in den USA in Erwägung gezogen hätte.

Amerika! Ich könnte reisen, von zuhause weg sein, unabhängig sein. Ich würde neue Leute kennen lernen und vielleicht sogar den Mann meiner Träume. Ich könnte den Sport weiter betreiben und gleichzeitig studieren. Charlotte ist bereits in den USA und sagt, das Training wäre super – ihr Trainer spornt sie an und ist gelassen, verlangt aber auch volle Leistung. Und sie hat sich verliebt. Ich will auch hin.

Ein Wagen kommt die Zufahrt heraufgefahren. »Das muss jemand sein, der zu dir will, oder?«, bemerkt Tom schnippisch und stampft gereizt die Treppe hinauf.

»Was ist denn mit ihm? Er sollte sich für mich freuen. Ich würde mich auch freuen, wenn es andersherum wäre ...«, schimpfe ich, aber Mum fällt mir ins Wort. »Lass gut sein Alice, du weißt doch, wie er ist«, sagt sie scharf. »Er kriegt sich schon wieder ein.« Tom schlägt mit einem lauten Knall seine Zimmertür hinter sich zu, und gleich darauf ertönt dröhnende Musik.

Regen trommelt gegen die Tür. Mum lässt die blonde Frau herein, die ihre Schuhe auf der Fußmatte abtritt und ihren Regenschirm ausschüttelt.

»Sie Arme«, ruft Mum. »Sie sind ja klitschnass. Kommen Sie doch herein. Lassen Sie mich Ihren Mantel nehmen.«

Ich bin gespannt, was sie erzählen wird, und werde langsam nervös.

»Ein guter Grund, um nach Amerika zu gehen, ist der, unserem scheußlichen Wetter hier zu entfliehen«, sagt die Besucherin lachend und setzt sich.

»Ich weiß, es ist grässlich«, stimme ich ihr zu. Mum kommt mit dem Kaffee herein.

»Okay, Alice, ich kann dir folgendermaßen helfen. Wenn du beschließt, nach Amerika zu gehen, wird es für dich leichter, wenn du die Organisation mir überlässt. Ich werde ein Profil von dir erstellen. Trainer haben gerne einen kurzen Lebenslauf mit Foto und ein paar Einzelheiten zum bisherigen privaten und sportlichen Werdegang. Sie werden deine Stärken und Schwächen im Tennis sowie deinen Platz auf irgendwelchen Ranglisten wissen wollen. Wenn diese Bewerbungsunterlagen fertig sind, werde ich sie weiterleiten. Dann warten wir ab, was passiert. So einfach ist das.«

»Und Ihr Honorar?«, fragt Mum. Ich glaube, sie traut der Agentin schon, aber die praktischen Aspekte, die ich gerne vergesse, müssen nun einmal angesprochen werden.

»Ja, um die 300 Pfund. Das mag viel erscheinen, aber ich habe in der Vergangenheit schon großartige Resultate erzielt. Alle jungen Sportler, die ich bisher vertreten habe, waren rundum zufrieden mit der ganzen Prozedur. Wenn Sie sich uns anvertrauen, ist aufgrund unserer Kontakte die Wahrscheinlichkeit größer, dass Alice an dem College ihrer Wahl angenommen wird. Was meinst du, Alice, wärst du interessiert?«

»Ja, auf jeden Fall«, antworte ich impulsiv.

»Das wäre eine großartige Chance. Ich fühle mich allerdings nicht ganz wohl dabei, sie ziehen zu lassen«, gesteht Mum. »Vielleicht kommt sie nicht mehr zurück.«

Die Agentin lacht leise. »Das sagen alle Eltern, aber das ist nun einmal der beste Weg, ein akademisches Studium mit ernsthaftem Wettkampftennis zu verbinden. Wir können im Übrigen sofort anfangen.« Sie nimmt einige Formulare aus ihrer ledernen Aktentasche. Ihr dickes goldenes Armband gleitet an ihrem Handgelenk auf und ab. Es ist aus derselben Kollektion wie ihre Halskette und ihr goldener Gürtel.

»Wann bist du geboren?«, fragt sie. Mum verlässt leise das Zimmer. Ich vermute, dass sie nach oben zu Tom geht.

»25.01.74.«

Wir gehen alle Grundfragen und meinen schulischen Werdegang durch. Das Tennis kommt erst ganz zuletzt.

»Welchen Standard hast du?«

»Ich bin Nationalspielerin.«

»Hervorragend. Und dein Rang auf County-Ebene?«

»Platz 1.«

»Auf nationaler Ebene?«

»Beim letzten Turnier in Eastbourne wurde ich auf Rang 8 geführt.«

Sie schreibt alles auf. »Deine Ranglistenplätze sind großartig. Wenn diese Informationen erst weitergeleitet sind, rechne ich damit, dass verschiedene Trainer dich entweder anrufen oder dir schreiben werden. Und jetzt zum nächsten Punkt. Bist du über die SAT-Prüfung informiert?«

»Ein wenig.« Ich weiß nicht das Geringste darüber, will aber nicht dastehen wie ein Dummkopf.

»SAT steht für ›Scholastic Assessment Test‹ (Aufnahmeprüfung für eine Hochschule; Anmerkung des Übersetzers). Du musst an einer dreistündigen Prüfung teilnehmen. Bei den meisten Fragen musst du eine oder mehrere richtige Antworten unter einer vorgegebenen Auswahl ankreuzen.« Sie gibt mir einige alte Prüfungsunterlagen. »Der Test unterscheidet sich doch ziemlich von Prüfungen hier bei uns. Die Fragen beziehen sich ausschließlich auf die Fächer Mathematik und Englisch und sind dazu bestimmt, die Grundfähigkeiten zu logischem Denken auf verbaler und mathematischer Ebene zu testen.« Sie klingt wie ein Lehrbuch. »Du wirst im Dezember oder Januar geprüft. Keine Angst, du hast reichlich Zeit, dich darauf vorzubereiten. Hier noch einiges Informationsmaterial über die verschiedenen Colleges. Ach ja, noch eins. Hast du ein Foto von dir in Aktion, vorzugsweise auf dem Tennisplatz?«

Ich laufe nach oben in mein Zimmer, wobei ich unterwegs stolpere und beinahe stürze, und blättere dann hastig in meinem Album. Tom kommt herein und entschuldigt sich bei mir. »Das gefällt mir besonders gut«, meint er und zeigt mit einem pummeligen Finger auf ein Foto von mir bei einem Match in Spanien. »Ich habe mit Mum gesprochen«, sagt Tom. »Ich freue mich für dich, dass du eine solche Chance bekommst. Du bist meine Schwester. Ich möchte, dass du glücklich bist.«

»Schon gut«, antworte ich eilig, zu aufgeregt, um näher darauf einzugehen. Ich nehme das Foto heraus und laufe zurück nach unten.

»Perfekt«, sagt die Agentin, als ich ihr das Foto reiche. »Deine Bewerbung wird Eindruck machen, und ich bin zuversichtlich, dass wir ein hervorragendes College für dich finden werden.«

Wir begleiten sie zur Tür. Als sie außer Sichtweite ist, drehe ich mich um und umarme Mum. »Das ist toll. Ich kann gar nicht glauben, dass ich vielleicht nach Amerika gehe. Aber ich bin ganz sicher, dass ich es will.«

Ich sitze beim Telefon und warte auf einen Anruf.

»Es ist noch viel zu früh«, lacht Mum. Da läutet das Telefon.

»Hallo, könnte ich bitte mit Miss Alice Peterson sprechen?«

»Am Apparat«, antworte ich mit unnatürlich hoher Stimme. Immer ruhig und cool bleiben, ermahne ich mich und lasse das Gummiband an meinem Handgelenk flitschen.

»Dann guten Tag, Alice. Hier spricht Stuart Martin. Ich bin Tennistrainer in Ohio. Sicher weißt du, warum ich anrufe. Ich habe deine Bewerbung gelesen. Wir waren hier sehr angetan von deinem Werdegang. Wir denken, du wärst ein Gewinn für unser Team. Hast du schon andere Angebote vorliegen?«

»Nein, das ist der erste Anruf.« Mist, warum habe ich das gesagt? Ich hätte ihnen weismachen sollen, man würde sich drüben um mich reißen.

»Das freut mich. Wir sind eins der besten Colleges in den Staaten. Du brauchst dich gar nicht weiter umzusehen.«

Ich winde mich auf meinem Stuhl, obgleich ich das Telefonat an sich genieße.

Er beschreibt mir die Hochschule, die Landschaft, die Tennisturniere, an denen sie teilnehmen. »Denk über mein Angebot nach, Alice. Wir melden uns wieder.« Ich lege auf.

Das Telefon läutet wieder.

»Hallo, hier spricht Trainerin Peterson aus Louisiana. Scheint ja, als hätten wir schon eins gemeinsam! Alice, ich würde mich gerne mit dir über unser College unterhalten ...«

Ich komme gerade noch dazu, mir ein Brot zu schmieren, als das Telefon wieder klingelt. Mayonnaise läuft mir über das Kinn, und meine Hände sind so fettig, dass mir der Hörer aus der Hand fällt.

»Ich rufe aus Virginia an, Alice. Alice, bist du noch dran?« Hastig halte ich den Hörer wieder ans Ohr.

In dieser Woche bekomme ich immer mehr Angebote, eins drängender als das andere.

»Unsere Gegend übertrifft alles andere um Längen. Du wärst verrückt, dir eine solche Gelegenheit entgehen zu lassen!«, meint Al aus Denver.

»Du musst wirklich gut Tennis spielen und einen verdammt harten Schlag haben. Deine Bewerbung hat mir gefallen. Ich hoffe sehr, du ziehst in Betracht, im Herbst zu uns zu kommen ...«, sagt Walt Wiseman aus Tennessee.

»Unser Team ist das beste in den Staaten. Wir haben den besten Ruf«, behauptet ein anderer.

»Unser College und die Sportanlagen sind auf dem neuesten Stand.«

»Wir sind die Besten, und wir wollen dich haben. Entscheide dich für uns, Alice.«

Mein Kopf schwillt zur Größe eines großen Beach-Balls an. Sie wollen mich alle haben. Ich bin völlig begeistert.

Die Trainerin aus Louisiana, Coach Peterson, ist mir sympathisch. Sie hat von ihrem College erzählt und von ihren Trainingsmethoden. Sie verlangt zwar offenbar viel, aber ohne tyrannisch zu sein. Louisiana liegt ganz zweifellos vorn.

Meine Agentin ruft an und teilt mir mit, dass meine SAT-Prüfung am 25. Januar stattfinden wird.

»Das ist mein Geburtstag«, sage ich. »Das ist aber wirklich ärgerlich. Lässt sich das nicht verschieben?«

»Alice, wirklich, es geht um deine Aufnahmeprüfung. Übrigens würde ich gerne ein Video von dir drehen. Ich möchte dich beim Tennisspielen filmen und ein Gespräch mit dir aufzeichnen, damit man sich drüben ein Bild von deiner Persönlichkeit machen kann. Wir werden es als Erstes nach Louisiana schicken.«

Bill ist im Club und stellt die Kamera ein.

»Ich bin nervös«, gestehe ich nach einigen Aufwärmübungen. »Okay, ich bin bereit, Bill.«

»Bürste dir das Haar. Du siehst aus, als wärst du gerade aus dem Bett gestiegen. Los, los, Alice, wir wollen doch was hermachen und sie beeindrucken.«

»Schon gut, schon gut!«, antworte ich und stecke mir das Haar zurück. Ich trage einen schwarzen Jogginganzug mit regenbogenfarbenem Logo und habe neue blonde Strähnchen im Haar. Ich finde, ich sehe ziemlich gut aus.

Erster Versuch:

»Hallo, heute schauen wir uns Alice Peterson beim Spiel an. Außerdem wird ein kurzes Interview Ihnen einen Eindruck davon vermitteln, was sie für ein Mensch ist.« Bill wendet sich jetzt mir zu. »Alice, welchen Standard hast du im Tennis erreicht?«

Ich erzähle ihm, dass ich mich zusammen mit den 14 besten Spielern des Landes für die »Dewhurst Cup Masters« der unter 18-Jährigen im »Queens Club« qualifiziert habe.

»Um dich zu qualifizieren, musst du überragende Ergebnisse gegen einige der besten Junioren erzielt haben. Du hast Shirlie-Ann Siddal in Wimbledon geschlagen, nicht wahr? Was für eine Leistung!«

Ich starre ihn an. Er weiß, dass ich gegen sie verloren habe. Was macht er denn da? Bill geht auf, dass er einen Fehler gemacht hat. »Lüge«, formt er mit den Lippen.

»Ich habe sie nicht geschlagen. Das geht nicht, Bill, hör auf. Schnitt.«

Bill hantiert mit der Kamera herum und drückt schließlich den Aus-Knopf.

Zweiter Versuch:

»Wie stellst du dir dein Weiterkommen in den nächsten zwei, drei Jahren vor?«, fragt Bill.

»Ich werde in die Staaten gehen. Ich glaube, dort hätte ich eine reelle Chance, es bis ganz oben zu schaffen, eine Chance, an die Spitze zu kommen und nach Wimbledon.«

»Bist du schon einmal in den Staaten gewesen?«

Wieder starre ich ihn irritiert an. »Ja, mit dir.« Uuups.

»Hervorragend, großartig. Aber du hast neben dem Sport noch andere Interessen. Du möchtest auch studieren?«

»Ja, ich möchte gerne Psychologie studieren und meine Sprachkenntnisse weiter ausbauen. Und ich liebe Kunst.« Ich komme mir vor wie bei einer Miss-Wahl mit einer Miss-Winchester-Schärpe um die Brust, in einem Badeanzug und einer Krone auf dem Kopf.

Zeit zu spielen. Ich gehe rüber auf die andere Platzseite. Der erste Ball landet im Netz.

»Schneide das bitte raus«, sage ich lachend.

25. Januar, mein 18. Geburtstag. Dad bringt mich nach London zu meiner SAT-Prüfung. Ich gehe den bevölkerten Flur entlang, wo die Leute wie Sardinen an die Wän-

de gedrückt werden. Wir werden in Gruppen eingeteilt und in den Raum gebracht, in dem wir uns drei Stunden lang unseren Prüfungsfragen widmen. Die Prüfung ist in sechs halbstündige Abschnitte gegliedert. In Mathematik werden Bruchrechnen, Dezimalrechnungen, Quotienten, Potenzen und Wurzeln, Geometrie und Gleichungen behandelt. In Englisch müssen wir fehlerhafte Sätze verbessern, Fragen beantworten, die sich auf das Verständnis einzelner Begriffe beziehen, Synonyme eines unterstrichenen Wortes finden und Antonyme aufzählen. Das mag einfach klingen, aber man muss sehr schnell arbeiten, und da schleichen sich leicht Flüchtigkeitsfehler ein. Die maximale Punktzahl ist 1.600. Um nach Louisiana zu gehen, muss ich 1.000 Punkte erreichen. Wenn meine Punktzahl nicht ausreicht, bekomme ich das Stipendium nicht. Ich muss alles in diese Prüfung stecken. Ich kann mir inzwischen schon gar nicht mehr vorstellen, nicht in die Staaten zu gehen. Ich muss den Test einfach bestehen.

Nach der Prüfung begebe ich mich auf direktem Wege zur U-Bahn-Haltestelle – ich treffe mich mit Helen in Covent Garden. Meine rechte Hand tut weh, und mein Kopf fühlt sich an, als wäre er mit Watte gefüllt. Helen, wo bist du? Gott sei Dank ist sie sehr groß, sodass ich sie in der Menge vor der Haltestelle sofort entdecke.

»Ich werde dein fröhliches Gesicht vermissen, wenn du nach Amerika gehst«, sagt Helen und nippt in einer Kneipe an ihrem Glas Wein. Mir tut immer noch die rechte Hand weh. Sie fühlt sich irgendwie komisch an. Das muss vom vielen Schreiben kommen. »Wie ist es gelaufen?«, fragt sie.

»Kann ich nicht sagen, sie haben einen so sonderbaren Wortschatz. Jedenfalls ist es vorbei. Wirst du mich vermissen?«

»Das weißt du doch. Wir bleiben auf jeden Fall in Verbindung. Man weiß ja nie ... Vielleicht lernst du einen gutaussehenden Amerikaner kennen und bleibst für den Rest deines Lebens dort.«

»Das hoffe ich«, entgegne ich verträumt.

»Mum hat Angst, dass du nicht mehr zurückkommst. Du wirst mir fehlen, immerhin bist du meine beste Freundin ... Es wird seltsam sein ohne dich.« Sie trinkt noch einen Schluck von ihrem Wein.

»Was macht eigentlich der neue Job?« Helen arbeitet für eine Design-Firma in London. Sie ist gelernte Graphik-Designerin.

»Ach, er gefällt mir ganz gut. Allerdings möchte ich eine Gehaltserhöhung! So, und jetzt bin ich die Quatscherei leid. Lass uns shoppen gehen.« Sie steht mit der Rechnung in der Hand auf und geht in ihrer Lederjacke, den Jeans und hochhackigen Stiefeln an die Bar. Meine Schwester ist ja so trendy.

Wir verlassen die Kneipe und gehen untergehakt in Richtung Markt.

Wir entdecken einen Hutstand und probieren so ziemlich jedes Modell an. Helen kauft eine schwarze russische Mütze und noch einen dunkelgrünen weichen Samthut für mich.

»Den muss ich dir einfach kaufen«, sagt sie und betrachtet mich zufrieden.

Als wir nach Winchester zurückfahren, türmen sich auf dem Rücksitz die Einkaufstüten. Meine rechte Hand tut immer noch weh. Ich vergesse den Schmerz aber bald und denke an meine Party zuhause an diesem Abend. Ich bin glücklich, weil ich das SAT-Examen hinter mir habe. Heute Abend möchte ich mich amüsieren.

Seb, Sophie und ihr Freund übernachten nach der Party bei mir. Wir machen es uns in meinem Zimmer gemütlich, so gut es geht.

Seb und ich können nicht schlafen. »Ich habe dir das hier gekauft.« Seb reicht mir einen kleinen Beutel. Im Inneren steckt ein silberner Ring. »Gefällt er dir? Ich habe nicht viel Erfahrung damit, Mädchen Geschenke zu kaufen.«

»Er ist toll ... Ich liebe dich«, sage ich leise.

»Du wirst mir fehlen. Wirst du wirklich nach Amerika gehen?«

»Die entsprechenden Prüfungsergebnisse vorausgesetzt, ja.« Ich lehne mich zurück und nehme seine Hand. »Ja, ich werde nach Amerika gehen.«

Das Leben ist wunderbar.

17

Es tut weh, Mum!

Februar 1992. Jim Courier hat Stefan Edberg bei den Australian Open geschlagen, und Monica Seles hat sich den Titel bei den Frauen geholt.

»Mum, mein Daumen tut weh.«

Sie sieht ihn sich an.

»Ich kann meinen Schläger nicht richtig halten.« Ich balle die Hand zur Faust und öffne sie wieder. Das Gefühl ist schwer zu beschreiben; es tut nicht wirklich weh, sondern der Daumen fühlt sich irgendwie schwach an. Ich fange an, ihn zu massieren.

»Er ist ein wenig gerötet, aber nicht geschwollen«, sagt Mum. »Was meinst du, was das sein könnte?«

Ich muss wieder an gestern denken, als Seb mich die Wand rauf und durch mein Schlafzimmerfenster gehoben hat, weil wir uns ausgesperrt hatten. Dabei habe ich mir die Hand angeschlagen. Das muss es sein. Ich lächle bei der Erinnerung daran, wie wir mit dem Kichern gar nicht mehr aufhören konnten, als ich auf seinen Schultern stand. Fast hätte er mich fallen lassen. »Ich weiß auch nicht. Ich gehe in den Club, schlage ein paar Bälle und werde ja sehen, ob ich spielen kann.«

»Okay. Aber wenn es zu wehtut, solltest du das Match abbrechen.«

»Ja, Mum«, antworte ich, in einem Tonfall, der besagt: Nerv mich nicht. Ich wünschte, ich hätte nichts gesagt.

Wir treffen am Club ein. Meine Partnerin für das Doppel ist schon da und freut sich auf das Match. Sie hat mich noch nicht gesehen, also gehe ich zur Rückseite des Clubhauses, um ein paar Bälle an die Wand zu schlagen.

Ich nehme den Schläger aus der Tasche. Ich kann ihn immer noch nicht richtig halten; ich werde nicht spielen können. Ich lehne mich an die Wand. Ich starre auf meine Hand und betaste sie. Das wird eine herbe Enttäuschung für sie, denke ich. Wir müssen das Finale gewinnen. Es geht um eine ordentliche Gewinnsumme!

Als ich zum Clubhaus zurückgehe, werden gerade über Lautsprecher unsere Namen ausgerufen. Ich erkläre meiner Spielpartnerin, dass mit meiner Hand etwas nicht stimmt. Sie ist nett, besorgt um mich – sie war mal Krankenschwester und schlägt vor, ich solle den bereitstehenden Notarzt bitten, einen Blick darauf zu werfen. Das erscheint mir nun doch übertrieben. Ich meine, das ist doch kein eigentlicher Notfall, oder? Aber Mum stimmt ihr zu.

Auf der Krankenstation geht es hektisch zu; Telefone läuten, es herrscht ein reges Kommen und Gehen, und draußen fahren Krankenwagen vor. Ich komme mir albern vor. Noch nie habe ich ein Match absagen müssen.

In der Luft liegt ein Hauch von Dringlichkeit, von Panik. Ich komme mir fehl am Platze vor mit meinem kleinen Daumen und schäme mich, solche Umstände zu machen wegen dieser Kleinigkeit. »Das ist doch unnötig«, stöhne ich. »Wozu das alles? Wir werden eine Ewigkeit warten müssen.«

Ich hasse Ärzte. Einmal, als ich bei meinem Hausarzt war und über heftige Kopfschmerzen klagte, sah er mich nur argwöhnisch an und fragte: »Und wann sind die

Kopfschmerzen aufgetreten? Als du das Geschirr spülen solltest?«

»Können wir nicht nachhause fahren? Der Daumen fühlt sich schon besser an.«

Mum ignoriert mich.

Ich werde aufgerufen. Jetzt gibt es kein Entrinnen mehr. Ich nehme in einem Behandlungszimmer Platz, und der Diskretion halber wird ein Vorhang um uns herum zugezogen.

Der Arzt kommt herein. »Was kann ich für Sie tun?«

»Ach, es ist nur mein Daumen. Ich kann nicht mehr zupacken«, entgegne ich eher beiläufig.

»Lassen Sie mich mal sehen. Vielleicht haben Sie ihn sich gestaucht.«

»Ja, das denke ich auch. Ich habe mir gestern die Hand angeschlagen. Ich bin sicher, dass es nichts Ernstes ist.«

Er legt einen straffen Verband an, den ich am liebsten gleich wieder abreißen möchte, weil er so unbequem ist. »Ich glaube nicht, dass Sie sich Sorgen machen müssen, aber Sie sollten das im Auge behalten. Wenn die Schmerzen nicht weggehen, kommen Sie wieder her. Gegen die akuten Beschwerden gebe ich Ihnen ein leichtes Schmerzmittel.«

Wir fahren nachhause. Meine Laune hebt sich, als ich es mir auf dem Sofa gemütlich mache und ein bisschen fernsehe.

Am nächsten Tag geht es meinem Daumen wieder gut, und die Schmerzen in der Hand sind verflogen. Ich fahre in den Club und spiele Tennis, als wäre nichts gewesen.

Zwei Wochen später, 7:00 Uhr. Ich laufe rüber in das Schlafzimmer meiner Eltern. Dad und Mum sind wach und trinken Tee.

»Was um alles in der Welt ist passiert?«, fragt Mum. »Alice, Liebes, was ist los? Warum bist du so früh auf?«

»Mein Handgelenk. Ich kann es nicht bewegen«, sage ich unter Tränen. Ich habe starke, stechende Schmerzen.

Mum macht ein besorgtes Gesicht, bleibt aber ruhig. »Schhhht, beruhige dich«, sagt sie sanft. »Geh und zieh dich an, wir fahren zum Arzt.«

Ich versuche mich anzuziehen, ohne das Handgelenk zu bewegen. Die geringste Bewegung tut höllisch weh.

Im Gesundheitszentrum komme ich ziemlich schnell an die Reihe. Ich erzähle dem Arzt, dass ich Tennis spiele, und frage, ob es vielleicht damit zu tun haben könnte. Er sagt, er sei nicht weiter besorgt, vermutlich handle es sich nur um eine verschleppte kleine Verletzung. Trotzdem möchte er mich zu einem Spezialisten ins Krankenhaus schicken, damit eine Röntgenaufnahme gemacht wird. Er ruft den Facharzt an und vereinbart für mich einen Termin. »Es müsste ziemlich schnell gehen. Wir schicken Ihnen eine Karte mit dem Termin.«

Am nächsten Tag sind die Schmerzen im Handgelenk verflogen. Offenbar habe ich aus einer Mücke einen Elefanten gemacht. Sicher hat jeder hin und wieder ein Wehwehchen, warum sollte es mir da anders gehen?

Coach Peterson ruft wieder an. »Hallo, wie geht es dir?«, fragt sie.

»Bestens«, antworte ich.

»Vielen Dank für das Videoband. Ich habe mit ein paar anderen Trainern über dich gesprochen und möchte dir bei entsprechenden Prüfungsergebnissen einen Platz bei uns anbieten. Ich hätte dich sehr gern in unserer Mannschaft.«

Nachdem das Gespräch beendet ist, rufe ich sofort Helen an.

»Das ist ja wunderbar! Gut gemacht. Ich wette, deine Eltern sind begeistert.«

»Das sind sie, das sind wir alle!«

»Ach ja, was macht übrigens deine Hand, wieder alles in Ordnung?«

»Ja, ja, alles klar. War wohl nur eine Zerrung oder so was.«

»Komisch ... Na ja, wenigstens ist es besser.«

Ich rufe Sophie und Seb an. Ich möchte die ganze Welt anrufen. Seb kommt mit dem Rad rüber, um mit mir Tennis zu spielen. Am Abend feiern wir und stibitzen von Dad eine Flasche Sekt.

März. Ich helfe Bill beim Training einer Gruppe Erwachsener im Club.

»Alice, könntest du einen Aufschlag vormachen?«, bittet Bill.

Ich führe ein paar Aufschläge vor. Meine Schulter schmerzt. Die ausholende Bewegung bei gestrecktem Arm tut ihr gar nicht gut.

»Alice? Alles in Ordnung mit dir? Ich habe dich ein paar Mal beim Aufschlag das Gesicht verziehen sehen.«

»Ich glaube, ich habe mir einen Muskel gezerrt, wenn ich auch nicht weiß, wie. Ich hatte in letzter Zeit immer mal wieder kleine Probleme. Aber sicher ist es nichts Schlimmes.«

Bill sieht sich meine Schulter an. »Du siehst müde aus. Geh heim, nimm ein heißes Bad, iss etwas und leg dich dann schlafen.«

»Ja, die Arbeit für den Englischkurs wird warten müssen.« Ich gehe heim und freue mich schon auf ein heißes Schaumbad.

Am nächsten Tag sind die Schmerzen in der Schulter weg.

Eine Woche später spielen Seb, Sophie, ein Freund und ich am College ein gemischtes Doppel. Ich kann jetzt gar keine ausholende Bewegung nach oben mehr ausführen. Ich kann meine Schulter nicht mehr bewegen; sie fühlt sich an wie versteinert. Ich schlage eine lächerlich schwache Vorhand, und der Ball hüpft gerade so eben über das Netz. Ist das die große Tennisspielerin, die bei den »Nationals« in Wimbledon gespielt hat? Was ist los? Ein weiterer Aufschlag gerät zur Lachnummer. Seb muss enttäuscht sein von meiner Leistung. Sophie fragt, ob mit mir alles okay ist. Ich bejahe lachend, aber tatsächlich ärgere ich mich. Kann ich wirklich noch so tun, als wäre alles bestens?

Ich fahre zum Abendessen mit zu Seb. Anschließend legen wir uns auf sein Bett, ich ziehe mein Oberteil aus, und er reibt meine Schulter mit einem Wärmegel ein. Keine romantischen Aromatherapieöle für mich. Das Gel stinkt. »Ich mache mir Sorgen um dich.« Seb küsst mich. »Du warst in letzter Zeit nicht du selbst. Es ist doch alles in Ordnung mit dir? Und, bringt das Gel etwas?«

»Ja, die Schulter fühlt sich schon besser an, aber mach noch etwas weiter. Ich liebe Massagen, und es scheint tatsächlich zu helfen.« Das ist gelogen. Wir verbrauchen fast die ganze Tube.

Mum vereinbart einen weiteren Termin beim Allgemeinarzt.

»In Anbetracht der Symptome, die Sie beschreiben, könnte es sich um eine rasch fortschreitende Arthritis handeln«, sagt er, sticht mir eine Nadel in den Arm und nimmt mir wieder Blut ab.

»Unmöglich«, widerspreche ich. »So was bekommen doch nur alte Leute.«

Tags darauf ruft der Hausarzt an und teilt mir mit, die

Ergebnisse der Blutuntersuchung seien negativ ausgefallen. Puh. Gleich darauf läutet das Telefon erneut. Es ist meine Amerika-Agentin mit den Ergebnissen der SAT-Prüfung.

»Alice, du hast deine Sache gut gemacht, die Punktzahl reicht für Louisiana. Ich gratuliere! Deine ganze harte Arbeit hat sich bezahlt gemacht!«

Das Leben ist wunderbar. Ich bin sicher, dass ich nur gestresst war wegen meiner Prüfungsergebnisse. Außerdem sind in zwei Monaten Prüfungen am College. Aber jetzt brauche ich mir keine Sorgen mehr zu machen. Louisiana wird mich aufnehmen! Alles fügt sich zusammen.

Coach Peterson ist am Telefon. »Ich habe soeben die Ergebnisse bekommen. Ich freue mich ja so, dass du zu uns stoßen wirst. Wir werden einen Vertrag aufsetzen. Gut gemacht! Bleib den Sommer über im Training, ich möchte, dass du deinen Fitness-Level beibehältst.«

Es geht auf Ostern zu. Die Schmerzen sind immer wieder an den verschiedensten Stellen aufgetreten, vornehmlich aber in den Händen und Handgelenken. Dann lassen sie nach und wiegen mich fälschlich in Sicherheit. In den schmerzfreien Phasen rede ich mir immer wieder ein, ich hätte mir alles nur eingebildet.

Ich krieche über den Flur zur Toilette. Mein ganzer Körper fühlt sich an, als würde ich durch zähen Schlamm waten. Ich fühle mich furchtbar kraftlos.

»Alice, was machst du denn da?«, fragt Mum erschrocken und blickt stirnrunzelnd auf mich herab. »So, das war's, jetzt lassen wir dich durchchecken.«

Ich habe Angst. Was ist mit meinem Körper los? Warum fühlt er sich so an? Warum bin ich so erschöpft?

Mum ruft im Krankenhaus an und sagt, ich müsse sofort untersucht werden – wir seien nicht gewillt, auf einen Termin zu warten; wenn nötig zahlten wir aus eigener Tasche. »Außerdem muss vor dem Termin noch ein Bluttest gemacht werden. Ich glaube einfach nicht, dass alles in Ordnung ist. Etwas stimmt mit ihr nicht, soviel steht fest«, erklärt sie. Es gelingt ihr, kurzfristig einen Termin zu bekommen.

Heute werde ich von dem Hand- und Handgelenksspezialisten im Krankenhaus untersucht und habe keine Schmerzen. Typisch. Aber irgendetwas muss trotzdem nicht in Ordmung sein. Ich bin doch kein Hypochonder!

Wir sitzen im Wartezimmer des Facharztes. Ich werde hereingerufen und sehe einen jungen Arzt zusammengesunken hinter dem Schreibtisch sitzen. Er sieht schrecklich müde aus. Ich denke bei mir, dass er offenbar einen schlimmen Kater hat. Zuerst untersucht er mein Handgelenk. »Tut das weh?«, fragt er.

»Nein.«

»Das?« Er biegt das Handgelenk abrupt in die andere Richtung und gähnt.

»Nein.«

»Also, mir scheint da nichts Gravierendes vorzuliegen«, schließt er und lehnt sich in seinem Stuhl zurück.

»Es ist nicht nur das Handgelenk. Ich fühle mich rundum nicht wohl. Und die Schmerzen treten mal hier, mal da auf.«

»Hm«, brummt er skeptisch.

Das führt zu nichts. »Haben Sie schon die Ergebnisse meines Bluttests vorliegen?«, frage ich.

Er greift nach dem Telefon. »Richtig, ja, ich werde im Labor anrufen. Die Ergebnisse von Miss A. Peterson, bitte. Danke.«

Er notiert sich die Ergebnisse und legt dann bedächtig den Hörer zurück auf die Gabel.

»Und?«

»Die Tests haben ergeben, dass Sie ...« Er verstummt.
»Ja?«
»... an rheumatischer Arthritis leiden.«

18

Was ist rheumatische Arthritis?

Gott sei Dank habe ich rheumatische Arthritis. Ich bin kein Hypochonder. Morgen gehe ich zum Rheumatologen, und dann können wir uns an die Behandlung und Heilung machen. Dann wird wieder alles so, wie es früher war. Wenigstens weiß ich jetzt, was es ist.

Mum und ich fahren schweigend heim.

Wir gehen durch die breiten, ziemlich deprimierenden langen Flure des Krankenhauses. Abgestandener Kohlgeruch weht uns aus der Küche entgegen. Mum und ich kommen an Pflegern vorbei, die zerbrechlich wirkende Menschen in Rollstühlen schieben, an Ärzten in weißen Kitteln, Krankenschwestern und Besuchern. Mum kämpft mit den Tränen. Ich gehe zügig, zielgerichtet. Ich kann es kaum erwarten, mit dem Arzt zu sprechen. Lachend rufe ich Mum zu, einen Zahn zuzulegen.

Wir gehen noch einen weiteren Flur hinunter, dessen Wände mit bunten Bildern von Enten und anderen Bauernhoftieren geschmückt sind. Mit dem Fahrstuhl fahren wir zur Rheumatologie.

Wir sitzen in einem Wartezimmer, in dem alle anderen beträchtlich älter sind als ich. Eine Dame mit einer Fellmütze sitzt in ihrem Rollstuhl neben mir. Sie übergibt der Schwester ihre Terminkarte und macht ein entsetztes

Gesicht, als diese ihr mitteilt, dass sie gewogen werden müsse.

Eine zierliche alte Dame mit lockigem weißen Haar sitzt mir gegenüber gekrümmt in ihrem Rollstuhl. Sie hebt den Kopf, fixiert mich einen Moment mit ausdruckslosem Gesicht und senkt den Blick dann wieder. Zum ersten Mal fühle ich mich unbehaglich.

Eine Schwester reicht mir einen Plastikbehälter und fordert eine Urinprobe. Durch den Gang zur Toilette kann ich immerhin fünf Minuten totschlagen.

Eine andere Krankenschwester gibt mir ein Formular zum Ausfüllen, und ich überfliege einige der Fragen:

Sind Sie in der Lage:

- *sich selbstständig anzuziehen, Schnürsenkel und Knöpfe eingeschlossen?*
- *einen Milchkarton zu öffnen (oder eine Packung Waschpulver)?*
- *ein volles Glas an den Mund zu führen?*
- *aus einem Stuhl ohne Armlehnen aufzustehen?*
- *Besorgungen außer Haus zu erledigen und einkaufen zu gehen?*

Neben jeder Frage gibt es verschiedene Antworten, die ich ankreuzen kann: »Ohne *jegliche* Mühe«, »Mit *einiger* Mühe«, »Mit *erheblicher* Mühe« oder »Nein«.

»Mum, diese Fragen sind lächerlich. Selbstverständlich kann ich eine Tasse an den Mund führen!«, sage ich kopfschüttelnd und kreuze bei jeder Frage die Antwort »Ohne *jegliche* Mühe« an.

»Ich nehme an, manche Patienten haben damit Schwierigkeiten, sonst würden sie diese Fragen ja kaum stellen«, entgegnet Mum leise.

Ich starre auf die rosafarbenen Wände. Die runde Uhr mit großen weißen und schwarzen Ziffern zeigt 15:00 Uhr an. Ich werfe einen Blick vom Wartezimmer auf die hektische Betriebsamkeit auf der Station. Ständig läuten irgendwelche Telefone, und Krankenschwestern hasten umher.

Um 15:40 Uhr werde ich endlich aufgerufen. Dr. Buckley schüttelt uns die Hand und fordert meine Mutter und mich auf, uns zu setzen. Wir gehen die üblichen Höflichkeitsfloskeln durch: Wie alt ich bin, wo ich aufs College gehe. Er ist Kanadier. Er erkundigt sich nach dem Tennisspielen und dem Amerika-Stipendium. »Ich spiele auch Tennis, aber meine Frau sagt, ich wäre auf dem Platz zu langsam. Ich muss das hier loswerden«, lacht er und piekt sich mit einem Finger in den Bauch. Dann bestätigt er, dass die Ergebnisse meiner Blutuntersuchung ergeben haben, dass ich an rheumatischer Arthritis leide. »Wissen Sie etwas über diese Krankheit?«, fragt er und sieht dabei abwechselnd Mum und mich an.

»Nein, nicht viel«, antworte ich.

»Rheumatische Arthritis ist eine recht häufig vorkommende entzündliche Krankheit der Gelenke, die jeden in jedem Alter befallen kann. Am häufigsten tritt sie aber bei jungen Frauen zwischen 20 und 40 Jahren auf.«

»Ich dachte immer, nur alte Leute bekämen Arthritis«, sage ich.

»Es gibt Hunderte verschiedene Arten von Arthritis, die Menschen aller Altersgruppen treffen – auch Kinder können an Arthritis erkranken, es kommt sogar vor, dass Babys mit Arthritis auf die Welt kommen.«

»Und was hat es nun mit der rheumatischen Arthritis auf sich?«, frage ich neugierig.

»Es wird vermutet, dass es sich um einen Auto-Immun-Defekt handelt, bei dem der Körper sein eigenes

Immunsystem angreift. Antikörper und Immunzellen, die eigentlich den Körper vor Infektionen schützen sollten, tun genau das Gegenteil und schädigen den körpereigenen Gelenkknorpel.« Er macht eine Zeichnung. »Ein gesundes Gelenk ist an den Knochenenden mit einer glatten Knorpelschicht versehen.« Er zeigt uns, was er meint, auf der Zeichnung. »Das ermöglicht eine flüssige Bewegung. Zusätzlich ist das Gelenk noch von einem Gewebe umgeben, das man als Synovialhaut bezeichnet und das eine dickliche Flüssigkeit produziert, die den Knorpel gewissermaßen schmiert ...«

Wieder zeichnet er etwas auf. Er ist attraktiv. Er ist nett. Er erinnert mich an Jimmy Connors. Ich mag ihn. Wenigstens sieht mein Arzt gut aus.

»Das Ganze ist eingebettet in eine Kapsel, Bänder halten das Gelenk stabil«, fährt er fort und zeichnet weiter.

Worauf will er hinaus? Jetzt ähnelt er Alec Baldwin. Wirklich schade, dass er verheiratet ist.

»Während gesunde Gelenke sich frei bewegen können, entsteht bei rheumatischer Arthritis eine chronische Entzündung der Synovialhaut sowie der Sehnen. Das führt zu Hitze, Schwellungen und Schmerzen ...«

Blablabla. Verschreiben Sie mir einfach ein Medikament, und damit hat es sich, würde ich ihm gerne ins Wort fallen. Schluss mit dem Fachchinesisch. Ich will einfach irgendwelche Pillen nehmen, und das war's.

»Aber warum tritt ein solcher Zustand bei einer gesunden 18-Jährigen auf?«, fragt Mum stirnrunzelnd. »Ich meine, einfach so aus heiterem Himmel?«

»Rheumatische Arthritis kann ohne ersichtlichen Grund ausbrechen. Manchmal wird sie durch eine Entzündung verursacht oder einen Virus, aber so genau wissen wir das bis heute nicht.«

»Und die Behandlungsmöglichkeiten?«, will Mum wissen.

»Die Krankheit lässt sich mit Hilfe verschiedener Medikamente in Schach halten; Alice wird ein wenig herumprobieren müssen, um herauszufinden, womit sie am besten zurechtkommt. In vielen Fällen klingt die Krankheit vollständig ab, mit etwas Glück bevor sie allzu großen Schaden an Knochen und Gelenken verursacht hat.« Er fährt sich mit einer Hand durch das Haar.

»Jetzt, wo wir wissen, was es ist, können wir dagegen vorgehen, nicht wahr? Hauptsache, es klingt ab, sodass ich nach Amerika gehen kann«, sage ich hoffnungsvoll.

»Hören Sie, Alice«, antwortet er sanft. »Es gibt keine Garantien.«

»Was meinen Sie damit? Die Medikamente werden doch helfen, oder?«

»Sie können die Krankheit möglicherweise in Schach halten.«

»Ich muss im Herbst nach Amerika. Ich habe also den ganzen Sommer Zeit, mich auszuruhen und gesund zu werden. Bis dahin bekommen Sie mich doch wieder hin ... oder?«, hake ich nach.

»Ich verschreibe Ihnen Naproxen, ein entzündungshemmendes Mittel. Davon sollten die Schwellungen zurückgehen, und der Schmerz dürfte nachlassen. Vielleicht«, fährt er zögernd fort, »sollten Sie sich überlegen, Ihre Abreise um ein Jahr zu verschieben. Dann können wir ...«

»Nein!«, schneide ich ihm das Wort ab. »Es wird ausheilen, nicht wahr?« Ich blicke Bestätigung heischend auf Mum. Dr. Buckley schweigt. »Können Sie mir überhaupt helfen?«, frage ich mit zitternder Stimme.

»Alice, ich fürchte, es gibt keine Heilung«, sagt er und kann mir dabei kaum in die Augen sehen.

Die Bombe geht hoch.

»Wir werden die Krankheit massiv angehen, und das Alter spricht für Sie. Wir sollten nicht von vornherein das Schlimmste annehmen ...«

Ich bekomme nur noch am Rande mit, was er sagt. Ich fühle mich ganz benommen. Das kann doch alles nicht wahr sein.

Dr. Buckley öffnet eine Schublade und nimmt einen Stoß Formulare heraus. Er stempelt seinen Namen vorn auf jedes Blatt wie ein Bibliothekar. »Ich möchte Röntgenbilder Ihrer sämtlichen Gelenke, und Sie müssen zu einem Ergotherapeuten, der Ihnen Schienen anfertigt. Alles in Ordnung mit Ihnen?«, fragt er, als er unsere blassen Gesichter sieht. Ich nicke.

Dr. Buckley steht auf. Mum und ich folgen ihm wie Schatten. Er sieht mich an. »Hier, nehmen Sie das«, sagt er und drückt mir eine Informationsbroschüre über rheumatische Arthritis in die Hand.

Ich rüttle mich auf, reiße mich zusammen. »Danke«, sage ich. Auf dem Deckblatt ist eine junge Frau mit einem strahlenden Lächeln zu sehen. Unter dem Foto steht: »Lieber Leser, es kann ein Schock sein, mitgeteilt zu bekommen, dass man an rheumatischer Arthritis leidet, vor allem, wenn man in der Blüte seines Lebens steht ...« Sie sieht so gesund und strahlend aus, als wäre sie gerade von einem Karibikurlaub zurück. Wir verlassen Dr. Buckleys Büro.

Mum und ich begeben uns auf direktem Weg in die Röntgenabteilung. Das Wartezimmer ist rappelvoll. Krankenhausmitarbeiter in braunen Schürzen mit weißem Gürtel betreten und verlassen den Röntgenraum und rufen desinteressiert Namen auf. Neben mir sitzt ein Junge mit Krücken, das Bein vom Knöchel bis zur Hüfte in Gips. Ein Pfleger schiebt einen alten Mann in seinem Bett ins Wartezimmer. Er ist so bleich wie die Laken. Es sind viele Kinder da. Die meisten spielen in der Spielecke; eins mit einem bandagierten Handgelenk sitzt weinend bei seiner Mutter auf dem Schoß. Mir kommt alles irgendwie unwirklich vor.

»Sie wird es nicht glauben«, sage ich, blind vor mich hin starrend. »Coach Peterson wird mir kein Wort glauben, wenn ich um Aufschub bitte. Wir werden es doch unter Kontrolle bekommen, Mum, nicht wahr?«, frage ich verzweifelt.

Bevor Mum antworten kann, werde ich aufgerufen und bekomme einen weißen Frotteebademantel überreicht. »Ziehen Sie den in einer der Umkleidekabinen an und kommen Sie anschließend durch«, sagt die Frau mit der Bleischürze und zeigt auf die orangefarbene Tür.

Ich betrete in meinem Bademantel den Röntgenraum. Dann lege ich mich auf den harten Tisch. Über mir ist ein Gerät angebracht.

»So, Miss Peterson, lassen Sie mal sehen, was wir hier haben. Aha, rheumatische Arthritis.« Der Röntgenologe sieht mich an. »Sie sind noch etwas jung für eine solche Erkrankung, nicht wahr?«, bemerkt er rein rhetorisch. »Okay, legen Sie die Hände flach auf den Röntgentisch. Nicht bewegen ...«

Ich sehe auf meine rechte Hand. Sie hat ein paar Schwielen vom Tennisspielen. Die Finger sind lang und die Nägel teilweise abgebrochen, aber es ist eine starke Hand. Unvorstellbar, dass in ihrem Inneren eine zerstörerische Krankheit wütet ... für mich sieht sie unverändert aus. Mit mir ist alles in Ordnung.

»Nicht bewegen ... Klick. Nicht bewegen ... Klick ...«

Ich ziehe den Bademantel höher und entblöße die

Knie. Ich fühle mich nackt, verletzlich, ausgeliefert. Mit meinen Knien ist alles in Ordnung. Hört doch auf, sie zu piesacken und zu betatschen. Hört endlich auf, mich ANZUFASSEN.

Hände, Füße, Hals, Knie und Hüften werden nacheinander geröntgt. Mein Körper wird begutachtet wie eine Maschine, Teil für Teil. Ich will heim.

Als Nächstes folgen Mum und ich wie Touristen in einem fremden Land den Schildern zur Ergotherapie.

Die Ergotherapie ist eine offene Station, deren Wände mit komplizierten Anatomiepostern behängt sind. Mädchen in grünen Hosenanzügen kommen und gehen.

Wir setzen uns an einen Tisch. Auf dem Nebentisch liegt eine fleischfarbene Schiene mit Klettverschlüssen. Sie ist hässlich. Die Therapeutin bemerkt meinen ängstlichen Blick. »Ja, so werden auch Ihre aussehen«, sagt sie freundlich. Sie greift nach meiner rechten Hand. »Wir wollen erreichen, dass die Finger so gerade wie möglich bleiben, und die Handschienen werden helfen, Deformierungen zu vermeiden. Ich werde Ihnen eine Ruheschiene für die Nacht anpassen, aber Sie können sie auch tagsüber tragen.«

Ich will sie überhaupt nicht tragen.

Die Therapeutin liest meine Gedanken. »Ich weiß, dass die Schienen nicht sehr modisch aussehen, bei weitem nicht. Sie sind jung und haben sicher nicht die geringste Lust, sie anzulegen. Meine jüngere Schwester hat Arthritis, und sie empfindet genauso. Es tut mir ehrlich Leid, das muss ein schlimmer Schock für Sie sein, etwas, womit Sie niemals gerechnet hätten«, sagt sie mitfühlend. Ihre Augen sehen durch die dicken runden Gläser ihrer rosafarbenen Brille unnatürlich groß aus. »Tragen Sie die Schienen tagsüber und nachts, wenn Sie allein sind, nicht auf einer Party. Sie legen sicher keinen Wert darauf, mit den Dingern einen neuen Trend zu setzen«, bemerkt sie lächelnd.

Während die Therapeutin meine abstoßenden Schienen anpasst, muss ich an Seb denken. Wird er auch noch lächeln, wenn er die Schienen sieht? Oder wird ihm die Leidenschaft vergehen? Wird er noch mit mir schlafen wollen? Ich werde sie irgendwo verstecken müssen ... im Schrank? Unter dem Bett?

Die Therapeutin erklärt, wie ich Hand und Fingergelenke schützen kann. Ich höre nur mit halbem Ohr zu. Sie spricht gerade davon, wie ich Töpfe richtig halten muss. Es ist langweiliger, praktischer Kram. Ich koche ja doch nie. Im Übrigen werde ich die rheumatische Arthritis nicht lange haben, also brauche ich mir auch nicht weiter den Kopf zu zerbrechen. Wir werden die Krankheit besiegen, sage ich mir.

Zwei Wochen nach der Diagnose klammere ich mich immer noch an die Hoffnung, dass die rheumatische Arthritis wieder verschwinden wird, wenn nicht bis zu diesem Herbst, dann doch zumindest bis zum nächsten. Das muss einfach so sein. Meine Freunde machen sich Sorgen um mich. Meine alte Schulfreundin Rebecca kommt vorbei und fragt, ob die Gerüchte wahr sind, dass ich krank sei. Ich erzähle ihr andeutungsweise von der RA und dass mit etwas Glück mein Körper nur eine schlechte Phase durchmacht, mehr nicht. Sie umarmt mich herzlich und versichert mir, dass sie jederzeit für mich da wäre, wenn ich sie bräuchte.

»Du gehst nicht nach Amerika?«, fragt Seb fassungslos.

»Nein, das heißt, ich bin mir noch nicht sicher. Wenn es dieses Jahr nicht klappt, gehe ich aber ganz sicher im nächsten Herbst«, verkünde ich, als wäre das alles nur ein Klacks. Warum bin ich so gelassen, warum falle ich ihm nicht weinend in die Arme, heule mir die Augen aus und jammere ihm etwas vor, weil meine Träume geplatzt sind wie Seifenblasen. An diesem Wochenende sollte ich den Vertrag unterzeichnen.

»Wenigstens habe ich dich dann länger bei mir. Ich würde dich sehr vermissen, wenn du weg wärst«, sagt er. Ich denke, er weiß einfach nicht, was er sonst sagen soll. Ich möchte nicht darüber reden.

Ich rolle mich zusammen, den Kopf auf seinen Schoß gebettet, und schaue mir ein Video an: *Die Hand an der Wiege.* Seb hält meine Hand.

Der Film geht zu Ende. Ich möchte Seb ganz nah sein. Wir halten uns die ganze Nacht fest, und meine Tränen tropfen lautlos auf seine Brust.

Die Stimme der Therapeutin verfolgt mich: »Sie müssen die Schienen vom ersten Tag an tragen, vom ersten Tag an ...«

Ich warte, bis Seb tief und fest schläft. Dann greife ich unter das Bett und öffne leise die Klettverschlüsse.

19

Erste Reaktionen

Das ist der Teufel, der seine Spielchen spielt«, sagt Tom. »Er spielt mit meiner Schwester. Das ist böse. Es ist falsch. Warum sucht er sich nicht jemanden aus, der es verdient hat? Ich werde die Antwort hierauf für dich finden, wenn ich im Himmel bin.«

»Aber so schnell kommst du noch nicht in den Himmel, nicht wahr?«, entgegne ich und sehe ihm dabei zu, wie er in seinem Sweatshirt von Nottingham Forest und dem dazugehörigen Schal in der Küche auf und ab geht.

»Nein, ich muss hier sein, um auf dich aufzupassen«, sagt er ernst. »Wir werden gemeinsam in den Himmel kommen.« Er tätschelt meine Hand und küsst mich linkisch auf die Wange. »Du bist meine Freundin«, sagt er. Ich bin den Tränen nahe.

Andrew ist schüchtern, sensibel und intelligent. Er kann seine Gefühle nicht ausdrücken. Krankheiten jedweder Art machen ihm Angst. Er sitzt da, summt vor sich hin und holt immer wieder tief Luft. Ich weiß, dass er mir gern sagen möchte, wie Leid ihm das alles tut, aber er weiß einfach nicht, wie. Ich sollte ihm helfen, aber ich kann ebenso wenig mit der Situation umgehen.

»Was heißt das, es gibt keine Heilung? Und man kennt die Ursache nicht? Was können die Ärzte denn tun?«, will Helen wissen. Gott sei Dank ist Helen zuhause. Ich brauche sie jetzt. Sie dreht unablässig an ihrem grün-goldenen Ring. »Das ist nur eine vorübergehende Sache, Alice. Vielleicht musst du ein Jahr aussetzen, aber deinen Traum von Amerika darfst du nicht aufgeben, niemals. Es ist ein verdammter Mist, aber es wird alles wieder gut, Kleines, es kommt alles wieder in Ordnung.« Sie drückt mir einen Kuss auf die Stirn. Ich sauge die Kraft aus ihren Worten in mich auf.

Dad ist sehr still.

Lass mich bald aufwachen. Komm schon, der Scherz ist vorbei. Zum hundertsten Mal sehe ich auf meinen rechten Arm. Das sind mein rechter Arm und meine rechte Hand, mit der ich Bälle mit 90 Meilen in der Stunde aufschlagen, unerreichbare Rückhandbälle schlagen und Trophäen gewinnen kann. Diese Hand ist meine Zukunft.

Ich bringe es nicht über mich, meinen Tennisfreunden zu erzählen, was mit mir los ist. Als ich Coach Peterson davon erzählt habe, habe ich mich geschämt und war ganz verlegen. Arthritis ist eine wenig glanzvolle Krankheit. Ich setzte sie immer noch mit alten gebeugten Damen gleich und nicht mit jungen Frauen wie mir selbst.

Mum hat Peter geschrieben, ihn von der Diagnose unterrichtet und ihm mitgeteilt, dass ich nicht länger in der Lage sei, für die South Region zu spielen. Ich frage mich, wie er darauf reagieren wird.

Aber am schlimmsten ist es mit Bill. Wie soll ich es ihm sagen? Er weiß, dass ich mich in letzter Zeit nicht wohlgefühlt habe, aber er ahnt noch nichts von meinem Besuch im Krankenhaus. Er wird nicht glauben, dass ich an einer solchen Krankheit leide.

»Du musst es ihm sagen«, drängt mich Mum. »Ich komme mit. Ich will sowieso mit ihm reden.«

»Nein«, erwidere ich scharf. »Ich brauche keinen, der mir ständig die Hand hält. Ich werde heute nach dem College allein zu ihm gehen.«

Auf dem Weg zum Tennisclub zähle ich meine Schritte. Ich sehe Bills roten Wagen draußen vor Platz Nummer 5 stehen. Mein Bauch ist ganz verkrampft, ich bin sehr aufgewühlt. Ich glaube, er hat mich gesehen; er ruft mir etwas zu. Ich könnte so tun, als würde ich einen Walkman tragen und ihn nicht bemerken, könnte ihn einfach ignorieren und heimgehen, aber dann fängt er an, mir zu winken.

»Hallo, wie geht's? Fühlst du dich schon besser?«, fragt er.

»Ja«, antworte ich ganz automatisch, obwohl ich tatsächlich »hundsmiserabel« sagen will.

Er öffnet den Kofferraum seines Wagens, und wir setzen uns auf den Rand.

»Ich meine, nein, ich muss mit dir reden«, stammele ich.

»Sicher, schieß los.« Er kritzelt etwas in seinen Terminkalender. Ich habe das Gefühl, dass er mir nicht seine volle Aufmerksamkeit schenkt. Er hebt einen Termin mit gelbem Textmarker hervor.

»Bill, bitte.«

Er klappt das Büchlein zu. »Tut mir Leid. Jetzt bin ich ganz Ohr«, sagt er mit einem breiten Lächeln.

»Du weißt, dass ich mich in den vergangenen Monaten nicht gut gefühlt habe. Also, ich hatte keinen Schimmer, was das sein könnte ...« Alice, rede nicht um den heißen Brei herum, sondern komm endlich auf den Punkt. »Ich war beim Arzt, und der hat festgestellt, dass ich an rheumatischer Arthritis leide. Ich weiß nicht, ob du etwas darüber weißt, aber es hat mit den Gelenken zu tun.« Hierauf entsteht eine lange Pause drückender Stille. Bitte sag etwas.

»Ich glaube das einfach nicht«, sagt Bill schließlich leise, ohne mich anzusehen.

»Die Diagnose wurde vor zwei Wochen gestellt. Ich hätte es dir ja früher gesagt, aber ...«

»Nein«, fällt er mir ins Wort. »Es ist unmöglich, dass eine Hochleistungssportlerin wie du an so etwas erkrankt. Bei welchem Arzt warst du?«, fragt er knapp. »Da muss ein Irrtum vorliegen. Hast du eine zweite Meinung eingeholt?«

»Nein.«

»Ärzte sind auch nicht unfehlbar. Sie kennen dich nicht. Ich kenne dich sehr wohl. Das ist verrückt. Du musst zu einem anderen Arzt gehen.«

»Das könnte ich tun«, stimme ich zu.

»Ich bin ja kein Arzt, aber ich weiß, dass du keine rheumatische Arthritis hast. Das kann einfach nicht sein.« Er steht auf und lehnt sich mit dem Rücken zu mir gegen die Maschendrahteinfassung des Tennisplatzes, die Finger fest in den Draht gehakt. Ich stehe ebenfalls auf. Ich trete von einem Fuß auf den anderen; ich weiß nicht, was ich sagen soll. Bill wirbelt herum, knallt die Kofferraumhaube zu und setzt sich ans Steuer. Ich wünsche mir ganz fest, dass er etwas Tröstliches sagt. Er kurbelt das Fenster herunter. »Du gehst zu einem anderen Arzt«, wiederholt er bestimmt, lässt den Motor an und legt knirschend den Gang ein. Ich blicke ihm nach, als er rasant davonfährt, und frage mich, was wohl in seinem Kopf vorgehen mag.

Ich habe keine Lust, ins Clubhaus zu gehen. Dort laufe ich nur jemandem über den Weg, den ich kenne. Und ich möchte es sonst niemandem sagen. Warum hat Bill nur so wütend reagiert? Warum konnte er mich nicht in die Arme nehmen und mir sagen, dass alles wieder gut wird? Andererseits ... vielleicht gibt es ja gar keinen Grund, mich zu trösten. Bill hat Recht. Möglicherweise hat Dr. Buckley sich geirrt. Ich kann keine rheumatische Arthritis haben.

Ich mache kehrt, um nachhause zu gehen, aber dann laufe ich doch zurück, durch das Tor und auf Platz 5. Ich erinnere mich noch gut an die schonungslosen Trainingseinheiten, die Bill mir vor wichtigen Turnieren aufgebrummt hat, und an den Spaß, den wir in den vergangenen fünf Jahren zusammen auf diesem Platz hatten. »Ich werde bald wieder spielen«, sage ich leise und fahre mit einer Hand über das Netz. »Nichts wird mich aufhalten. Nichts.«

Es ist Anfang Mai. Ich schlucke alle vier bis sechs Stunden Schmerzmittel und schlafe schlecht. Ich fühle mich kraftlos, bar jeder Energie. Die Prüfung im Juni/Juli rückt viel zu schnell näher. Ich will keine Rückschritte machen; ich muss die Prüfung ablegen.

Ich werde nicht zurückbleiben.

Medizinisches Update: Dr. Buckley hat Medikament Nummer 2 verschrieben: Indometacin. Hierbei handelt es sich um ein nicht steroidales entzündungshemmendes Mittel (NSAR – Nicht Steroidales Antirheumatikum). Er hat gesagt, es würde gegen die Steifheit, die Entzündungen und die Schmerzen helfen. Ich kann kaum die Namen dieser Medikamente aussprechen. Hoffentlich halten sie, was sie versprechen.

20

König Lear

Sechs Wochen, seit Dr. Buckley bei mir rheumatische Arthritis diagnostiziert hat, und die Schmerzen werden immer schlimmer.

Mum schläft bei mir in meinem Zimmer. Nachts habe ich besonders große Schmerzen. Ich kann meinen Körper nicht bewegen. Ich fühle mich, als wäre ich mit der Matratze fest verbunden. Ich drehe mich vorsichtig um. »Mum, ich bin wund, ich habe mich wund gelegen«, stöhne ich.

Der durchdringende stechende Schmerz überall in meinem Körper scheint kein Ende mehr nehmen zu wollen. Mit jeder Träne sehne ich den Morgen herbei. Wie kann eine Krankheit sich innerhalb von nur sechs Wochen so dramatisch verschlimmern? Warum fühle ich mich so? Mum und ich machen ein paar Atemübungen. Schließlich, in den frühen Morgenstunden, nicke ich zu den Klängen einer CD mit Entspannungsmusik ein.

»Alice, Telefon für dich«, ruft Dad. »Seb ist dran.«

Ich versuche, vom Sofa aufzustehen. Als ich einen Fuß auf den Boden stelle, schießt der Schmerz mein Bein hinauf. Ich zucke zusammen. »Ich kann mich nicht bewegen«, antworte ich verzweifelt. »Ich kann mich nicht bewegen, Dad. Sieh mich an, was ist nur los mit mir?«

Dad kommt zu mir gelaufen, Tränen in den Augen. »Verdammt«, flucht er verhalten. Er ruft Mum.

»Darf ich vorbeikommen und sie sehen?«, fragt Seb. »Ich möchte sie sehen.«

Seb tut sich schwer, die Situation zu akzeptieren. Ich weiß, dass er mit mir zusammen sein will. Er will mir helfen und mich unterstützen, aber ...

»Sie kann nicht ans Telefon kommen«, sagt Dad gepresst. »Ruf morgen wieder an.« Abrupt legt er auf und wählt die Nummer des Arztes, der an diesem Abend Notdienst hat.

Wieder läutet das Telefon. Es ist Granny, die mit Mum sprechen möchte.

Sie spürt sofort, dass etwas nicht stimmt. »Geht es Alice nicht gut?«, will sie wissen.

»Nein, sie hat große Schmerzen«, antwortet Mum.

Granny hat in Afrika schreckliche Krankheiten gesehen und behandelt. Einmal musste sie sogar den Finger eines einheimischen Jungen nähen, der von einer landwirtschaftlichen Maschine gequetscht worden war. Großvater hatte sehr schlimme Arthritis in der Hüfte, und ihr Bruder litt an rheumatischer Arthritis. Sie kennt sich also aus mit Schmerzen.

»Bitte mach dir keine Sorgen, Ma. Der Arzt kommt gleich. Er wird Alice helfen.«

Aber wie sehr sie sich auch bemüht, Granny zu beruhigen, weiß sie doch, dass sich Großmutter am anderen Ende der Leitung schrecklich hilflos fühlt.

Der Arzt kommt. Er verschreibt mir ein stärkeres Schmerzmittel und Schlaftabletten. »Sie gehört ins Krankenhaus«, sagt er.

Am nächsten Morgen teilt Dr. Buckley mir mit, dass

ich umgehend ins Krankenhaus eingewiesen werde. Seb und Mum fahren mich hin. Ich bin alles andere als glücklich mit der Situation.

Wir betreten die Station. Es ist eine Station für Rheumatologie- und Chirurgie-Patienten. Der Anblick von schnarchenden alten Männern mit Schläuchen im Körper deprimiert mich. Ich sehe einen alten Mann mit einem Katheter auf seinem Stuhl sitzen; sein Mund steht weit offen, und Speichel läuft über seine Wange. Eine Krankenschwester teilt mir mit, dass ich das Bett neben seinem bekomme.

»Hier bleibe ich nicht«, kreische ich und sehe Unterstützung heischend Mum an. »Bitte«, flehe ich. »Kann ich nicht ein Zimmer für mich allein haben?« Die Krankenschwester macht ein abweisendes Gesicht. »Ich habe bald eine Prüfung. Ich kann mich nicht konzentrieren, wenn ich abgelenkt werde. Ich muss ein Zimmer für mich allein haben«, versuche ich es noch einmal.

Seb sitzt linkisch auf meinem Bett. Er sagt, er muss gehen. Ich begleite ihn zum Fahrstuhl. Als die Türen zugleiten, kommt er im letzten Moment wieder heraus, umarmt und küsst mich, als sähen wir uns zum letzten Mal. »Ich vermisse dich jetzt schon«, flüstert er mir ins Ohr.

Langsam gehe ich zurück in mein Zimmer. Mum packt meine Tasche aus.

Es ist 20:00 Uhr. Ich bin allein. Ich komme mir verlassen vor. Aber wenigstens liege ich nicht in einem Zimmer mit alten Männern.

Eine Krankenschwester klopft an die Tür. »Hallo, ich bin Susie. Ich bin die Nachtschwester«, zwitschert sie.

»Ich will nicht hier bleiben. Wie lange muss ich hier bleiben?«, frage ich sie.

»Krankenhäuser sind gar nicht so schlimm. Ich bin sicher, Sie werden sich besser fühlen, wenn Sie uns wieder verlassen. So, noch ein paar Fragen, dann lasse ich Sie in Ruhe schlafen.«

Es ist so früh. Ich kann jetzt noch nicht schlafen. Ich schlüpfe in einen neuen Schlafanzug – das Oberteil ist mit kleinen Teddybären bedruckt und mit der Aufschrift *»Peek a boo, I love you«*. Ich liege im Bett und fühle das Knistern der Latexmatratze. 20:46 Uhr. Ich bin unruhig. Ich zappe durch die Programme. Auf dem einen Sender läuft eine dämliche Quiz-Sendung, auf einem anderen ein Naturfilm. Ich kann das Ticken der Uhr hören. Es kommt mir vor, als hätte ich Jahre der Leere vor mir. 20:54 Uhr. Die Zeit ist mein Feind und zieht alles in die Länge. Was soll ich tun? Ich setze meinen Walkman auf und höre Musik. Um 22:00 Uhr rattert der Teewagen mit dem Abendtee herein, und ich klaue fünf Plätzchen vom Tablett, als die Schwester mir den Rücken zudreht. Da ich sonst nichts zu tun habe, kann ich ebenso gut essen. 22:05 Uhr. Ich liege wach und wälze furchtbare Gedanken – in vier Wochen sind Prüfungen, und ich werde mit Pauken und Trompeten durchfallen. Meine Freunde werden versetzt, während ich das Jahr wiederholen muss. Seb wird mich fallen lassen, weil er Krankenhäuser hasst und keine kranke Freundin haben will. Ich werde allein zurückbleiben. Ich muss bei den Prüfungen gut abschneiden. Plötzlich ist das Bestehen der Prüfung das Wichtigste in meinem Leben.

Am darauffolgenden Abend sitzt Dad an meinem Bett. Er hat mir unterwegs einen Strauß Fresien besorgt, die einen angenehmen Duft im Zimmer verströmen. Die ganze Station könnte etwas Blumenduft vertragen. Ich fühle keinen Unterschied, seit ich Indometacin nehme. Vielleicht dauert es eine Weile, bis es anschlägt, bis es vom Organismus aufgenommen wird? Er schlägt seine

Ausgabe von »König Lear« auf, das Theaterstück, mit dem ich mich für meine Englisch-Prüfung befasse. Er fängt an, die Hand auf dem Herzen, seine Lieblingspassage zu rezitieren.

»Warum sollte ein Hund, ein Pferd, eine Ratte lebendig sein und du nicht mehr atmen ...«, deklamiert er seelenvoll. »Niemals, niemals, niemals, niemals, NIEMALS!« Er hebt die Stimme. »Siehst du dies? Sieh sie an, sieh, ihre Lippen, sieh her, sieh dort!«

»Mach weiter«, sage ich. »Meine Augen sind geschlossen, aber ich verspreche zuzuhören.« Dad liebt Shakespeare und würde liebend gern verträumte Nachmittage damit zubringen, Mum draußen auf dem Rasen »Romeo und Julia« oder »Antonius und Cleopatra« vorzulesen, über ihnen zwitschernde Vögel und neben ihnen ein Picknickkorb mit knusprigen Brötchen, Entenpastete, Brie, Obstkuchen und Champagner, Mums Kopf an seiner Schulter, während sie jedes seiner Worte gierig in sich aufsaugt. Aber Mum hasst Shakespeare. Und so sind die »Lesungen« bei mir in der Klinik die nächstbeste Möglichkeit. Er blättert um und stößt auf eine weitere Lieblingspassage.

Es klopft an der Tür. »Hallo«, sagt Bill und tritt zögernd ein. Dad schlüpft diskret aus dem Zimmer und murmelt etwas davon, einen Tee trinken zu wollen.

»Ich habe mich dumm verhalten und war dir kaum eine Hilfe. Ich wollte es einfach nicht glauben«, beginnt Bill nach einem peinlichen Schweigen. Ich habe Bill nie irgendwo anders gesehen als auf einem Tennisplatz. Es ist ein komisches Gefühl, in einem solchen Umfeld mit ihm zu sprechen. »Ich weiß«, antworte ich.

Bill steht immer noch an der Tür. Er kommt näher und setzt sich zu mir. »Es tut mir so Leid.« Wieder entsteht eine längere Pause. »Kann ich irgendwas für dich tun?«

»Ja. Das heißt, ich hoffe es.«

»Ich werde nie den Spaß vergessen, den wir auf dem Platz hatten. Du hast es wirklich geschafft, ganz egal, was auch kommen mag. Du warst ...«

»Sprich nicht so, in der Vergangenheitsform, meine ich, so als wäre schon alles vorbei.« Unbehaglich setze ich mich aufrechter in die Kunststoffkissen. »Ich werde wieder spielen, ich werde die Krankheit besiegen«, sage ich entschieden.

Seine Augen füllen sich mit Tränen. Er steht auf, dreht mir den Rücken zu und wischt die Tränen weg.

»Gib mich nicht auf, Bill. Ich werde mich hiervon erholen.«

Er dreht sich mir wieder zu und lächelt gequält. »Setz dieselbe Entschlossenheit ein wie auf dem Platz, um das hier zu besiegen, ich weiß, du kannst es.« Er drückt mir einen Kuss auf die Stirn und verlässt beinahe fluchtartig das Zimmer.

Trauer überwältigt mich. Warum habe ich nur das Gefühl, dass ich Bill sehr lange Zeit nicht wiedersehen werde? Das kann doch nicht das Ende sein?

Am Abend besucht mich Sophie; sie bringt mir einen Stoß Zeitschriften mit. Sie hält meine Hand und hört sich meine deprimierenden Neuigkeiten an. Sophie möchte, dass ich mit ihr, ihrem Freund, seiner Familie und Seb nach Cornwall fahre. Als ich wieder ins Bett gehe, klammere ich mich an den Traum von einem Urlaub. Endlich etwas, worauf ich mich freuen kann. Und ich denke wieder an Bill und an das, was er gesagt hat.

Mein fünfter Tag im Krankenhaus, und das Indometacin zeigt noch keinerlei Wirkung. Wenn überhaupt, haben die Schmerzen noch zugenommen. Und trotz der Schonung ist mein linkes Knie angeschwollen. Wenn ein oder mehrere Gelenke anschwellen, heiß werden und

Schmerzen und ernsthafte Beeinträchtigungen verursachen, bezeichnet man das als »Gelenkergüsse«. Mein Knie fühlt sich an wie ein kleiner Radiator. So als würde die Gelenkflüssigkeit im Inneren köcheln. »Wo kommt diese Flüssigkeit überhaupt her?«, frage ich Dr. Buckley, der ungläubig mein Knie anstarrt.

»Die Synovialhaut, die das Gelenk umgibt, entzündet sich, und das macht das Gelenk steif und schmerzhaft. Manchmal bleibt es dabei. Aber in Ihrem Fall laufen Flüssigkeit und Zellen aus der entzündeten Membran. Wenn es uns gelingt, die Flüssigkeit abzusaugen, wird es für Sie angenehmer. Außerdem werde ich Steroide in das Gelenk spritzen, ein sehr wirksames Mittel gegen Entzündungen. Das ist die übliche Behandlung bei solchen Schwellungen.« Er sucht die notwendigen Utensilien zusammen, während ich über seine Worte nachgrübele. Worte, die für ihn ganz selbstverständlich sind, kommen mir unverständlich vor. »Sagen Sie, wenn es zu wehtut, dann höre ich sofort auf«, verspricht er. Er berührt das Knie und sucht die geeignetste Stelle, um die Nadel hineinzustechen, mit deren Hilfe er die Flüssigkeit absaugen möchte. Es ist eine dicke Nadel mit einem Teströhrchen dran, und ihr Anblick ist richtiggehend furchterregend. »Und jetzt denken Sie an etwas Schönes und versuchen Sie, zu entspannen.«

Mein ganzer Körper ist gespannt wie Violinsaiten. Ich kann an nichts Schönes denken. Okay, ich gehe mit Seb an einem Sandstrand spazieren, das Wasser ist blau und klar ...

Die Nadel bohrt sich in mein Knie.

Ich atme tief durch. Ich schwimme mit Delfinen. Vergiss es. »Das tut weh ... O Gott.« Ich drücke ganz fest die Hand der Krankenschwester. »Sind Sie bald fertig?« Ich sauge scharf Luft ein.

»Sie sind wirklich sehr tapfer. Wie ich sehe, lesen Sie König Lear«, versucht Dr. Buckley mich nach einem Blick auf mein Buch abzulenken.

»Ja«, wimmere ich halbherzig. Ich senke den Blick und sehe, wie die Spritze sich mit ekligem zähen gelborangefarbenen Schleim füllt.

»Das ist das Stück mit Goneril und Regan, richtig? Der Dummkopf gibt sein Königreich auf ...«

»Ist es bald vorbei?«, frage ich, halb ohnmächtig vor Schmerzen. »Das ist schrecklich ... schrecklich.« Die Nadel berührt eine besonders empfindliche Stelle, an der die Entzündung akut sein muss.

»Nur noch ein ganz kleines bisschen. So, und jetzt die Steroide, sehen Sie, schon vorbei.« Er nimmt ein Pflaster, malt ein Mickymaus-Gesicht drauf und klebt es auf mein Knie. »Braves Mädchen. Jetzt müsste es Ihnen bald besser gehen.« Er bleibt noch ein paar Minuten bei mir sitzen und versucht, mir Mut zuzusprechen. »Sie müssen Ihre Prüfung schaffen, das wird Ihnen helfen. Ich sehe morgen wieder nach Ihnen.« Dann geht er.

Ich lasse mich auf mein Kopfkissen zurücksinken und weine. Was geschieht nur mit mir?

Ich schreibe meine erste Englisch-Prüfung, ein vierstündiges Examen, daheim am Küchentisch. Ich bin erleichtert, nicht in einem vollen Raum an einem wackligen Holzpult sitzen zu müssen, dessen zu kurzes Bein zur Stabilisierung mit einem zusammengefalteten Papier unterlegt ist. Einer der College-Dozenten, Mr. Barry, sitzt in einer Ecke des Raumes auf unserer braunen Eckbank. Er weist mich an anzufangen. Bitte, lass es etwas sein, das ich gepaukt habe, bete ich verzweifelt. Mit zitternden Fingern drehe ich das Papier um. Der erste Teil besteht aus Fragen, die sich auf eine spezielle Szene aus

»König Lear« beziehen. Es handelt sich um die Passage, in der Lear sich mit Cordelia versöhnt. Hurra, Dad hat sie mir im Krankenhaus vorgelesen; er muss hellseherische Fähigkeiten haben!

Nach einer Stunde habe ich Teil eins beendet. Meine Hände pochen, und meine Fingerknöchel sehen aus wie rote Murmeln. Ich massiere sie, während ich Teil zwei überfliege, eine Essay-Auswahl. Im Rahmen der Prüfung muß ich zwei der Essays bearbeiten und die dazugehörigen Fragen beantworten. Aber das ist okay, ich habe ja noch reichlich Zeit. Als erstes Thema wähle ich die Beziehung Edmunds, des unehelichen Sohnes, zu seinem Vater Gloucester.

»Vergessen Sie nicht, Pausen einzulegen, Alice«, meint Mr. Barry, als er sieht, wie ich meine schmerzenden Hände reibe. »Dazu ist die zusätzliche Zeit, die Ihnen eingeräumt wurde, gedacht.« Ich lehne mich zurück und gönne mir eine kurze Unterbrechung.

Ich schreibe an meinem zweiten Essay, und meine Hände fühlen sich an, als würden sie gleich abfallen. Ich muss versuchen, fertig zu werden, aber mir bleiben nur noch fünf Minuten.

Schließlich fordert Mr. Barry mich auf, den Stift aus der Hand zu legen. Ich schreibe das letzte Wort und setze mit dem Füller den Schlusspunkt. Als er meine Prüfungsunterlagen einsammelt, knurrt dem armen Mr. Barry der Magen. Mum und ich haben vor lauter Nervosität gar nicht daran gedacht, ihm in den vier Stunden Gebäck oder etwas zu trinken anzubieten. Uuups.

Nach der Prüfung schickt Mum mich sofort ins Bett. Ich nehme meine Spanisch-Sachen mit, bereit für die nächste Prüfung am morgigen Tag. Ich habe keine Zeit auszuruhen, denke ich gereizt.

Später am Abend schickt Mum Tom zu mir nach oben,

um mir auszurichten, dass das Abendessen fertig sei. Mein Bruder findet mich schlafend vor, den Spanisch-Ordner auf dem Bauch und Blätter auf dem ganzen Bett verstreut. Er sagt Mum, dass er mich nicht wecken wollte. »Heißt das, ich kann zwei Würstchen mehr haben?«, fragt er hoffnungsvoll.

Der Morgen meiner Spanisch-Prüfung ist angebrochen, und mein rechtes Knie ist zur Größe eines Luftballons oder sogar einer Melone angeschwollen. Ein weiterer Gelenkerguss. In Panik rufe ich Dr. Buckley an. Er sagt, ich solle sofort zu ihm ins Krankenhaus kommen; ich bräuchte auch nicht zu warten. Er saugt den Schleim ab und spritzt mir wieder Steroide gegen die Entzündung.

»Viel Glück für heute Nachmittag«, sagt er. »Ich drücke Ihnen die Daumen. Ohne Fleiß ...«

»... kein Preis«, beende ich seinen Satz achselzuckend.

Die übrigen Prüfungen verlaufen nach dem gleichen Schema. Jeweils zwischen zwei Prüfungen fahre ich zu Dr. Buckley, der meine Schreibhand punktiert oder meine schmerzenden Knie spritzt. Bei jedem meiner Besuche malt er mir eine Mickymaus auf das Pflaster, zwinkert mir zu und sagt, dass er mir die Daumen drückt. Er ist ein richtiger Freund geworden. Ich weiß nicht, wie ich die Prüfungen ohne ihn durchgestanden hätte.

Das Examen ist vorbei! Sophie, Seb und ein paar andere Freunde holen mich ab, um zu feiern. Ich hoffe, ich muss nie wieder einen Gedanken an Prüfungen verschwenden. Und wir alle hoffen, dass es mir bald wieder besser geht.

Medizinisches Update: Dr. Buckley hat mir Medikament Nummer 3 verschrieben: Methotrexat. »Methotrexat ist ein Mittel, das bei Krebs und Rheuma gleichermaßen eingesetzt wird«, erklärt er mir. Na großartig, zwei Wunderpillen in einer. »Es ist viel aggressiver und wird in besonders schweren Fällen eingesetzt, bei Patienten, denen NSAR nicht helfen. Wenn es anschlägt, sollte es Gelenkschäden vorbeugen und das Fortschreiten der Krankheit hemmen.« Ich bin ein schwerer Fall. Was soll's. Wenigstens eines, worin ich andere übertreffe.

21

Die Party

Im Fernsehen läuft Wimbledon. Agassi spielt, aber ich erkenne ihn kaum wieder, weil er weiße Tennisklamotten trägt und sich die Haare hat schneiden lassen. Er spielt im Viertelfinale gegen Becker, der wie gewöhnlich dem Ball quer über den Platz nachjagt und auch den einen oder anderen Hechtsprung nicht scheut. Komm schon, Agassi. Ich sehe zwanzig Minuten lang konzentriert zu und wünschte, ich wäre dort.

Zwei Tage nach meiner letzten Prüfung, und ich liege mal wieder im Krankenhaus, wo überwacht werden soll, wie das neue Medikament anschlägt und wie ich es vertrage.

Am Kopfende meines Bettes wurde ein Zettel angebracht, auf dem steht: »Bettruhe«. Nach vier Tagen im Krankenhaus fühlt sich mein Körper bleischwer an. Ich liege den ganzen Tag still wie ein nutzloses Stück Holz, wobei ich gelegentlich für das Thermometer den Mund aufmache oder zum Blutdruckmessen den Arm ausstrecke. Die einzige Bewegungstherapie, zu der ich überhaupt fähig bin, ist Hydrotherapie, die ich sehr genieße. Das Wasser ist 35 Grad warm, und die Physiotherapeutin macht mit mir Übungen mit Schwimmern und Ringen. Im Wasser fühle ich mich leicht wie ein Schmetterling. Ich freue mich auf die Morgende, wenn mein freundlicher grauhaariger Pfleger kommt, um mich zur Wassertherapie zu bringen.

»Alice, waren Sie ganz allein auf der Toilette?«, fragt eine Krankenschwester. Ich mache ein schuldbewusstes Gesicht. »Sie müssen läuten. Bettruhe heißt Bettruhe, Sie dürfen also gar nicht aufstehen, auch nicht für einen kurzen Gang auf die Toilette«, schimpft sie.

Ich will mir nicht jedes Mal, wenn ich muss, eine Plastik-Bettpfanne unterschieben lassen. Was glauben die denn, mit wem sie es zu tun haben? Ich muss mir vor Augen halten, dass ich ein schwerer Fall bin.

Aber ich war einmal eine große Hoffnungsträgerin mit einem Platz auf der Weltrangliste der Junioren und Qualifikation für die »Nationals«. Ich hatte 30 Angebote aus den USA. Charlotte ist in den Staaten und hofft, ihre Träume verwirklichen zu können. Und wo bin ich, wie sieht meine Zukunft aus? Ich liege in einem furchtbaren Krankenhaus, ans Bett gefesselt, und die weiteren Aussichten sind denkbar schlecht. Ich kann nicht einmal allein aufs Klo.

Bill hat mich nicht wieder besucht. Warum kommt er nicht? Ich wünschte, er würde mich besuchen. Und doch möchte ich Menschen wie Charlotte und Connie aus meinem Leben ausschließen. Den Kontakt zu Schulfreunden wie Sophie, Rebecca und Seb aufrechtzuerhalten, die nichts mit meiner Tenniskarriere zu tun haben, ist viel leichter.

Morgen Abend feiert Seb seinen 18. Geburtstag. Ich muss einfach hin. Ich werde nicht hier vor mich hin schimmeln und mir vorstellen, wie viel Spaß meine Freunde ohne mich haben. »Darf ich hin?«, bettle ich Dr. Buckley bei der Visite an. »Er wäre so enttäuscht, wenn ich nicht käme.«

Dr. Buckley steht vor mir wie ein Gott, umringt von einer Schar junger Medizinstudenten und Lernschwestern. »Konzentrieren Sie sich erst einmal auf Ihre Übungen«, sagt er mit belustigter Miene. »Können Sie die Hände in den Nacken legen und auf Ihren Kopf? ... Können Sie die Hand zur Faust ballen? ... Tut das weh?«, fragt er dann und drückt dabei vorsichtig die Fingerknöchel einer Hand. »Haben Sie hierbei ein Spannungsgefühl?«, will er wissen, als er meine Knie beugt und streckt.

Die Medizinstudenten machen sich Notizen über den Bewegungsumfang meiner Gelenke. Es fällt mir schwer, die Arme vollständig auszustrecken, und ich wünschte, sie würden aufhören, mich so anzuglotzen. Ich bin doch kein Ausstellungsstück. »Darf ich morgen auf die Party? Ich verspreche auch, gleich im Anschluss wieder herzukommen. Ich fühle mich schon so viel besser«, lüge ich verzweifelt.

Er zieht die Brauen hoch. »Eigentlich sollte ich Sie nicht gehen lassen, wissen Sie, aber ich werde es trotzdem erlauben. Viel Spaß«, flüstert er mir zu.

»Sie können ihn mühelos um den Finger wickeln«, sagt die Schwester, als er gegangen ist. »Sie brauchen nur ein bisschen mit den Wimpern zu klimpern.« Sie schüttelt den Kopf. Wahrscheinlich ist sie eifersüchtig, denke ich sehr zufrieden mit mir.

Ich gehe meine Garderobe durch. Was soll ich anziehen? Ich brauche etwas Freundliches, etwas, das aussagt »Ich bin okay«. Ich wähle mein kurzes limonengrünes Kleid mit den auf dem Rücken gekreuzten Spaghettiträgern, die viel nackte Haut sehen lassen. Genau richtig. Ich möchte nicht, dass irgendjemand etwas merkt. Ich will nicht, dass irgendjemand glaubt, ich wäre immer noch im Krankenhaus. Ich will einfach nur ausgehen und mich amüsieren wie alle anderen auch.

Als ich erst halb angezogen bin, kommt Tom herein

und wendet sich sofort ab, sodass er sich den Kopf an der Zimmertür anschlägt. »Entschuldige. Ich dachte, du wärst schon fertig. Drück auf die Tube!«, murmelt er und stolpert hinaus. Mein Bruder hat einige sonderbare Ausdrücke aufgeschnappt. Er ist vier Jahre älter als ich, aber er kommt mir vor wie ein kleiner Bruder. Wir machen uns alle Sorgen um ihn. Uns allen ist bewusst, dass er von Geburt an nie völlig normal war, aber es ist komplizierter als das. Bisher konnte noch kein Arzt genau feststellen, was ihm eigentlich fehlt.

»Tom, geh nicht. Erzähl mir ein paar Witze«, rufe ich ihm nach. »Ich bin jetzt fertig angezogen. Oder leg Musik auf. Ich muss in Stimmung kommen.« Ich fange an, mich zu schminken, wobei ich weit mehr Sorgfalt auf mein Make-up verwende als sonst. Tom legt einen James-Bond-Soundtrack auf und tanzt mit einem Handtuch um die Schultern durch mein Zimmer. *»The man with the Golden Gun«*, singt er und bringt mich damit zum Lächeln.

Ich betrete die volle verräucherte Kneipe und entdecke Gott sei Dank sofort Sophie. Sie drückt meine Hand und ruft überglücklich: »Ich bin ja so froh, dass du kommen konntest! Lass uns etwas trinken.« Sie hat bereits einen Schwips. Seb habe ich noch nicht gesehen. Ich lasse den Blick über die Menge schweifen, kann ihn jedoch nirgends entdecken. »Heh du!«, sagt Sophies Freund, der unbemerkt direkt hinter mich getreten ist. Ich drehe mich um und umarme ihn. »Komm tanzen.« Warum nicht? Wen kümmert es, dass meine Knie wehtun? Der Alkohol wird die Schmerzen betäuben. Heute Abend möchte ich meine Krankheit vergessen. Ich nehme einen großen Schluck meines Drinks und folge ihm dann auf die Tanzfläche. Als der vorausgegangene Song noch ausklingt, legt der DJ bereits die nächste Scheibe auf, ein musikalischer Gruß von mir an Seb. UB40 und *»Red, red wine«*. Wieder sehe ich mich um, und diesmal sehe ich ihn; er steht an der Bar und lächelt mir zu.

Nach zwei Songs habe ich genug und verlasse die Tanzfläche. Meine Füße tun weh. Ich muss an den kommenden Morgen denken, daran, dass ich ins Krankenhaus zurückmuss. »Hör auf«, murmle ich in mich hinein und kneife mich. Jemand vom College kommt herüber und fragt, ob es mir besser geht.

»Viel«, entgegne ich lächelnd. »Ja, wirklich.«

»Super«, sagt er. »Dann bleibt es also dabei, dass du nach Amerika gehst?«

»O ja, klar«, antworte ich. Ich fühle mich gut, zuversichtlich. Ich genehmige mir noch zwei Drinks. Das Leben ist wunderbar, ich bin jung, ich werde wieder Tennis spielen. Ja, das Leben ist wunderbar.

Als ich später im Bett liege, fühle ich mich behaglich und kuschelig warm. Ich bin immer noch dieselbe alte Alice, denke ich, rolle mich unter der Bettdecke zusammen und schlafe ein. Das Leben ist schön. Das Leben ist wie friedlich auf einer Wiese zu liegen, von der Sonne gewärmt und von wunderschönen Blumen umgeben.

Am nächsten Morgen fühle ich mich hundeelend, so als wäre ich von einem Doppeldecker-Bus überrollt worden – der dann gleich noch einmal rückwärts über mich drüber gefahren ist, um seine Sache auch gründlich zu machen. Meine Augen sind ganz schwarz von verwischter Mascara. Ich sehe aus, als hätte ich mich am Abend geprügelt. Mühsam kämpfe ich mich aus dem Bett und humple im Schlafanzug nach unten. Mum ist mit Näharbeiten beschäftigt. Ich koche Kaffee.

»Wie war die Party?«, fragt Mum gut gelaunt.

»Schön.« Zu mehr als einer knappen Antwort bin ich

nicht in der Lage. »Vielleicht sehe ich etwas fern«, füge ich später noch hinzu und schlurfe davon.

»Alice, du musst heute Morgen zurück ins Krankenhaus. Ich will dich ja nicht drängen, aber du wirst bald fahren müssen. Man erwartet dich dort«, ermahnt sie mich nervös. Ich glaube, sie hat Angst vor mir, als hielte sie mich für eine Bombe, die jederzeit explodieren könnte.

»O Gott«, entgegne ich schroff. Der Countdown läuft. Die Bombe geht hoch. »Ich will aber nicht zurück, verdammt noch mal. Ich will nicht, und du kannst mich verdammt noch mal nicht zwingen.« Die Realität holt mich wieder ein. Ich hasse es.

Nach zweieinhalb Wochen im Krankenhaus teilt Dr. Buckley mir mit, dass ich am nächsten Tag nachhause darf. Er injiziert Steroide in meine Knöchel, die zu Golfballgröße angeschwollen sind, sowie in einen meiner Ellbogen. Die Flüssigkeit sickert wo sie kann in die Gelenke. Ich komme mir vor wie ein zerstochenes Nadelkissen.

Am Abend besucht mich Sophie. »Hallo. Lass uns nach draußen gehen«, sagt sie und geht dabei ganz komisch. Sie hat ein paar Dosen Wein unter dem Mantel versteckt. Sie drückt mich in einen Rollstuhl, da ich noch immer zu absoluter Bettruhe verdonnert bin. Wir gehen raus auf den Spielplatz, wo öfter Besucher und Patienten sitzen, und gießen den Wein in Plastikbecher. Wir sprechen über unseren geplanten Cornwall-Urlaub. Es werden richtige Ferien sein.

»Ich möchte sehr, sehr lange nicht mehr an Krankenhäuser denken müssen«, sage ich und stoße mich vorsichtig auf der Schaukel an. »Kannst du glauben, was alles in den letzten Monaten passiert ist?«

»Nein, ich kann es immer noch nicht begreifen. Es wird wieder besser werden, Ali«, verspricht Sophie und greift nach meiner Hand. »Wir sind alle für dich da, so leicht wirst du mich nicht los.« Sie beißt sich auf die Unterlippe; das tut sie immer, wenn ihr etwas ernst ist.

»Ich vermisse das Tennisspielen«, sage ich und sehe zu Boden. Das Haar fällt mir ins Gesicht. »Es ist, als hätte ich einen guten Freund verloren.«

»Ich weiß«, entgegnet sie leise. »Ich wünschte, ich hätte dich in einem richtigen Match spielen sehen. Ich wäre so stolz auf dich gewesen.«

Sophie schiebt mich zurück auf die Station. Wir haben die Zeit völlig vergessen, inzwischen ist es weit nach 22:00 Uhr. Die Lichter sind gedimmt, und aus den Zimmern hört man Schnarchlaute. Wir bemühen uns, so leise wie möglich zu sein und nirgends anzustoßen. Sophie rammt meinen Nachttisch, und alle meine Tabletten fallen herunter. Wir bekommen beide einen Lachkrampf.

»Alice, es ist spät, los jetzt, ab ins Bett«, befiehlt eine der Schwestern und hilft uns, die Tabletten einzusammeln. »Ihre Freundin müsste längst weg sein.« Schwesternschellen läuten. Die Schwester verlässt das Zimmer. Ich blicke flehentlich zu Sophie auf. Nimm mich mit zu dir, bete ich. Ich kann mich selbst entlassen!

»Schnell, lass uns deine Sachen packen.« Sophie klingt wie meine Mutter, aber sie ist auch eine mütterliche Persönlichkeit. »Schnell, bevor die Schwester zurückkommt.« Sofort hebt sich meine Stimmung. Bald darauf schiebt sie mich von der Station. Mein Gepäck habe ich auf dem Schoß. Wir lachen. Ich bin frei. Ich bin urlaubsreif.

Ich bin frei.

Medizinisches Update: das Methotrexat wird einige Zeit brauchen, um anzuschlagen. Zur Überbrückung hat Dr. Buckley mir Medikament Nummer 4 verschrieben – eine Prednisolon-Kur, ein Steroid. Er hat gesagt, es sei eine wahre Wunderdroge und könnte Entzündungen über Nacht abklingen lassen. Bei Langzeitanwendung können allerdings starke Nebenwirkungen auftreten wie Vergiftungserscheinungen, Akne, Gewichtszunahme, Stimmungsschwankungen und eine Abnahme der Knochendichte, was zu Osteoporose und Frakturen führen kann.

22

Der braune Umschlag

Endlich sind die Ergebnisse der Prüfungen da. Sophie ist in Portugal. Ich fahre mit Seb zur Schule, um meinen braunen Umschlag abzuholen.

Im Gemeinschaftsraum geht es zu wie im Taubenschlag.

»Sieh du zuerst nach«, sagt Seb.

»Warum ich? Du zuerst. Überhaupt habe ich keine Lust, mir meine Resultate hier anzusehen«, antworte ich, umgeben von Schluchzen und Gelächter.

Der kleine braune Umschlag ist wie der Schlüssel zu einer magischen Tür. Ich muss mit meinen Freunden hindurchgehen. Ich möchte nicht auf der einen Seite zurückbleiben. Ich umklammere ihn ganz fest. »Ich kann ihn nicht hier öffnen«, sage ich noch einmal und zupfe an Sebs grünem Rugby-Shirt. »Ich will nicht.«

»Okay, dann eben zuhause.« Lächelnd nimmt er meine Hand, ganz offensichtlich viel entspannter als ich.

Seb hält vor einem Getränkehandel. »Wenn wir gut abgeschnitten haben, brauchen wir etwas, um das zu begießen ...«, sagt er, »... oder um unseren Kummer zu ertränken«, fügt er hinzu und wirft mir durch die Scheibe eine Kusshand zu. Er dreht mir den Rücken zu.

Ich wage gar nicht, meinen Umschlag anzusehen. Ich möchte zurück nach Cornwall, weg von allem. Die Woche zusammen mit Seb war wunderschön, und auch die leichte Unsicherheit, die sich zwischen uns eingeschlichen hatte, ist verflogen. Wir konnten wieder ein ganz normales Pärchen sein. Seb brachte mir Surfen bei und war immer sofort zur Stelle, um mich aus dem Wasser zu fischen, wenn eine riesige Welle mich umwarf. Sophie mit ihrem welligen langen dunklen Haar und dem blau-roten Badeanzug sah aus wie Wonderwoman. Abends ließen sie und ich vom Surfen erschöpft die Jungs am Strand zurück und halfen Maggie, der Mutter von Sophies Freund, das Abendessen zuzubereiten – mit häufigen Gin-Tonic- und Zigarettenpausen! Und die Steroide wirkten tatsächlich Wunder. Ich konnte lange Strandspaziergänge unternehmen und sogar ein wenig auf den Felsen herumklettern, auch wenn meine Füße hinterher auf das Doppelte ihrer üblichen Größe angeschwollen waren. Sophie nannte sie meine »Zauberfüße« – morgens waren sie ganz schmal und zierlich, und abends dick geschwollen.

Wir machten viel Unsinn. Sophie und ich versprühten eines Abends Maggies Chanel Nr. 5 auf den Boxershorts der Jungs und mussten am nächsten Morgen reuig gestehen, als sie sich wunderte, was mit ihrem teuren Parfum geschehen war.

Ich fühlte mich wieder wie ein ganz gewöhnlicher Teenager, auch wenn ich mich bei Seb immer wieder über mein Mondgesicht beklagte, eine Nebenwirkung der Steroide. »Ich habe richtige Pausbacken«, jammerte ich jeden Morgen. Er kniff nur spielerisch hinein und antwortete, dass er mein Gesicht liebe. Er gab mir Selbstvertrauen und versicherte mir, dass ich keine Last sei, wenn ich müde wurde und mich tragen lassen musste. Er sagte, es würde mir bald wieder gut gehen. Bald hätte ich »den Knast« hinter mir und könne »tun und lassen, was ich will«.

Seb ist nur selten deprimiert, nervös oder hat ein Tief

– seine positive Lebenseinstellung tut mir gut. Ich fürchte mich schon vor dem Tag seiner Abreise. Im September möchte er für sechs Monate auf eine Neuseeland- und Australienrundreise. Ich habe das Gefühl, als liefe unsere Zeit langsam ab.

Ich blicke wieder auf meinen Umschlag. Die Spannung ist einfach nicht auszuhalten. Ich reiße ihn auf.

»Englisch ... 2. Französisch ... 2.« O mein Gott, das ist ja phantastisch, zwei von drei Prüfungen habe ich auf jeden Fall bestanden. Zweien sind okay. Ich blättere um. »Spanisch ... 3.« Das hätte ich besser machen können, aber ich habe bestanden! Ich werfe einen Blick auf Sebs Umschlag und muss ihn einfach öffnen. Er hat eine Eins in Technischem Zeichnen. Er kommt zum Wagen zurück. Hastig lege ich den Umschlag zurück auf das Armaturenbrett. »Ich habe zwei Zweier und eine Drei«, rufe ich ihm zu. »Und du hast eine Eins in Technischem Zeichnen«, füge ich eilig hinzu.

»Ich kann nicht glauben, dass du meinen Umschlag geöffnet hast«, entgegnet er fassungslos und versucht, empört zu klingen, aber sein strahlendes Lächeln verrät mir, dass er mir bereits verziehen hat. Seb hat eine Eins, eine Zwei und eine Drei. Wir drehen die Musik lauter und fahren stolz nachhause. Ich lehne mich immer wieder rüber, um Seb zu küssen, sodass er schließlich fast in den Graben fährt.

Daheim köpft Mum eine Flasche Sekt. Seb legt den Arm um mich, und wir trinken auf die Zukunft, auf uns.

Ich rufe Helen an und anschließend Dad auf der Arbeit.

Dann bin ich durch die Tür. Heute bin ich so glücklich wie lange nicht mehr.

Medizinisches Update: Dr. Buckley verschreibt Medikament Nummer 5: ein starkes Mittel namens Sulphasalazin zur Unterstützung des Methotrexats. Offenbar sind beide gute Freunde und vereinen sich zu einem köstlichen Cocktail. »Aber es gibt auch starke Nebenwirkungen«, gesteht er mir. »Übelkeit, Bauchschmerzen, Ausschlag, Kopfschmerzen, Gereiztheit, Benommenheit und Abbau des Knochenmarks.« Ich sage ihm, das sei mir egal, ich nähme alles, was mir helfen könnte. Ich besorge die Tabletten in der Apotheke – sie sind ekelhaft groß und gelb.

23

Die Katze sitzt auf der Matte

Die Katze sitzt auf der Matte« tippe ich. Mein Silberarmband klimpert an meinem Handgelenk. »Die Katze sitzt auf der Matte.« Ich sehe auf die Uhr – 12:24 Uhr. Ich habe einen dicken Kloß im Hals; Seb ist fort. Ich berühre zum x-ten Mal das Armband.

Seb hat es mir gestern Abend geschenkt. Er hat gesagt, er hoffe, dass bei seiner Rückkehr noch alles so sein würde wie jetzt, dass wir immer noch zusammen wären. Ich habe auf ein Stück Papier gekritzelt, wie sehr ich ihn liebe, und ihm außerdem ein Foto von mir geschenkt. Ich möchte nicht, dass er vergisst, wie ich aussehe. Ich sehe sein Gesicht deutlich vor mir. Blaue Augen, weiches blondes Haar, breites Lächeln. Auf seinem Bett liegend, habe ich Musik aufgelegt und das Licht ausgemacht. Ich wollte nicht, dass er mich weinen sieht oder hört. Aber die Pausen zwischen den einzelnen Songs haben uns verraten – wir haben beide geheult.

Heute Morgen, nachdem ich mich noch einmal von Seb verabschiedet hatte, bin ich im Regen davongefahren. Tränen liefen mir über die Wangen. Fast wäre ich auf einen Lastwagen aufgefahren, weil ich nur noch verschwommen sehen konnte. Danach bin ich im Schneckentempo weitergefahren zu meinem Sekretärinnenkurs – ich war so langsam, dass sogar ein Mini an mir vorbeigezischt ist. Ich habe ständig auf die Uhr gesehen. Sebs Flug ging um 12:10 Uhr; er hatte ein Standby-Ticket. Ich nehme an, ich habe bis zuletzt gehofft, er würde keinen Platz an Bord bekommen, aber jetzt wird er sich den Bordfilm ansehen und dabei ein Stück Toblerone aus dem Duty Free kauen. Er wird durch die Wolken fliegen, mit Kurs auf Neuseeland, und in frühestens sechs Monaten zurückkommen. Seb war in den letzten Monaten meine Rettungsleine. Wir haben über die RA gesprochen, aber unsere Beziehung hat sich nicht verändert. Tatsächlich hat die Krankheit uns nur noch mehr zusammengeschweißt. Ich freue mich für ihn. Er hat sich gelangweilt und liebt es zu reisen. Trotzdem fühle ich mich leer und tief verunsichert. Ich habe schreckliche Angst, dass sich die Weisheit »Aus den Augen, aus dem Sinn« auch bei uns bewahrheitet. Auch kann ich mich des egoistischen Gedankens nicht erwehren: »Er verlässt mich ausgerechnet jetzt, wo ich ihn am meisten brauche.« Als Seb durch die Tür ging, wollte ich ihm nachrufen: »Nimm mich mit, warte auf mich.«

»Die Katze sitzt auf der Matte.« Als ich den Satz zum fünften Mal abtippe, werde ich mit der Realität meiner Situation konfrontiert: Der letzte Sommer, die Diagnose, die Zeit im Krankenhaus, das alles ist kein schrecklicher Albtraum, sondern Wirklichkeit. Zum ersten Mal fühle ich mich, als wäre mir eine Tür vor der Nase zugeschlagen worden.

Der Sekretärinnenkurs ist das Letzte, worauf ich Lust habe. »Aber das ist immer noch besser, als gar nichts zu tun. Jeder muss heutzutage tippen können«, hat Mum gesagt. Aber nicht ich. Ich sollte in Amerika sein, neue Trainer und Spieler kennen lernen und von Turnier zu Turnier reisen. Leute sollten mir sagen, dass sie meinen Akzent lieben. Ich sollte nicht hier sein.

Wie durch ein Wunder ist Rebecca in meinem Kurs. Ihre Reisepläne wurden auf Eis gelegt, und sie hat den letzten Platz ergattert. Die Mädchen kommen mir alle so spießig vor mit ihren Haarreifen und Rüschenblusen. Warum muss ich mit diesen Leuten zusammen sein?

Auf dieser Schule geht es sehr streng zu, Hosen sind nicht erlaubt. Mum hat mir einen knöchellangen Schottenrock genäht, vielleicht dachte sie, das würde mir die Integration erleichtern. Ich trage ihn nie.

Wir haben zwei Lehrer. Morgens wird der Umgang mit dem Computer gelehrt, und nachmittags ist Tippen angesagt. Die Direktorin der Schule, Miss Murray, ist sehr nett und hat mir schon kurz nach Kursbeginn einen Teilzeitjob bei einem kleinen Bauunternehmen besorgt. Ich bin froh, dass ich mir nebenbei etwas Geld verdienen kann. Hoffentlich geht es mir bald besser, dann kann ich für eine Weile zu Seb stoßen. Ich werde anfangen zu sparen. Miss Murray hat mich gefragt, ob das Unternehmen über meinen Gesundheitszustand informiert werden sollte, aber das habe ich abgelehnt. Ich will nicht, dass jemand Bescheid weiß.

Ich arbeite vornehmlich für den Generaldirektor, Richard, dessen Büro gleich hinter meinem Schreibtisch liegt. Er ist jung, groß, dunkelhaarig und gutaussehend. Jedes Mal, wenn er aus seinem Büro kommt, um mir einen Brief zu diktieren, fürchte ich, dass er die Schwellung an meinem Handgelenk bemerkt, die aussieht wie ein hartgekochtes Ei. Und auch einer der mittleren Knöchel an der rechten Hand spannt und ist dick. Er sieht aus, als würde eine Murmel die Haut gleich zum Platzen bringen.

Es ist Mitte Oktober, und die Herbstblätter verfärben sich. Ich starre auf die Uhr. 16:00 Uhr. Ich bin in der Arbeit, habe aber überall Gelenkergüsse. Eigentlich hätte ich heute nicht kommen dürfen, aber manchmal bin ich einfach blöd. Unter dem Schreibtisch massiere ich mir möglichst unauffällig die Knie. Sie fühlen sich an, als stünden sie in Flammen. Ich könnte auf ihnen Marshmallows rösten oder Speck knusprig braten. Sie fühlen sich knubbelig an; meine Kniescheibe ist nicht länger zu ertasten, sondern in Gelenkflüssigkeit gebettet. Gott sei Dank trage ich einen langen grauen Rock – die Tage meines limettengrünen Minikleids sind vorbei.

Richard kommt heraus und lässt einen Stapel Unterlagen auf meinen Schreibtisch fallen. »Hallo. Das müsste dringend kopiert werden. Ich habe in einer halben Stunde eine Besprechung.« Der Fotokopierer steht im Untergeschoss. Unter Schmerzen stehe ich auf. Zehn Minuten später betrete ich sein Büro mit den Kopien.

»Entschuldigen Sie, die hier habe ich vergessen«, sagt er und drückt mir noch ein paar weitere Seiten in die Hand. »Könnten Sie sich beeilen? Die Zeit drängt.«

Ich fühle mich, als würden meine Knie jeden Moment nachgeben, und die Flüssigkeit erzeugt bei jedem Schritt schier unerträglichen Druck.

Halb sechs. Die Post ist frankiert und wurde bereits abgeholt.

»Mist, habe ich die Post verpasst?«, fragt Sharon aus dem Untergeschoss atemlos. »Dieser Brief muss unbedingt noch raus.« Sie sieht mich mit Dackelblick an.

»Das schaffen wir noch«, sage ich und nehme ihr den Brief ab.

»Wirklich? Danke. Sie sind großartig.«

Ich bin am Ende. Ich hole meinen Mantel und gehe mit dem Brief in der Hand die Straße hinunter. Meine Füße sagen mir ganz unmissverständlich, dass sie genug haben. Ich träume davon, sie in heißes Wasser zu tauchen und den Schmerz in den Schaumbläschen verdampfen zu lassen. Ich erreiche den Briefkasten, drehe mich um und sehe das scheinbar endlose Stück Bürgersteig vor mir. Tränen der Frustration laufen mir über das Gesicht. Würde bitte endlich jemand eine Maschine erfinden, die mich per Knopfdruck dahin beamt, wo ich hinwill? Aber wenn es eine solche Maschine gäbe, wäre ich nicht hier, sondern bei Seb in Neuseeland.

Ich bin fest entschlossen, niemandem in der Firma von meinen gesundheitlichen Problemen zu erzählen. Ich will kein Mitleid. Ich will keine Sonderbehandlung. Ich habe inzwischen eine gewisse Fertigkeit darin erlangt, meinen Zustand zu verbergen.

Ich folge dieser Routine noch einige Wochen – Sekretärinnenkurs, Arbeit, nachhause, fernsehen und ins Bett.

Daheim ist es furchtbar. Toms Launenhaftigkeit hat sich noch um vieles verschlimmert. Es ist offensichtlich, dass er keinen Job halten kann, zumal Toms Arzt inzwischen eine leichte Schizophrenie diagnostiziert hat. Mum und Dad sind erschüttert, auch wenn die Diagnose nicht wirklich eine Überraschung ist. Sie versuchen verzweifelt, ihn in einer Wohngemeinschaft von geistig Behinderten in Wales unterzubringen. Und dass ich zuhause wohne, trägt auch nicht dazu bei, die Situation zu entschärfen. Auf der einen Seite ist Tom extrem liebevoll und fürsorglich, aber andererseits ist er auch rasend eifersüchtig auf die Aufmerksamkeit, die man mir schenkt – erst das Tennis und jetzt die RA. Tom ist für meine Eltern eine Last, und seine Zukunft ist ungewiss. Ich wünschte, ich hätte Abstand von seinem Zustand. Ich habe keine Geduld mit ihm und verstehe einfach nicht, wie jemand jetzt noch eifersüchtig auf mich sein kann.

Sophie ist mir eine größere Stütze als jeder andere. Sie fährt nach Rumänien, um in einem Kinderheim zu arbeiten, allerdings erst nach Weihnachten. Sie kommt oft abends vorbei. Mal isst sie mit uns zu Abend, mal gehen wir ins Kino. Sie hat für den kommenden Herbst einen Studienplatz an der Universität von Bristol angenommen.

Die Lage verschlimmert sich. Eines Nachmittags, als ich zur Arbeit gehe, wird mir schwindelig. Die ekelhafte gelbe Tablette, die ich jeden Morgen schlucke, hilft nicht und verursacht mir nur Übelkeit. Als ich endlich da bin, bin ich erleichtert, mich setzen zu können. Auf meinem Schreibtisch liegen einige Briefe und andere Unterlagen, die getippt werden müssen. Ich kann Richard nebenan in seinem Büro telefonieren hören. Ich sehe auf das obere Blatt des Stapels. Die Buchstaben tanzen vor meinen Augen, verschwimmen. Speichel sammelt sich in meinem Mund, und ich laufe zur Toilette, um ihn auszuspucken. Ich schließe mich ein und setze mich auf die Toilette. Ich fühle mich, als wäre ich betrunken. Meine Sicht verschwimmt, und als ich die Augen schließe, fühle ich mich wie auf einer Achterbahn. Ich tanze Walzer, und ein fürchterlicher Typ wirbelt mich immer weiter herum. Ich höre Schritte.

Richard klopft an die Tür. »Alice, ist mit Ihnen alles in Ordnung? Sie sind schon eine Ewigkeit da drin. Ich meine, ich müsste mal.«

Ich könnte im Erdboden versinken. Ich schließe auf.

»Mir ist ein wenig übel. Ich weiß auch nicht, wo das plötzlich herkommt.« Sich für eine Krankheit zu schämen ist fast schon eine Krankheit für sich.

»Muss ja gestern Abend ganz schön spät geworden sein«, scherzt er. Wenn es doch nur so wäre. Ich war schon eine Ewigkeit auf keiner Party mehr.

»Hätten Sie etwas dagegen, wenn ich heimginge? Ich glaube, heute bin ich nicht zu viel zu gebrauchen.«

Ich bin in Dr. Buckleys Büro und warte darauf, dass er zurückkommt. Während unseres Gesprächs wurde er dringend auf die Station gerufen. Ich blicke auf meine Krankenakte. Der Aktendeckel ist mit dem Stempel »Vertraulich« versehen. Na ja, immerhin betrifft das alles mich selbst. Was haben sie zu verbergen? Als ich die Akte an mich nehme, fällt ein Brief heraus.

»... Alice ist ein nettes Mädchen, das weder trinkt noch raucht ... 30 Prozent der Patienten, die an Arthritis erkranken, genesen innerhalb einiger Jahre.«

Ich bin sicher, dass das auch bei mir der Fall sein wird. Ich werde die Krankheit besiegen. Ich lese weiter.

»Bei 60 Prozent kommt es immer wieder zu schmerzhaften Gelenkergüssen, die auch die Bewegungsfreiheit einschränken, sie können aber dennoch ein weitgehend normales Leben führen.« Nicht bei mir.

»Aber im vorliegenden Fall fürchte ich, dass die arme Patientin der letzten Gruppe angehört, jenen 10 Prozent, deren rheumatische Arthritis so schlimm ist, dass sie zur Verkrüppelung führt ...«

Mir bleibt das Herz stehen. Ich lese das noch einmal. Ich schiebe den Brief zurück in die Akte. Ich will Dr. Buckley nicht mehr sehen. Ich schnappe mir meine Handtasche und verlasse das Büro. Im Wartezimmer drängen sich deprimierende Gestalten: eine Dame mit Gehstock, ein Mann im Rollstuhl, eine Mutter mit einem Baby, das bereits Schienen trägt ... Ich will nicht dazugehören. Ich gehe an ihnen vorbei, den Flur hinunter, und verlasse die Station. Ich sollte nicht hier sein. Ich habe entsetzliche Angst.

»Wir haben es bereits gewusst«, gesteht mir Dad, als ich ihm von dem Brief erzähle.

»Na vielen Dank, dass ihr mich informiert habt«, schreie ich ihn an.

»Wir haben es unmittelbar vor deiner Abschlussprüfung erfahren, und das wäre ein denkbar ungünstiger Zeitpunkt gewesen. Wahrscheinlich hätten wir es dir sagen sollen, ja, ich weiß es nicht«, sagt er und schüttelt unglücklich den Kopf.

»Arme Patientin. Schmerzen. Verkrüppelung. Das bin nicht ich!« Ich koche vor Wut. »Woher wollen sie das jetzt schon wissen? Wie können sie sich so sicher sein? Ich bin nicht ›nett‹, ich hasse dieses Wort. Außerdem trinke ich sehr wohl und habe auch angefangen zu rauchen. Siehst du, sie wissen gar nichts.«

»Alice, beruhige dich«, befiehlt Mum mir streng. »Wir haben das getan, was wir damals für das Beste hielten.«

»Ich soll mich beruhigen?! Warum sollte ich das?«, brülle ich hysterisch. »Ihr hättet es mir sagen müssen!« Ich stürme aus dem Zimmer und knalle die Tür hinter mir zu.

Ich muss einen anderen Pfad beschreiten.

Ich werde nicht zulassen, dass die Vorhersage eintrifft.

24

Apfelessig und Honig

Freunde schicken Mum immer wieder Informationen über alternative Therapien, Heiler, Diätspezialisten ...

»Habt ihr es schon mit Korallenkalzium versucht? Es wird auf einem Korallenriff vor den japanischen Inseln Okinawa und Tocunoshima gesammelt«, meint einer.

»Mein Großvater hat Arthritis im Daumen, und ein Ernährungsspezialist hat ihm strikte Rohkost verordnet.«

»Ihr müsst unbedingt zu Mo-Mo gehen, dem jugoslawischen Heiler. Er bewegt das Handgelenk über dem Patienten, um die blockierten Energieströme wieder zum Fließen zu bringen ...«

»Lass dir Zahnfüllungen entfernen, wenn nötig auch Zähne ziehen. Das Quecksilber aus den Amalgam-Füllungen vergiftet deinen Körper. Ich kenne da einen Super-Zahnarzt, der das übernimmt ...«

»Mein Mann hat Arthritis und lässt sich von Bienen stechen; das Gift wirkt wahre Wunder.«

»Meine Großmutter badet in Wasser, das mit Salz aus dem Toten Meer versetzt ist. Das bekommst du bei Boots.«

»Hast du je daran gedacht, einen Geistheiler aufzusuchen? Oder zu einem Heil-Gottesdienst zu gehen?«

»Hast du es mit ›Stress und Angst‹-Tabletten versucht? Man kann bis zu sechs Stück am Tag nehmen ...«

»Selleriepillen sind genau das Richtige.«

»Magnettherapie hilft.«

Schon bald renne ich herum wie ein kopfloses Huhn auf der Suche nach den obskursten Pillen und Heilmethoden. Ich will keine Tabletten mehr schlucken, die nichts anderes als Übelkeit erzeugen. Ich muss etwas anderes finden, das mir wirklich hilft. Ich bin fest entschlossen.

»Hallo, mein Name ist Albert.«

Er sieht irgendwie komisch aus, so als wäre er von Kopf bis Fuß bei Oxfam ausgestattet worden – er trägt einen braunen Pullover mit Rautenmuster, eine hellgraue Hose mit Schlag und bequem aussehende Schuhe. Es entsteht eine verlegene Pause. Die Kirche hat sich inzwischen geleert. »Ich konnte deinen Gang gar nicht übersehen, als du nach vorn gegangen bist«, sagt er schließlich. Er hat ein aufgequollenes Gesicht, kleine blaue Augen und einen kleinen runden Mund. »Ich bin Heiler. Warum bist du hergekommen?«

»Ich leide an rheumatischer Arthritis.« Mein Interesse ist geweckt.

»Es ist furchtbar, unvorstellbar«, bemerkt Sophie. »Sie war einmal eine erfolgreiche Tennisspielerin, aber die RA ist so schlimm, dass sie nicht mehr spielen kann.«

»Du hast Glück, eine Freundin zu haben, die dich unterstützt«, sagt Albert lächelnd. Schmale kleine Lippen öffnen sich, und zum Vorschein kommen nikotinfleckige Zähne. »Man sieht gleich, dass ihr beide euch sehr nahe steht, habe ich Recht?«

Wir nicken.

»Ich habe seinerzeit viel als Heiler gearbeitet, und das mit großem Erfolg. Wenn du interessiert bist ...«

Am Abend sprechen Sophie und ich darüber. Möglicherweise ist er ein Betrüger, aber was, wenn nicht? Was habe ich denn zu verlieren?

Albert sitzt an einem Ecktisch des Restaurants, mit einem Schreibblock und einer Tasse Kaffee vor sich. Er trägt immer noch den gemusterten Pullover und die graue Hose. Er erzählt von sich. Er war einmal erfolgreicher Journalist und war schon immer sehr gläubig. Er glaubt daran, dass er heilende Kräfte besitzt. »Ich war in Lourdes ...«

»Wo die Heilige Jungfrau erschienen sein soll«, bemerkt Sophie.

»Etwas Sonderbares geschah. Eine völlig fremde Frau bahnte sich durch die Menge einen Weg zu mir. Sie sah mir unverwandt in die Augen und steckte mir einen Ring an den Finger.« Er zeigt uns den silbernen Ring an seinem Mittelfinger. Er sitzt so eng, dass er tief im Fleisch eingebettet ist. »Ich habe ihn seitdem nicht mehr abnehmen können. Ich denke, das für sich allein genommen ist schon ein Zeichen. Sie sagte mir, sie wäre mit besonderen Heilkräften gesegnet«, fährt er fort. »Und ...« Er legt eine kurze Pause ein. »Ich bin das erste Mal in Hampshire. Etwas hat mich hergerufen, verstehst du? Weißt du, was das heißt?«

Sophie und ich verabreden uns wieder mit Albert. In ein paar Tagen wollen wir uns noch einmal treffen.

Wir sitzen in einem schicken Hotel. In Anbetracht seiner billigen Kleidung fragen Sophie und ich uns, wie er es sich leisten kann, in einem so teuren Hotel zu wohnen.

»Ich habe dem Personal erzählt, dass ich mich mit zwei hübschen jungen Damen treffe, allerdings ohne sexuelle Absichten«, zwitschert Albert. »Ich möchte nicht, dass jemand auf falsche Gedanken kommt. Ihr wisst ja, wie die Leute reden.«

Sophie und ich starren ihn nur an.

»Heilen heißt akzeptieren«, beginnt er. Er hastet zur Rezeption und kehrt gleich darauf ganz außer Atem zurück. »Wenn ich mich verzweifelt bemühe, dieses Papier in den Papierkorb zu werfen, geht es garantiert daneben.« Er zerknüllt das Papier und wirft es in Richtung Papierkorb. »Seht ihr«, sagt er lächelnd und hebt die Papierkugel wieder auf. »Wenn ich das Papier aber werfe, ohne mich irgendwie anzustrengen, wird es treffen.« Er wirft die Papierkugel über die Schulter. »Seht ihr.«

»Daneben«, sage ich.

»Das hat bisher immer funktioniert!«, ruft er aus. »Aber habt ihr die Theorie verstanden? Habt ihr verstanden, worum es geht?«

Sophie und ich nicken beide nachdrücklich.

Albert organisiert eine »Gebetsnacht«. Er ruft seine Freunde an und bittet sie, in dieser Nacht ganz fest an mich zu denken. »Überall im Land wird für dich gebetet«, sagt er. »Das erzeugt eine immense Energie.«

So seltsam das erscheinen mag, fühle ich mich tatsächlich ein wenig besser. Vielleicht ein psychosomatisches Phänomen, ich weiß auch nicht. Ich will ihn wiedersehen, und Sophie soll mitkommen. Sie erinnert mich noch einmal daran, dass das Ganze nicht sexueller Natur ist.

Albert klagt über einen schmerzenden Finger und bittet mich, ein Gebet für ihn zu sprechen. »Als Freund bitte ich dich um deine Hilfe. Ich mache gerade eine schwere Zeit durch«, erzählt er uns. Sophie versucht, sich ein Lachen zu verkneifen, als sie mein verdattertes Gesicht sieht.

Er entwickelt eine wahre Obsession und läuft mir überall hin nach. Es kommt mir vor, als wäre er abhängig von mir. Wir treffen uns in einer Hotelbar. Sophie ist verreist, also bin ich allein, aber ich werde ihm sagen, dass wir unsere »Freundschaft« beenden müssen.

Albert trinkt in großen Schlucken und stellt dann jedes Mal sein Glas mit einem lauten Knall ab, so als wollte er seinen Worten Nachdruck verleihen. »Aber ich hatte so viele Ideen für dich, weißt du.«

»Ich kann dich nicht mehr treffen«, wiederhole ich. Sophie und ich waren übereingekommen, dass es so nicht weitergehen konnte, dass wir ihn nicht mehr treffen durften. Ich wünschte nur, sie wäre bei mir und würde es ihm auch sagen. Plötzlich nervt mich sein zuckendes Lächeln. Er folgt mir zu meinem Wagen. Zum ersten Mal habe ich Angst. Mit zitternder Hand verriegle ich die Tür, sobald ich eingestiegen bin. Der Motor springt nicht an. Er trommelt gegen die Scheibe. Ich zwinge mich zur Ruhe, und der Wagen springt endlich an. Ich atme tief durch und fahre davon.

Am darauffolgenden Nachmittag klingelt daheim das Telefon. »Hallo. Kennen Sie einen Mann namens Albert Skinner?«, fragt der Eigentümer des Hotels, in dem Albert und ich uns das letzte Mal getroffen haben.

»Ja. Warum?«

»Er hat eine immense Rechnung hinterlassen und ist dann verschwunden, ohne zu bezahlen. Außerdem ist sein Zimmer in einem katastrophalen Zustand. Wir haben seiner Telefonrechnung entnommen, dass er Sie angerufen hat. Wissen Sie vielleicht, wo Ihr Bekannter sich aufhält?«

»Nein«, antworte ich schockiert.

Ich habe ihn nie wiedergesehen.

Ich fühle mich im Stich gelassen. Enttäuscht. Blauäugig. Naiv. Trotzdem bedaure ich nicht, ihn kennen gelernt zu haben. Ich muss Risiken eingehen; es hätte klappen können. Seltsame Dinge geschehen. Also was soll's? Was kann ich als Nächstes ausprobieren?

Eine Verwandte macht es sich zur Lebensaufgabe, mich zu heilen. Sie sagt, ich solle auf ein Stück Papier spucken, dieses vierfach falten und an einen Arzt in Schottland schicken – angeblich kann man aus dem Speichel eine ganze Menge schließen. Der Arzt ruft an und will wissen, ob ich eine glückliche Kindheit hatte und ob ich Albträume habe. Ich lege sofort auf. Ihr zweiter Rat lautet dahingehend, viel Apfelessig mit Honig zu trinken. Und Rat Nummer 3: »Es gibt da ein Buch«, sagt sie, »von Elizabeth Beckett, die behauptet, sie könne Arthritis unter anderem mit Hilfe einer speziellen Diät heilen.« »Heilen« ist zum Zauberwort geworden. Da die Medikamente keine große Wirkung zeigen, ist Mum ebenso geneigt wie ich, diese Methode zu probieren. Wir beschließen, die Autorin in einer Klinik in Shropshire aufzusuchen. Dad ist zynisch.

Wir sitzen im Wartezimmer. Die Tür zu ihrem Zimmer öffnet sich langsam, und da steht sie, eine schlanke Erscheinung ganz in Weiß. Sie sieht sehr jung aus. Sie fordert uns auf, einzutreten und Platz zu nehmen. Sie spricht sehr langsam und deutlich. Zuerst möchte sie ein bisschen etwas über mich wissen. Dann wird mein Blutdruck gemessen, der so niedrig ist, dass sie einen Defekt des Messgerätes vermutet. Ihr Hauptaugenmerk gilt den Medikamenten, die ich einnehme; sie ist besorgt wegen ihrer Stärke, ihrer Toxizität und möglichen Nebenwirkungen. Wenn ich mich an ihre Anweisungen halte und die Methode bei mir anschlägt, hofft sie, dass ich die

Medikamentendosis nach und nach verringern und eines Tages vielleicht ganz auf sie verzichten kann. Ihre Behandlungsmethode umfasst eine strikte Diät, die Koffein und Säuren verbietet, dazu Gelenkbäder in speziellen Ölen und Epsomer Bittersalz, die Einnahme von Vitaminen und Mineralstoffen und das Trinken von Pilz-Tee. »Die große Mehrheit meiner Patienten fühlt sich nach sechs Wochen wohler in ihrer Haut. Sie müssen die Selbstheilungskräfte Ihres Körpers aktivieren, Ihre Medikamente weiter einnehmen, aber versuchen, von den Steroid-Injektionen loszukommen, die den Schmerz nur betäuben.« Nach einer Pause fährt sie fort. »Ich habe schon vielen Menschen geholfen, und ich kann auch Sie heilen. Ich glaube ganz fest daran, dass Ihr Zustand sich bessern wird, wenn Sie sich nur strikt an meine Anweisung halten.«

»Sie glauben wirklich, Sie können mir helfen?«, frage ich. Ich wage kaum, Mum anzusehen.

»Ja«, sagt sie nachdrücklich. »Ich weiß es.«

25

Ein Tag im Leben eines überzeugten Alternativen

Zum Frühstück öffne ich meine Dose mit Vitaminen und Mineralien; jeder einzelne Typ ist in einem separaten durchsichtigen Plastikbeutel eingeschweißt: Folsäure, Magnesium, Vitamin A, Vitamin B mit einer ganzen Vitamin-Familie – B-Komplex, B1, B2, B3, B6, B12 –, Vitamine D, K, Zink, Vitamin C mit Hagebutte, Pantothen-Säure, Kelp, Eisen, Alfalfa – die Liste ist endlos. Ich lege die Tabletten in allen Regenbogenfarben um mein Glas Mineralwasser herum. Sie sehen aus wie hübsche Perlen.

Jede Pille, die ich schlucke, riecht schlimmer als die vorherige. Pille Nummer 12, Multivitamin. Rein damit. Sie stinkt nach Hundekuchen. Iiiih. Ich spüle mit einem weiteren Schluck Wasser nach.

Tom kommt in die Küche. Er trägt Schuhe und Mütze zu einem roten Bademantel. »Was machen deine Beine?«, fragt er.

»Sie tun schrecklich weh.«

»Wir müssen alle sterben«, sagt er fröhlich und stellt den Wasserkessel auf.

Tom und ich sind uns näher gekommen. Ich fange an zu verstehen, wie sein Verstand funktioniert. Jeder fragt sofort, wie es mir geht, aber niemand wagt es, Mum und Dad nach Tom zu fragen, dem Sonderling, dem missratenen Kind. Das verletzt ihn. Er hasst es, ein Schattendasein zu führen und sich ständig wie das fünfte Rad am Wagen zu fühlen. Aber jetzt kann er aus nächster Nähe meine Ängste miterleben, meine Enttäuschung und die körperlichen Einschränkungen, die die RA mir auferlegt.

»Ich würde dir einen neuen Körper kaufen, wenn ich könnte«, sagt er ernsthaft.

»Und ich dir ein neues Gehirn.«

»Das würde mir gefallen. Ein neues Gehirn für Thomas.«

Ich bitte ihn, mir beim Aufsetzen meines Pilz-Tees zu helfen. Tom rümpft die Nase und sagt, der Tee sähe widerlich aus. »Wie schleimige Quallen«, sagt er. Gereizt antworte ich, dass die Menschen ohne Zögern Pillen voller Chemikalien und unbekannter Herkunft schlucken würden, aber immer dann besonders empfindlich wären, wenn es um Naturmedizin ginge.

»Ich glaube, ich würde lieber eine Tablette schlucken.«

Eisenhaltige Melasse beugt Blutarmut vor und wirkt leicht abführend, schmeckt aber ekelhaft. Ich halte mir die Nase zu und würge zwei Teelöffel des zähen Breis hinunter.

Tom reicht mir eine Tasse Tee. »Teufelstrank, Mylady«, sagt er mit Grabesstimme. »Zum Hinunterspülen der Teufelskost.«

Wir setzen eine Schüssel Wasser mit Epsomer Bittersalz an, um meine Füße darin zu baden. Epsomer Bittersalz hilft, Säuren aus dem Körper zu ziehen. Tom kommt mit der Schüssel auf mich zu. Das Wasser schwappt über und bildet kleine Pfützen auf dem Fußboden.

Ich putze mir dreimal die Zähne, bevor ich zur Arbeit gehe. Ich weiß, dass ich Mundgeruch habe. Letztes Wochenende hat Helen mir einen Gutenmorgenkuss gegeben und ist sofort zurückgezuckt. »Alice, hast du vielleicht einen Mundpilz?«, fragte sie.

Ich bereite mein säurefreies Lunchpaket zu – roher Gemüsesalat mit Vollkornbrot und einer Banane. Elizabeth Beckett sagt, dass Brennessel-Tee wunderbar schmecke und ich bald nichts anderes mehr würde trinken wollen. Ich stecke ein paar Beutel Brennessel-Tee in meine Tasche.

Richard ist gut gelaunt und lädt die ganze Büromannschaft zu einer Nascherei ein. Er kauft zum Tee Sahnekuchen mit säurehaltigen Erdbeeren. Sehnsüchtig betrachte ich mein Stück. »Säure«, hallt es in meinem Kopf wider, aber mir läuft das Wasser im Mund zusammen. Elizabeth hat gesagt: »Halten Sie sich fern von allem, von dem Ihnen das Wasser im Mund zusammenläuft, es ist nämlich garantiert säurehaltig.« Aber ich will diesen Kuchen essen, verdammt.

»Was ist, möchten Sie Ihren Kuchen nicht?«, fragt Richard.

»O doch, gleich. Er sieht köstlich aus«, antworte ich gepresst. Als Richard in sein Büro zurückgeht, verschwinde ich auf die Toilette und packe den Kuchen ein, um ihn mit nachhause zu nehmen, da ich weiß, dass Dad sich darüber freuen wird. Als Richard zurückkommt, versichere ich ihm, der Kuchen sei köstlich gewesen, und lecke mir die Lippen.

Nach Feierabend setze ich eine Schüssel warmes Wasser mit Lavendelöl an, dem Heileigenschaften nachgesagt werden, und weiche die Füße darin ein, während ich vor dem Fernseher eine weitere Tasse des widerlichen Brennessel-Tees trinke.

Mum ruft aus der Küche: »Alice, du hast zum Abendessen die Wahl zwischen Bohneneintopf und Buchweizen-Auflauf mit roten Linsen.«

»Worauf hast du denn mehr Lust?«

»Oh, wir essen Spaghetti Bolognese.«

Dad entkorkt eine Flasche Wein, aber ich muss mich mit einem Glas Wasser begnügen, in das ich ein weiteres Pulver von Elizabeth einrühre. Ein weiteres Entsäuerungsmittel. Ich kann mir nicht vorstellen, wie es funktionieren soll. Tom meint, das Pulver sehe aus wie Schuppen. Er ist fasziniert von meiner Diät. Ich werfe einen Blick in mein Glas und genehmige mir spontan doch einen Schluck Wein.

Ich versuche, nicht zuzusehen, wie Dad seine Spaghetti isst. Ich liebe Bohnen, sage ich mir, aber alles schaffe ich doch nicht. Mum verfüttert den Rest an Meggy, unseren Terrier, dessen Mundgeruch dem meinen in nichts nachsteht. Mum muss ihr zweimal die Woche mit Zahncreme die Zähne putzen. Meggy rührt die Bohnen nicht an.

Vor dem Schlafengehen nehme ich ein heißes Bad. Hinterher trockne ich mich eilig ab und lege mich ins Bett, wo ich von Schokolade, Erdbeeren und Sahne träume.

26

Unentschlossenheit

Wir haben das Jahr 1993. Steffi Graf hat bei den Australian Open in drei Sätzen gegen Monica Seles verloren. Mum bastelt Lampenschirme, Helen ist verliebt, und ich bin immer noch auf Diät ...

Vollkorn dies und Vollkorn jenes hängt mir zum Hals raus – ich sehne mich nach einem Schokoladenriegel, anständigem Kaffee, weichem WEISSbrot, cremiger Mayonnaise, Curry-Huhn und Rhabarberstreusel mit Karamelleis.

Seit sechs Wochen halte ich mich strikt an Elizabeths Diät und alle anderen Anweisungen in ihrem Buch, aber es war nicht leicht. Ich habe das Gefühl, das Ganze führt zu nichts. Bisher habe ich die Medikamentendosen noch kein bisschen verringern können, und mein Körper schreit förmlich nach einer Steroid-Spritze. Ob ich mich wohler fühle? Ganz und gar nicht. Ich fühle mich schwach.

»Ich kann nicht laufen«, sage ich, als ich versuche, aus dem Wagen zu steigen.

Mum packt mich unter den Achseln und zieht.

»Nein, ich kann mich nicht rühren«, protestiere ich.

Fred, unser freundlicher Gehilfe, der gerade den Schuppen repariert, fragt, ob wir Hilfe brauchen.

»Das wäre wirklich sehr nett«, bedankt Mum sich mit bebender Stimme.

Auf seinen starken Armen trägt er mich ins Wohnzimmer.

»Normalerweise bin ich nicht wehleidig«, murmele ich beschämt und senke verlegen den Blick.

»Ruh dich nur aus, lass es langsam angehen, Kindchen«, sagt er und wendet sich dann mit Tränen in den Augen ab.

Ich rufe Elizabeth Beckett an und flehe sie an, den Kontakt zu jemandem herzustellen, der die gleichen Qualen durchmacht. Bei unserem ersten Besuch hat sie uns ein paar Briefe von Patienten vorgelesen, denen ihre Behandlung geholfen hat, also müsste es für sie eigentlich ein Leichtes sein, mir so jemanden zu nennen. Elizabeth Becketts Mitarbeiterin erweist sich jedoch als wenig hilfsbereit, und Namen will sie erst recht nicht weitergeben. Wo ist der ehemals verkrüppelte Mr. Dicker, der Gärtner, der nicht mehr laufen konnte und jetzt wieder auf Leitern herumkraxelt und Rosen beschneidet? Und wo ist Mrs. Pratt, die früher den lieben langen Tag im Rollstuhl saß und heute ganze Nächte durchtanzt? Und was ist mit dem Feuerwehrmann, der seinen Job aufgeben musste und jetzt wieder mit Blitzgeschwindigkeit bei Alarm die Stange herunterrutscht? Wo sind diese Leute? Warum kann ich nicht einen von ihnen anrufen? Warum unterstützt sie mich nicht? Ich brauche dringend etwas Ermutigung, etwas, das mich aufbaut.

Ich lege auf und sitze eine ganze Weile da wie erstarrt. Ich habe einen furchtbaren Fehler gemacht. Ich bin zu gutgläubig, und hinter meinem Rücken lacht sie mich aus. Sie ist eine Betrügerin. Sie ist nur auf das Geld aus. Ich sehe vor mir, wie sie meine Pfund-Münzen und Fünf-Pfund-Scheine stapelt. Ich sehe, wie sie Hundekuchen in kleine Kartons packt und diese lachend mit der Aufschrift »Vitamin C mit Hagebutte« beschriftet. Ich gebe auf. Seht mich doch an; ich kann nicht mal laufen. Ich möchte wieder zu Dr. Buckley, in die Sicherheit des Krankenhauses.

Ich rufe Dr. Buckley an. Er teilt mir höflich mit, dass ich warten muss, bis ich dran bin. Ich soll wie jeder andere einen Termin bei seiner Sekretärin vereinbaren. Früher hat er für mich alles stehen und liegen lassen. Als ich ihm schrieb, dass ich es mit dieser Diät versuchen wolle, hat er gleich gesagt, dass er von dieser Therapie nichts halte. Er hat nicht nur nichts davon gehalten, sondern war darüber hinaus ärgerlich, und das ist jetzt die Retourkutsche. Ich wollte es so haben, also muss ich auch die Konsequenzen tragen.

Elizabeth Beckett hat gesagt, mein Zustand würde sich erst verschlechtern, bevor eine Besserung einträte. Sie klingt mitfühlend, wenn auch etwas gestresst. Vielleicht ist es ja schwierig, den Kontakt zwischen Patienten herzustellen? Ich darf mich nicht in Selbstmitleid ergehen und beim ersten Anzeichen von Schwierigkeiten aufgeben. Ich muss geduldig sein und Vertrauen haben.

Am Abend kommt Sophie zu Besuch. Ich habe mich den ganzen Tag nicht vom Sofa wegrühren können. Als sie anrief, um sich anzukündigen, konnte ich nicht mal den Hörer ans Ohr halten. Das musste Mum übernehmen.

Jasmine, mein neuer Rauhaardackel, sitzt neben mir, den Kopf unter meinem Arm vergraben. Sie ist mir den ganzen Tag nicht von der Seite gewichen; zweifellos spürt sie, dass etwas nicht stimmt. Ich streichle sie liebevoll.

»Ich kann es nicht ertragen, dich so zu sehen. Bist du auch sicher, dass diese Diät das Richtige ist?«, fragt Sophie mit dem vertrauten sorgenvollen Ausdruck auf dem Gesicht.

»Ich weiß nicht.« Ich brauche einen guten Samariter, der mich aufrichtet, der mich aus diesem schwarzen Loch holt und mich wieder auf Kurs bringt.

Wir haben Anfang März, und ich habe Angst. Mums Vertrauen in die Diät schwindet, und Dads Zynismus scheint sich als gerechtfertigt zu erweisen. Mein Gefühl der Isolierung wird noch schlimmer, als Sophie nach Rumänien reist. Sie wird drei Monate weg sein.

»Fahr nicht! Bitte bleib. Ich kann den Gedanken nicht ertragen, dich nicht mehr bei mir zu haben.« Ich seufze schwer. »Ich bin furchtbar egoistisch, nicht wahr?«

»Ich schreibe dir«, verspricht sie und legt die Arme um mich. »Du schaffst das schon. Außerdem kommt Seb bald zurück.«

»Ich habe dir ein Tagebuch gekauft, in dem du deine Erlebnisse festhalten kannst. Du kannst es mir bei deiner Rückkehr vorlesen.«

»Ich habe auch was für dich«, fällt ihr plötzlich ein, und sie kramt in ihrer Handtasche. Sie reicht mir ein paar Kaffeebohnen, eine große Tafel Bitterschokolade und Grapefruit-Badesalz.

»Soph, du weißt, dass ich all das liebe, aber im Moment nichts davon anrühren darf.«

Sie errötet. »Wie lange willst du dich noch mit dieser Diät herumquälen?«

Meine Kehle ist wie zugeschnürt.

»Schreib mir, Ali. Ich will wissen, wie es dir geht.«

Wir gehen nach draußen zu ihrem Wagen, und ich setze mich vorn auf den Beifahrersitz. »Ich wünschte, ich könnte mitkommen«, sage ich. Ich muss andauernd an diesen Song denken: *»There are ten green bottles hanging on the wall and if one green bottle should accidentally fall, there'll be nine ...«* Ich fühle mich wie die Flasche, die immer noch auf dem Regal steht und zusieht, wie alle anderen sich ins Abenteuer stürzen. »Du musst los, ich fange gleich an zu heulen ... Wie erbärmlich.« Ich umarme Sophie ganz fest. Sie hat Tränen in den Augen. »Fahr ... FAHR!« Ich lächle. Ich halte das nicht aus; ich werde gleich auch in Tränen ausbrechen. Ich blicke ihrem davonfahrenden Wagen nach, mache dann kehrt und gehe langsam und niedergeschlagen zurück ins Haus.

Am nächsten Morgen sitze ich an meinem Arbeitsplatz und starre auf meinen Brennessel-Tee. Habe ich mich von einem falschen Gefühl der Sicherheit einlullen lassen? Warum haben die Diät, der Pilz-Tee, das Bittersalz und die Öle keinerlei Wirkung gezeigt? Ich bin wütend und fühle mich im Stich gelassen. Ich habe mich strikt an alle Vorgaben gehalten, aber vergebens. Ich gehe in die Küche und kippe den Tee in den Ausguss. Ich gebe es auf. Ich koche mir eine Tasse Filterkaffee und genieße jeden einzelnen Schluck. Auf der Heimfahrt mache ich an einer BP-Tankstelle Halt und kaufe mir einen Maxi-Mars-Riegel, von dem ich das Papier abreiße, noch bevor er bezahlt ist. Mir läuft das Wasser im Mund zusammen beim Anblick der an der Oberseite geriffelten Schokolade, unter der sich eine weiche Nougat-Karamell-Füllung verbirgt.

Medizinisches Update: Dr. Buckley hat die Dosis Methotrexat erhöht, das ich weiter zusammen mit Sulphasalazin einnehme.

27

»Wie Ihre Augenfarbe«

Ich starre auf die Fragen. *Sind sie in der Lage, Besorgungen außer Haus zu erledigen und einkaufen zu gehen?* Ich kann nicht mehr »Ohne *jegliche* Mühe« ankreuzen. Ich gehe zu den nächsten zwei Zeilen über, denen ich bisher kaum einen Blick gegönnt habe. Jetzt kreuze ich auch dort »Mit *einiger* Mühe« oder »Mit *erheblicher* Mühe« an.

»Rheumatische Arthritis ist ein Teil von Ihnen. Sie ist wie Ihre Augenfarbe, auf die Sie keinen Einfluss haben. Wir können nur hoffen, dass sie irgendwann abklingt oder es uns gelingt, sie in Schach zu halten, sodass Sie ein einigermaßen normales Leben führen können«, sagt Dr. Buckley.

»Lügen Sie mich nicht an!«, schreie ich ungehalten. »Ich habe meine Akte gelesen. Sie erzählen mir nur Unsinn. Ich werde nie wieder Tennis spielen können, soviel steht inzwischen ja wohl fest.«

»Sie sind ein Härtefall«, gibt er überrumpelt zu. »Aber ich bin kein Wahrsager. Ich kann nicht in eine Kristallkugel schauen und sehen, was passieren wird. Wenn ich das könnte, würde ich öfter zum Pferderennen gehen.«

Diesmal ziehen seine schwachen Witze nicht.

»Ziehen Sie nicht los, um eine andere verrückte Diät

zu probieren«, fleht er mich an. »Irgendwann werden wir ein Medikament finden, das Ihnen hilft. Es kann eine Weile dauern, bis diese Mittel anschlagen, aber lassen Sie sich nicht entmutigen. Es warten noch andere Dinge auf Sie als Tennis, das verspreche ich Ihnen.«

Nichts wird je den Stellenwert einnehmen können, den Tennis in meinem Leben hatte. Wie kann er so etwas behaupten?

Auf der Heimfahrt kommen Mum und ich am Club vorbei und sehen Bill auf unserem Platz spielen. Wir haben einen eigenen Tennisplatz in unserem Garten anlegen lassen, als wir vor fünf Jahren hergezogen sind. Ich hasse den Anblick. Ich bringe es nicht über mich, zu ihm zu gehen. In den vergangenen Monaten hat Bill uns stundenweise Platzmiete bezahlt, um auf unserem Platz Trainerstunden geben zu dürfen, und das Geld haben wir für meine Alternativbehandlung verwendet. Jetzt spenden wir es einer Organisation für Arthritiskranke.

Einerseits finde ich es okay, dass er unseren Platz benutzt, da er zurzeit keine andere Möglichkeit hat und Mum ihm einen Gefallen tun wollte. »Immerhin war er dir ein wunderbarer Trainer, Alice«, hat sie gesagt. »Außerdem habe ich das Gefühl, mit dem Geld etwas Sinnvolles zu tun.« Aber der zweite, stärkere Teil von mir hasst es, dass Bill auf unserem Platz spielt.

Ich sehe ihm vom Fenster aus beim Spielen zu und lächle. Das erinnert mich an die Zeiten, da wir zusammen gespielt haben. Ich kann seine Bälle und seine Bewegungen auf dem Platz fühlen. In Gedanken kann ich immer noch spielen, aber wenn ich einen Schläger aufnehme, versagt mein Handgelenk, und ich kann ihn einfach nicht halten. Ich würde ihn am liebsten zertrümmern. Warum sollte jemand anderes mit meinem Schläger spielen? Und ich will auch nicht, dass jemand anderes unseren Tennisplatz benutzt, schon gar nicht Bill, Mr. Unsensibel. Er hat keinen Finger gerührt, um mich zu unterstützen. Was hat er hier zu suchen? Ich sehe, wie Bill in meine Richtung sieht, und tauche ab. Ich will ihn nicht sehen.

Das ist Folter. Das ist meine ganz private Hölle. Ich muss fort von zuhause. Ich werde mich um einen Studienplatz an der Universität von Bristol bewerben. Sophie studiert dort, und ich weiß nur eins: dass ich hier weg muss.

28

Seb

Nach sieben Monaten des Umherreisens ist Seb zurückgekehrt. Heute Abend sehen wir uns.

Ein Teil von mir möchte nichts empfinden. In den vergangenen drei Monaten hat er kein einziges Mal geschrieben. Er ist ein unsensibler Mistkerl. Als er jedoch um 5:00 Uhr heute Morgen anrief und sagte, er wäre eben gelandet, stiegen sofort die alten Gefühle in mir auf. Ich denke, er bedeutet mir immer noch sehr viel. Ich will ihn sehen.

Ich liege in der Badewanne, mit einem Wodka-Tonic, um die Nerven zu beruhigen. Hinterher stelle ich mich nackt vor meinen hohen Spiegel. Wird Seb auffallen, dass mein Körper sich in den vergangenen sieben Monaten verändert hat? Die Muskeln auf meinen Handrücken sehen aus, als wären sie mit einem Eisportionierer attackiert worden. Einige meiner Zehen sind gekrümmt wie Klauen. Wegen der geschwollenen Knie sehen meine Waden aus wie Stöckchen, und ich bin auch um die Schultern herum schmaler geworden. Als ich noch Tennis gespielt habe, habe ich 60 kg gewogen, aber inzwischen sind es nur noch zwischen 47 kg und 50 kg. Wird er mich noch lieben? Vielleicht möchte ich ja am liebsten Schluss machen, weil ich vor Intimitäten zurückschrecke. Ich fürchte mich vor Sex.

Ich komme mir vor wie eine Ehebrecherin, als ich die Spuren meines Lebens mit RA tilge. Ich nehme die längst erkaltete Wärmflasche vom Fußende meines Bettes und verstecke die Handschienen. Meine Ergotherapeutin hat mir allerlei seltsame, aber nützliche Spielereien mitgegeben, darunter einen langen silbergrauen Greifstab, mit dem ich Sachen aufheben kann, ohne mich zu bücken. Ich stelle ihn in meinen Schrank, zusammen mit dem extralangen Plastik-Schuhlöffel und der klebrigen Knetmasse, mit der ich meine Hände trainiere. Ich verstecke die Pantoffeln, entsorge leere Medikamentenpackungen und verstaue den Rest meiner Pillen in einer Schminktasche, die ich im Badezimmerschrank unterbringe. Anschließend lege ich mich erschöpft aufs Bett. Mein Kissen bläst sich mit einem gurgelnden Geräusch auf und hebt mich hoch. Uuups. Das hatte ich vergessen. Der Mechanismus hilft mir morgens beim Aufstehen. Ich ziehe den Stecker raus und lasse die Kabel unter dem Bett verschwinden. Dann lege ich mich wieder hin und atme tief durch. Wozu die ganze Mühe? Wahrscheinlich kommt Seb gar nicht mit zu mir.

»Es tut mir Leid, dass ich nicht so oft geschrieben habe, wie ich es hätte tun sollen«, entschuldigt sich Seb bei einem Teller Pasta.

Wir essen in einem italienischen Restaurant. Ich habe bewusst keine Spaghetti bestellt, weil ich weiß, dass die Hälfte auf meinem Oberteil gelandet wäre. Ich esse Lasagne mit Salat, obwohl ich kaum einen Bissen herunterbekomme. Ich mümmele an meinem Salat wie ein nervöses, rastloses Kaninchen.

»Nein, nein, ist schon gut«, antworte ich, obwohl ich eigentlich entschlossen gewesen war, ihm die Hölle heiß zu machen. Ich habe Schmetterlinge im Bauch. Ich möchte mit ihm im Bett liegen. Alice! Ich kneife mich unter dem Tisch. Hör auf, es anderen immer so leicht zu machen. Er hat sich danebenbenommen. Er muss sich deine Gunst erst wieder verdienen.

»Du hast mir gefehlt«, sagt er zögernd.

Ich habe dich auch vermisst, nimm mich, jetzt, möchte ich ihm zurufen. Ich muss mich wieder kneifen. Ich darf es ihm nicht zu leicht machen.

Schweigen. »Ich weiß, dass ich dir keine große Hilfe war.« Wieder Stille. Er wechselt hastig das Thema. »Und, wie ist es dir so ergangen?«

Meine Gesichtszüge erstarren. Ich möchte nicht darauf eingehen, was ich in den vergangenen Monaten gemacht habe. Nervös ziehe ich die Ärmel meiner schwarzen Strickjacke über meine Hände, sodass nur noch meine langen Finger und Nägel zu sehen sind. Wieder entsteht eine unbehagliche Pause. »Ich habe dich vermisst«, gestehe ich schließlich.

Er lächelt sein breites Lächeln, beugt sich über den Tisch und küsst mich auf den Mund. Ich weiche nicht zurück, und bei seiner Berührung tut mein Herz einen Sprung.

Nachdem die Stimmung zwischen uns sich entspannt hat, fängt Seb an, von seinen Reiseerlebnissen zu erzählen. Während ich ihm zuhöre, frage ich mich, was heute Abend passieren wird. Wohin werden wir nach dem Essen gehen? Mir wäre lieber, er würde den Mund halten. Ich will nichts hören von Bungee-Springen, Wildwasser-Rafting, Fahrten per Anhalter oder seinen Plänen für eine Europa-Rundreise – seine Geschichten und Pläne erfüllen mich nur mit Sehnsucht und Neid. Ich will nur, dass er mich nachhause bringt und mir die Kleider vom Leib reißt. Ich habe den Sex vermisst. Allein die Vorfreude erregt mich.

Gleichzeitig habe ich aber auch Angst. Ich kann mich nicht mehr eilig entblättern. Ich habe meine Füße in Cowboystiefel gezwängt, aus denen ich alleine nicht mehr herauskomme, sodass ich den Stiefelknecht werde benutzen müssen. Ich trage nicht die richtige Kleidung. Warum habe ich das nicht durchdacht? Und werde ich jetzt beim Sex Schmerzen haben? Seb ist 1,85 m groß und hat die Figur eines Rugbyspielers. Wenn er mit mir fertig ist, werde ich mir vorkommen wie ein zermalmter trockener Keks.

Seb erzählt von Grillabenden, Trinkgelagen und Camping am Strand mit einer Gruppe Rucksacktouristen, die er unterwegs kennen gelernt hat. Ich wage gar nicht zu fragen, ob er eine andere Frau kennen gelernt hat. Wenn er erzählt, dass er jemanden kennen gelernt hat und es etwas Ernstes ist, dann muss ich mir etwas ausdenken. Okay, mein neuer Typ heißt ...

»Alice ... Heh, Erde an Alice ...« Seb wedelt mit der Hand vor meinem Gesicht herum. »Und, was meinst du?«

»Entschuldige, ich habe das letzte Stück nicht mitbekommen.«

»Das über uns? Du bist so abwesend. Und ich dachte, du würdest dich freuen, mich zu sehen«, sagt er enttäuscht.

Ich blicke auf sein attraktives tief gebräuntes Gesicht und die weißblonden Haare. Er sieht aus wie Brad aus der Fernsehserie *Neighbours*. O Scheiße, was für ein trauriges Dasein ich doch führe. Erst letzte Woche habe ich *Neighbours* gleich zweimal an einem Tag gesehen. Zur Hölle damit. Ich nehme Sebs Hand. »Ich freue mich ja auch. Komm, wir haben einiges nachzuholen. Lass uns heimfahren.«

Kichernd gehen wir die Treppe hinauf. »Psssst, Seb, wir werden noch Mum und Dad wecken.«

Seb hebt mich hoch und wirft mich wie im Film auf das

Bett. Nur dass es wehtut. Er zerrt mir die Cowboystiefel von den Füßen, wobei er meine Füße nach unten drückt und die Zehen biegt. Ich könnte schreien, beiße aber die Zähne zusammen. Er zieht mir das rote T-Shirt über den Kopf. Gott sei Dank trage ich meinen schwarzen Wonderbra. Seb dreht mich herum und öffnet meinen Gürtel.

»Mach das Licht aus«, sage ich.

»Nein, ich will dich ansehen. Ich habe dich sieben Monate nicht gesehen.«

Ich hole tief Luft. Wird er mich noch hübsch finden? Er öffnet meinen BH, küsst meinen Nacken, meine Ohren.

»Du bist dünner geworden«, sagt er, die Arme um meine Taille gelegt. »Solange du hier nicht weniger wirst«, sagt er und küsst meine Brüste, bevor seine Lippen tiefer wandern, immer tiefer ...

»Im Dunkeln ist es aufregender«, sage ich und strecke die Hand nach dem Lichtschalter aus. Ich will nicht, dass er mich nackt sieht, weil er sonst meine geschwollenen Knie sieht, und ich will nicht, dass es aufhört ...

»Komm her«, sagt er. Wieder beiße ich die Zähne zusammen, als er an meinen Händen zieht. »Ich habe dich so sehr vermisst.« Er zieht mich in seine Arme.

Mein Körper schreit förmlich nach Schlaf. Jeder Zentimeter fühlt sich an, als wäre er an die Wand gestellt und systematisch mit den Fäusten bearbeitet worden. Meine Beine zittern, als ich ins Bad gehe und zwei Schmerztabletten schlucke. Ich bete, dass Seb nicht wach wird, als ich mich wieder ins Bett lege. Er darf meine andere Hälfte nicht sehen – die Hälfte, derer ich mich schäme, die nutzlose, hässliche Hälfte.

Licht schimmert durch die Vorhänge, und Seb dreht sich unruhig auf die andere Seite. Ich kuschele mich an ihn und betrachte seinen Körper. Wie gern würde ich hineinschlüpfen. Wie gern wäre ich groß, stark und fit. Er dreht sich von der einen breiten sonnengebräunten Schulter auf die andere. Es ist eine wunderbare Erleichterung, seine Gedanken auf einen anderen Menschen konzentrieren zu können. Und es war toll, wieder Sex zu haben. Ich habe es genossen. Ich fühle mich unsagbar erleichtert: Ich kann noch mit einem Mann schlafen! Ich kann immer noch gerade so meinen steifen Körper in verschiedene Positionen biegen. Ich fühle mich normal. NORMAL. Eine Nacht mit Seb hat mir die Zuversicht zurückgegeben, die ich im vergangenen Jahr eingebüßt habe. Ich schlinge einen Arm um seine Taille. Er nimmt meine Hand, und unsere weichen Finger schieben sich umeinander wie zusammengehörige Puzzleteile. Er murmelt schläfrig, dass er mich liebt. Ich schließe die Augen und sperre das unangenehme Brennen in meinem ganzen Körper aus. Ich bin unbeschreiblich glücklich. Wieder mit ihm zusammen zu sein versetzt mich zurück in die Anfangszeit unserer Beziehung. Durch ihn fühle ich mich wieder wie das Mädchen, das ich vor der RA war.

Medizinisches Update: Meine ESR – Erythrocyten Sedimentationsrate, die darauf hinweist, wie aktiv Krankheit und Entzündungen sind, liegt bei 129. Auf einer Skala von 5-150, wobei 150 das schlechteste Ergebnis ist, sind 129 furchtbar schlecht. Außerdem leide ich an Blutarmut. Ich brauche eine Steroid-Infusion und eine Bluttransfusion. Mit einem anderen Arzt wird ein neuer Behandlungsplan aufgestellt. Er ersetzt das Sulphasalazin durch Medikament Nummer 6, Penicillamin. Das Indometacin ersetzt er durch Medikament Nummer 7, Volatrol. Die maximale Dosierung Methotrexat wird beibehalten.

29

Warum ich?

Mai 1993. Ich habe einen Studienplatz an der Universität von Bristol bekommen! Hurra. Seb ist wieder fort. Er reist derzeit durch Frankreich. Meine Eltern und ich sind übereingekommen, dass es an der Zeit sei, eine zweite ärztliche Meinung einzuholen. Im Übrigen werde ich sowieso einen anderen Arzt in Universitätsnähe brauchen. Dr. Fischer möchte mich für sechs Wochen ins Krankenhaus einweisen. Ich vertraue ihm und bin bereit, einen Versuch zu wagen. Wenn er mir nicht helfen kann, kann es keiner. Das ist der Anfang eines neuen Lebens.

Das neue Krankenhaus ist anders als das, was ich bisher kannte. Dort liegt man nicht den ganzen Tag im Schlafanzug im Bett herum, isst Trauben und sieht sich dabei im Fernsehen Talkshows und Seifenopern an. Man darf das Krankenhaus verlassen – unter der Bedingung, eine Krankenschwester zu informieren. Es gibt nur wenige schmerzhafte Schritte entfernt eine Snackbar, die bald mein zweites Zuhause wird. Der Ober nimmt mir vorsichtig meinen Mantel ab und hilft mir, mich zu setzen, bevor er mir einen Cappuccino mit einer Extraportion geriebener Schokolade und ein paar Kekse an den Tisch bringt. Auch darf man über das Wochenende nachhause.

Am Anfang der zweiten Woche komme ich mir vor wie in einem Internat für Kranke.

Ich entdecke die diensthabende Schwester, Gloria, die sich um mich kümmert. Sie ist ein wunderbarer Mensch: eine füllige schwarze Dame mit breiten, schwingenden Hüften und einem Lächeln, das auch die traurigste Seele aufzuheitern vermag. »Wie geht es Ihnen, Alice?«, fragt sie mit dröhnender Stimme. »Schön, Sie wiederzuhaben. Was haben Sie denn so getrieben?«

»Nicht viel«, entgegne ich lächelnd.

»Das klingt aber langweilig«, sagt sie lachend, wobei ihr Po auf und ab wackelt.

»Ich war im Ballett, aber das Beste daran war das Magnum-Eis in der Pause.«

»Verstehe, Sie sind ein kleines Leckermaul«, sagt sie fröhlich. »Mein Mann sagt, ich sollte eine Diät machen. Er findet, ich sei zu dick.«

Sie zieht eine Sekunde den Bauch ein, um gleich darauf loszuprusten.

Ich erfahre, dass ich in der zweiten Woche mit anderen Patienten auf der Station sein werde – Patienten, die an ankylosierender Spondylitis leiden. Das ist eine andere Form von Arthritis, die das Rückgrat befällt. Die Patienten treffen am Nachmittag ein, aber ich bekomme sie nicht zu Gesicht, weil ich nach unten zum Hydrotherapie-Becken muss.

Mit Schwimmflossen ausgerüstet paddle ich energisch mit den Füßen im warmen Wasser. Geistig versuche ich, die RA aus meinem Körper zu treten und zu schütteln.

Als ich im Rollstuhl auf die Station zurückgebracht werde, merke ich, dass eine der neuen Patientinnen mich anstarrt. Sie ist jung und hübsch, mit lockigem blonden Haar, das ihr ins Gesicht fällt. Ich setze mich auf mein Bett und sehe wieder zu ihr hinüber.

»Komm und erzähl mir was. Ich bin Sally. Woran leidest du?«

»An rheumatischer Arthritis«, antworte ich und gehe rüber zu ihrem Bett.

»Das dachte ich mir schon. Ich kann es deinem Gesicht und deinen Augen ansehen. Den Ausdruck hatte ich selbst einmal.« Sie verstummt und putzt sich die Nase. »Dieselbe Diagnose wurde auch bei mir gestellt, als ich jung war, 13 Jahre, um genau zu sein. Es war schrecklich. Ich konnte in der Schule nie bei irgendwelchen Spielen mitmachen, und meine Klassenkameraden haben mich ausgelacht und gehänselt. Nachts habe ich mit meiner Schwester in einem Bett geschlafen und mir die Füße und Beine massiert wegen der Schmerzen. Ich habe damals nur Aspirin bekommen, aber inzwischen gibt es ja ganz andere Medikamente. Die Forschung hat große Fortschritte gemacht.«

»Ich hoffe, sie werden bald ein Heilmittel finden.«

Sie nickt verständnisvoll. »Gib nicht auf. Sie werden etwas finden.«

Ich erzähle ihr von meiner Tennis-Vergangenheit. Sie erzählt mir ihrerseits, wie gern sie Gymnastik hatte, die sie ebenfalls aufgeben musste. Mir wird bewusst, dass ich mit meinem Schicksal nicht allein bin, dass es noch andere Menschen gibt, deren Träume geplatzt sind. Das Leben verläuft nicht immer so, wie man es sich erträumt, aber wir sitzen alle in einem Boot und können uns gegenseitig helfen. Sie ist noch jung, Anfang 30, und hat ihre halbe Kindheit und ihr ganzes Erwachsenendasein Schmerzen gelitten. Großartig, ich bin nicht die einzige junge Frau, die mit dieser Krankheit geschlagen ist. Zum ersten Mal fühle ich mich nicht mehr ganz allein.

Ich sehe nicht hin, als die dicke Nadel in meinen Arm gestochen wird. Ich bekomme eine Bluttransfusion. Ich bekomme nicht zum ersten Mal einen Beutel Blut in die Vene gepumpt. Die Prozedur dauert vier Stunden pro Beutel, und ich brauche gleich vier. Ich muss meinen Beutel überall hin mitnehmen. Er wird zu einem Freund.

Vierter Beutel. Mein Gesicht ist unnatürlich gerötet, und ich fühle mich beschwipst. Die Krankenschwester sagt, ich müsse mich hinlegen und ausruhen. Ins Bett? Ich bin hellwach, hyperaktiv. Wessen wunderbares Blut bekomme ich da nur? Vielleicht das von Steffi Graf oder Linford Christie, oder noch besser, das von Claudia Schiffer. Und wenn ihr schon dabei seid, gebt mir doch gleich noch einen Körper wie den ihren dazu. Es ist ein eigenartiges Gefühl, zu wissen, dass fremdes Blut in meinen Organismus gepumpt wird. Helen hat mir kürzlich in einem Brief geschrieben: »Gut, dass im Blut keine Charaktereigenschaften enthalten sind, sonst würdest du noch schizophren!«

Ich habe, als ich noch gesund war, nie Blut gespendet, aber heute weiß ich, wie wichtig das ist. Ich werde Andrew, Helen und meinen Freunden sagen, sie sollen künftig zur Blutspende gehen.

Am nächsten Morgen soll ich eine Steroid-Infusion bekommen, und ich freue mich schon riesig darauf, weil ich weiß, dass das meine Schmerzen lindern wird. Meine Krankheit ist ganz verrückt auf Steroide. Sie hat einen Riesenappetit darauf.

Die Steroide wirken über Nacht wahre Wunder. Ich fühle mich wie ein neuer Mensch. Ich fühle mich nicht mehr, als wäre ich in der Nacht von einem Lastwagen überrollt worden. Heute Morgen habe ich gleich nach dem Aufwachen die Bettdecke zurückgeschlagen und bin duschen gegangen. Ich wollte nicht im Bett bleiben. Mein Körper fühlt sich so leicht an, und das Gehen fällt mir um so vieles leichter. Ich kann meine Fußknöchel sehen anstatt des Ödems von der Größe einer Orange. Wohin mag die Gelenkflüssigkeit verschwinden?

Freunde und Verwandte schicken mir Karten. Helen schreibt jeden Tag eine Karte, darunter Monets Sonnenaufgang, weil sie weiß, dass das mein Lieblingsgemälde ist. Rebecca schreibt aus Australien, wo sie am Barrier Riff geschnorchelt hat. Tom schreibt einen Brief aus seiner Wohngemeinschaft im St. David's Heim in Wales. Er fragt, wie es meinen Beinen geht, und berichtet von seiner Teilnahme an einem Bibelleseunterricht und dass er zum Abendessen Würstchen gekocht hat. Ich glaube, er ist glücklich. Andrew hat eine Karte aus London geschickt, wo er arbeitet. Ich kann seine Schrift nicht lesen – sie sieht aus, als wäre eine Spinne erst durch Tinte und anschließend über das Papier gelaufen. Granny schickt Karten mit Blumendruck, die die Dame, die das örtliche Postbüro leitet, für sie aussucht. Ihre Karten in zittriger Handschrift haben etwas unglaublich Rührendes. Sie wünscht mir alles Liebe und schreibt, dass sie für mich betet.

Seb hat schon einige Zeit nicht mehr geschrieben. Sein letzter Brief klang distanziert. Ganz am Schluss hat er geschrieben »Ich hoffe, es geht dir gut«, als wäre er ein Fremder. Seine Worte klangen irgendwie hohl. Na ja, wenigstens lässt er den Kontakt nicht ganz einschlafen, sage ich mir. Es gibt genug Patienten, die weder Karten noch Blumen bekommen. Bedeuten sie überhaupt jemandem etwas? Das macht mich traurig.

Sophie ist noch in Rumänien. Eines Abends schalte ich spät das Licht an und schreibe ihr einen zehn Seiten langen Brief (den sie leider nie bekommt, weil die Post dort drüben so katastrophal ist). Ich vermisse sie ganz furchtbar.

Die vierte Woche bricht an. Die Wirkung der Steroide lässt bereits wieder nach. Ich fühle mich wie ein Tier im Käfig. Ich bitte Mum, mit mir einkaufen zu gehen; ich brauche dringend eine Shopping-Therapie. Mum schiebt mich im Rollstuhl; sie meint, das wäre weniger anstrengend für mich. Es macht mir nichts aus, da wir kaum jemandem begegnen werden, den ich kenne. Allein das Krankenhaus zu verlassen hebt meine Stimmung, die Außenwelt zu sehen und das Gefühl zu haben, wieder dazuzugehören. Wir essen in einem französischen Café zu Mittag und gehen dann zu Jigsaw, Ghost und Warehouse, wobei Mum mich mühsam die grauen Bordsteine hinauf- und hinunterschiebt. Bei Jigsaw kaufe ich einen langen schwarzen Rock, ein weißes Top und einen dunkelroten Pullover. Helen hat bald Geburtstag, und sie veranstaltet daheim eine Party. Bis dahin müsste ich endgültig aus dem Krankenhaus heraus sein. Die Party wird bestimmt lustig, und ich beschließe gut gelaunt, auf der Feier mein neues Top zu tragen.

Helen und zwei ihrer Freundinnen helfen beim Kochen. Ich sitze mit ihnen in der Küche und trinke Kaffee. Wir reden über Jungs und darüber, dass sie alle hoffnungslose Fälle sind. Mum ist todmüde, und schließlich gelingt es uns, sie zu überreden, sich mit einem Buch und einer Wärmflasche hinzulegen. Krankenhäuser haben eine sehr ermüdende Wirkung.

Kitty ist Helens Mitbewohnerin. Sie sieht toll aus und ist richtig witzig. Sie backt Windbeutel, die nicht aufgehen und eher aussehen wie zermatschte Pfannkuchen, die mit Sahne zusammengepappt wurden.

Ich gehe nach oben und ziehe mich um. Ich wähle

meinen neuen schwarzen Rock, der fließend bis auf meine Fußknöchel fällt. Er verdeckt die Schwellungen und Beulen, sodass niemand meine fleckigen Beine und Knubbelknie sehen kann. Mein hübsches limonengrünes Kleid habe ich ganz hinten in meinem Kleiderschrank vergraben, wo es langsam verstaubt. Ich gehe wieder nach unten. Ich freue mich auf die Party.

Gegen 19:00 Uhr treffen die ersten Gäste ein. Es wird am Tisch gegessen. Helen und ich haben die Sitzordnung gemeinsam geplant und die Namenskärtchen mit den Fotos von Prominenten versehen. Ich bin Kate Moss. Helen ist Michelle Pfeiffer, und Kitty ist selbstverständlich Delia Smith. Gastgeberin zu sein hat eben auch seine Vorteile.

Das Abendessen ist köstlich, und ich amüsiere mich prächtig. Helens Freunde erkundigen sich lieb und ehrlich mitfühlend danach, wie es mir geht, und Kittys Windbeutel werden endlos herumgereicht. Helen raunt mir zu: »Nimm keinen, sondern reich die Platte einfach weiter.«

Im Laufe des Abends werde ich allerdings müde und bekomme Unterhaltungen nur noch bruchstückhaft mit.

»Ich war in Val d'Isère Ski laufen«, sagt jemand.

»Übrigens, herzlichen Glückwunsch zur Verlobung«, sagt ein anderer.

»Was macht die Arbeit?«

»Habe ich dir schon erzählt, dass ich ein Blind Date habe? Das wird ein Spaß! Und ich habe bei den Interviews eine Menge netter Leute kennen gelernt. Ich werde bald im Fernsehen sein, ist das zu fassen?«

Das gibt mir den Rest. Warum haben nur alle ein so interessantes, amüsantes Leben? Ich beobachte die anderen neidvoll. Warum nicht einer von ihnen? Warum ich? Was habe ich für einen Grund zu lächeln? Gar keinen.

Von wem kann ich berichten? Von dicken Krankenschwestern und Dr. Fischer, den ich dazu noch kaum zu Gesicht bekomme.

»Hast du schon gehört, Alice? Elaine heiratet in ein paar Monaten.« Ich setze ein falsches Lächeln auf und schütte ein ganzes Glas Wein in mich hinein.

Auf der Party geht es immer lauter zu. Eins der Mädchen fängt an zu strippen und tanzt um den Tisch herum, wobei es seinen BH herumschwenkt. Helen beschließt, es ihr nachzumachen. Die Stereoanlage ist voll aufgedreht, der Tisch ist abgeräumt, und alle tanzen. Ich versuche zu tanzen, höre aber meine Hüfte knirschen. Angstvoll lege ich die Hand auf die Stelle und lasse mich auf meinen Stuhl zurückfallen.

Als gerade niemand hinsieht, ziehe ich meinen Rock hoch. Mein Knie ist auf das Doppelte seines normalen Umfangs angeschwollen. Langsam gehe ich ins Bad, wobei ich erneut meine Hüfte knirschen höre. Das Geräusch macht mir Angst. Was geschieht mit meinem Körper? Er fällt auseinander wie mürbes Gebäck. Ich schlucke zwei Schmerztabletten und betrachte mein Spiegelbild. Mein Gesicht ist vom Alkohol gerötet und von den Steroiden aufgedunsen. Ich sehe aus wie ein beschwipstes Backenhörnchen. Unter meinen blauen Augen liegen violette Halbmonde. Ich dachte, ich würde heute Abend hübsch aussehen, aber das Einzige, das mir an mir selbst gefällt, ist mein langes dickes Haar. Ich fasse es zum Pferdeschwanz zusammen und habe plötzlich eine dicke Strähne in der Hand. Schockiert schnappe ich nach Luft und streiche erneut durch mein Haar. Wieder löst sich eine Hand voll. Das sind die giftigen Tabletten, die ich schlucken muss, denke ich wütend, als ich mit zitternden Fingern die Tür abschließe. Ich setze mich auf den Klodeckel und weine. Ich kann nicht wieder da raus, und ich habe auch keine Lust mehr zu feiern. Ich höre die anderen lachen und tanzen. Ich beneide sie um ihre schnellen Schritte. Ich beneide sie um ihr Leben.

Irgendwann schleiche ich aus dem Bad und ziehe mich nach oben auf mein Zimmer zurück. Bei der ausgelassenen Stimmung wird niemandem auffallen, dass ich nicht mehr da bin. Ich ziehe mich aus und lasse mich auf das Bett fallen. Ich mache mir nicht die Mühe, die Zähne zu putzen, solche Kleinigkeiten interessieren mich nicht mehr. Ich will alles vergessen.

Am nächsten Tag scheint die Sonne, und alle haben einen Kater und tun sich schrecklich Leid. Die Party hat die ganze Nacht gedauert. Jemand schlägt ein Mittagessen in einer Kneipe am Fluss vor, aber ich gehe nicht mit, sondern bleibe bei Mum.

»Warum bist du nicht mitgefahren, Liebes? Das hätte doch sicher Spaß gemacht«, sagt sie und knetet dabei Teig für ein paar Scones zum Tee. Es kommt mir vor, als würde Mum ständig Scones backen – ich bezeichne es als »Zwangsneurose«.

»Wozu sollte ich mitgehen? Ich habe nichts beizutragen, und niemand legt Wert auf meine Anwesenheit«, entgegne ich zornig und verarbeite ein Stück Papier zu Konfetti.

»Du weißt, dass das nicht stimmt«, widerspricht Mum entschieden. »Aber wie du meinst. Dann mach dich wenigstens nützlich und hilf mir, noch ein paar Scones auszustechen.

»Ich hasse mich, und ich hasse mein Leben. Ständig liege ich in irgendeinem Scheißkrankenhaus. Und mein Zustand bessert sich kein bisschen. Warum? Warum ich? Warum, Mum?«, platzt es aus mir heraus. »Das ist nicht fair. Ich hasse es, hasse es, hasse es.« Das Nudelholz gleitet fester über den Teig.

Helens Freunde kehren nach dem Mittagessen bester Laune zurück. Sie beschließen, eine Runde Tennis zu spielen, um den Kopf frei zu machen, ihren Kater endgültig loszuwerden und den fetten Sonntagsbraten abzutrainieren. Tun sie das mit Absicht? Ahnen sie denn nicht, wie ich mich fühle? Ich beobachte die Fehlschläge und Bälle, die den Court weit verfehlen. Niemand von ihnen kann auch nur annähernd so gut spielen wie ich früher ... warum also ich? Warum kann ich nicht mehr spielen? Warum muss ich zusehen? Ich fange an, mir leidenschaftlich zu wünschen, ich hätte nie gespielt. Ich kann das Gefühl des Verlustes, das mich tagtäglich verfolgt, nicht mehr ertragen, es frisst mich auf.

Plötzlich ruft einer von ihnen. »Alice, ich könnte ein paar Profitips brauchen.« Er denkt wohl, das würde mich aufheitern. Es macht alles nur noch schlimmer. Ich tue so, als hätte ich nichts gehört, und gehe. Ich kann an nichts anderes denken als daran, dass ich in Amerika sein und auf internationalen Tennisturnieren spielen müsste. Ich sollte gesund und fit sein. Ich sollte unbeschwert herumlaufen.

Als Helens Freunde fort sind, gehe ich mit meinem alten Wilson-Schläger zum Tennisplatz und stelle mich auf die Grundlinie. »Ich kann immer noch spielen«, sage ich mir. Ich halte den Ball vor mich und schlage zu. Mein Handgelenk versagt. Der Ball erreicht nicht einmal das Netz. Ich versuche es noch einmal; die Schmerzen sind schlimmer als beim ersten Mal. Ich kann einfach nicht glauben, dass ich das bin.

Ich gehe zurück zum Haus, die Kehle wie zugeschnürt vor Zorn und Tränen. Ich gehe ins Wohnzimmer und schalte den Fernseher ein. Es läuft gerade Tennis, Wimbledon. Mein Jahrgang spielt. Shirlie-Ann Siddal, das Mädchen, gegen das ich bei den »Nationals« in Wimbledon angetreten bin, besiegt beinahe Jennifer Capriati. Karen Cross, mit der ich während der »Nationals« in derselben Pension übernachtet habe, spielt zum ersten Mal in Wimbledon. Wir waren uns immer ebenbürtig, und unsere Matches sind sehr knapp ausgegangen. Ich sollte dort sein. Mir war ja nicht klar, was ich hatte, wie glücklich ich mich schätzen konnte, spielen zu können. Und jetzt ist es vorbei. Für immer vorbei. Steffi gewinnt ein hartes Match. Sie läuft ans Netz, Tränen in den Augen. Ich vermisse es, zu gewinnen, vermisse das Gefühl des Triumphes, die Befriedigung, eine Leistung vollbracht zu haben. Ich kann nicht länger hinsehen. Ich knalle die Fernbedienung auf den Tisch.

Als ich nach oben auf mein Zimmer gehe, komme ich mir vor wie eine alte Frau und wünschte, ich könnte mich für immer einschließen. Ich weine eine Stunde lang heftig, und meine Hand schmerzt, weil ich auf mein Kopfkissen einschlage. Herrgott noch mal, ich habe nicht mal die Kraft, mit irgendwas zu werfen. Stattdessen schreie ich. Es kann mich niemand hören. Alle sind draußen.

Plötzlich kommt Dad herein. »Alice.« Ich glaube, er weiß einfach nicht, was er sonst sagen soll. Er setzt sich zu mir auf das Bett. Ich versuche, ein weiteres Kissen auf den Boden zu werfen, schreie, schluchze, komme ganz außer Atem vor Weinen. »Lass es raus, lass alles raus«, sagt er und streichelt mir dabei den Rücken.

»Mein Leben ist nichts mehr wert. Ich kann nicht mehr Tennis spielen. Ich kann nicht tanzen, kann mich nicht mal drehen, ich kann nicht Ski laufen, und ich kann keinen Job haben wie all die anderen. Ich kann zu keinem Blind Date.« Ich ersticke fast an meinen Worten. »Ich kann überhaupt nichts mehr, Dad.«

Ich blicke auf das Tablettenröhrchen auf meinem

Nachttisch. Warum wirken sie nicht? Ich greife das Röhrchen und schleudere es quer durch das Zimmer. Es zerspringt an der Wand, und die Tabletten fallen auf den Boden. »Warum tust du nichts?«, brülle ich. »Warum leben alle außer mir? Ich bin doch erst 19!«

Dad lässt den Kopf hängen und holt tief Luft. Er faltet die Hände und betet.

»Deine Gebete helfen auch nicht! Spar dir die Mühe. Ich habe meinen Glauben verloren«, schreie ich unbeherrscht. »Ich verstehe nicht, wie du noch glauben kannst. Er ist ein grausamer Gott. Ein bösartiger Gott. Du machst dir selbst etwas vor.«

»Schhhht, schhhht«, versucht Dad, der Verständnis hat für meinen Zorn, mich zu beruhigen. »Dieses Wochenende war hart für dich. Aber es wird dir wieder besser gehen, Liebes. Dafür werde ich sorgen. Du wirst in Bristol zurechtkommen. Ich liebe dich so sehr, das weißt du doch, oder?«

»Warum ich, Dad? Warum ICH? Ich habe doch nichts Schlimmes getan. Tom hat Recht. Da hat der Teufel die Hände im Spiel. Wir sind nur hilflose Figuren, mit denen er sich amüsiert.«

Dad seufzt. »Gott sitzt nicht auf seinem Thron und hält Gericht über die Bösewichter. So funktioniert das nicht.«

»Wo ist er dann? Macht er gerade Urlaub?«

»Glaube mir«, entgegnet er scharf, »es gibt Zeiten, da ich ihn anschreie ›Warum werden meine Gebete nicht erhört? Warum helfen die Medikamente nicht? Warum muss Alice so sehr leiden?‹ Aber«, fährt er etwas ruhiger fort, »ich glaube, dass er immer noch für die Menschen leidet. Ich glaube, das wird er, solange es diese Welt gibt.«

»Ich denke nicht, dass ich das glauben kann«, antworte ich, und meine Tränen fangen an zu versiegen.

»Ich habe eine Geschichte über jüdische Kinder gelesen, die während des Holocaust gehängt wurden. Jemand, der das grausige Schauspiel sah, brach weinend zusammen und fragte einen Freund: ›Wo ist Gott? Warum gebietet er ihnen nicht Einhalt?‹ Worauf der Freund entgegnete: ›Gott hängt mitten unter ihnen.‹«

Nach einer langen Pause: »Ich werde nie eine Antwort darauf bekommen, warum es ausgerechnet mich treffen musste, oder?«

»Es vergeht keine Minute, in der ich nicht wünschte, ich wäre an deiner Stelle erkrankt«, sagt Dad leise, und ein Strom lautloser Tränen begleitet seine Worte. »Ich werde nie eine Antwort bekommen auf die Frage ›Warum nicht ein alter grauhaariger Mann wie ich, der sein halbes Leben schon gelebt hat?‹«

»Ich bin froh, dass es nicht dich getroffen hat«, sage ich und huste schwach.

»Warum nicht ein alter Mann wie ich?«, wiederholt Dad und schließt mich in seine schützenden Arme.

30

Sich für die Krankheit schämen

»Werde ich in der Lage sein, nach Bristol zu gehen?«, frage ich Dr. Fischer. »Ich meine, was passiert, wenn es zu einem heftigen Gelenkerguss kommt?«

»Sie schaffen das schon«, sagt er resigniert. Er lehnt sich in seinem Sessel zurück und schlägt die kurzen stämmigen Beine übereinander. »Sie haben hier die bestmögliche Versorgung. Ich denke, es besteht kein Grund zur Sorge. Die höhere Dosis Methotrexat müsste Ihre Arthritis in Schach halten. Es ist ein großartiges Mittel und wird in den Staaten überaus erfolgreich eingesetzt.«

»Ich mag ihn nicht«, sagt Mum nach dem Termin. »Du stellst ihm eine absolut vernünftige Frage, und er geht überhaupt nicht darauf ein.«

»Er redet wie ein König«, entgegne ich lächelnd. »Nennen wir ihn den König der Fischer. Und wenn der König sagt, dass ich es schaffe, dann schaffe ich es auch.«

Ich bin in meinem Studenten-Wohnheim und habe mich in meinem winzigen Zimmer verkrochen. Rebecca ist zusammen mit mir hergefahren, da sie auch in Bristol studiert. Wir waren beide etwas bedrückt und haben geschworen, ständigen Kontakt zu halten, obwohl unsere Wohnheime meilenweit auseinander liegen. Es ist schon komisch, wie das Leben uns immer wieder zusammenführt. Wir kennen uns nun schon von Kindesbeinen an, und ihre Familie ist für mich wie mein zweites Zuhause.

Ich blicke auf die muffigen braunen Vorhänge, den leeren Schrank, die Magnolien-Tapete. Den Berg von Gepäck, das ich auspacken muss.

Mum fängt an, meine Kleider in den Schrank zu hängen. Ich wünschte, sie würde gehen. Ich hasse Abschiede. Ich bitte sie, das zu lassen, das könnte ich auch allein. Ich bitte Mum und Dad zu gehen. Wir umarmen uns, und ich weiß, dass Mum in Tränen ausbrechen wird, sobald sie mir den Rücken gekehrt hat.

Sie sind fort. Sofort krame ich meine gerahmten Fotografien hervor und hänge sie auf. Ich habe ein Foto von Helen, Mum, Dad, Tom und Andrew, eins von Sophie und eins von Seb und mir, das aufgenommen wurde, nachdem wir unseren Schulabschluss geschafft hatten. Ich habe Seb unmittelbar vor meiner Abfahrt nach Bristol gesehen. Wir haben Schluss gemacht – wir haben uns auseinander gelebt. Es war schwer, sich Lebewohl zu sagen, und ich vermisse es, einen Freund zu haben. Meine Unsicherheit hat in mir unweigerlich die Frage aufgeworfen, ob es anders gelaufen wäre, wenn ich nicht an RA erkrankt wäre, aber wir haben nie darüber gesprochen. Unsere Beziehung hat sich unwiderruflich verändert, als er das zweite Mal fortging.

Ich betrachte das Bild meiner Eltern, die sich an ihrem 25. Hochzeitstag umarmen. Dads Wangen sind vom Alkohol gerötet, und seine Augen blitzen. Das waren noch glückliche Zeiten; damals war ich noch gesund. Plötzlich habe ich einen Kloß im Hals.

Ich kann das hektische Treiben draußen auf dem Flur hören. Aber ich will mein Zimmer noch nicht verlassen. Ich fürchte mich vor der Außenwelt und möchte mich für immer hier verstecken. Wie soll ich in Bristol zurechtkommen, wenn ich nicht mit anderen Menschen reden kann? Wie soll ich mit jungen Leuten meines Alters umgehen?

Sophie stürmt herein und reißt die Vorhänge auf. »Al, du hast ja noch gar nicht ausgepackt. Sieh mal, wir haben den besten Ausblick. Alles in Ordnung mit dir?«

»Ja, alles klar.«

»Hör zu, ich bin für dich da, und wenn es dir schlecht geht, helfe ich dir«, versichert sie mir. Sophie hat im Sommer an die Wohnheimleitung geschrieben und darum gebeten, ein Zimmer ganz in meiner Nähe zu bekommen, um mir bei Bedarf helfen zu können. »Und Marcus ist auch hier.« Marcus ist ein guter Freund von daheim. Sophie war mal mit seinem Zwillingsbruder zusammen.

»Ich weiß, ich bin albern. Hör zu, ich möchte nicht, dass irgendjemand von meiner RA erfährt. Ich werde es den anderen mitteilen, wenn ich soweit bin. Kannst du dir vorstellen, ein Gespräch anzufangen mit ›Hallo, ich habe rheumatische Arthritis‹. So was will niemand hören.« Pause. »Ich will einfach nicht, dass die anderen davon wissen.«

»Ich werde niemandem etwas sagen, wenn du das nicht willst, auch wenn ich finde, du solltest daraus kein Geheimnis machen.«

Ich sehe sie flehend an. »Du wirst doch noch niemandem etwas sagen, oder?«

»Komm, lass uns in die Bar gehen. Wir können beide einen Drink brauchen.«

Die Bar ist überfüllt. Alle schreien, um sich über die Musik hinweg Gehör zu verschaffen. Ein Gefühl von Freiheit und freudiger Erregung, von zuhause weg zu sein, liegt in der Luft. Jungs spielen Pool, Gruppen von jungen Leuten unterhalten sich, und andere sind bereits betrunken und tanzen. Ein Junge mit braunem Haar, groß und schmal und in blaukariertem Hemd und Jeans kommt auf uns zu. Seine Schuhe machen ein lautes klickendes Geräusch auf dem Dielenboden. Er ist nicht im Geringsten schüchtern, spricht uns sofort an und fragt, ob wir noch etwas trinken wollen und Lust haben auf eine Partie Pool. »Übrigens, mein Name ist Matthew, aber ihr dürft mich Matt nennen«, fügt er hinzu und schenkt mir dabei ein strahlendes Lächeln, als wäre das ein Riesenkompliment. Wir gehen rüber an den Pool-Tisch.

Das Stimmengewirr ist unglaublich. Ich schalte ab.

»Ich bin im ersten Stock. Kommt doch später rüber, wir veranstalten eine Gin-Tonic-Party«, sagt jemand.

»Sieh dir die Kleine in der Lederjeans da drüben an. Boah!«

»Welche Fächer habt ihr belegt?«, fragt ein anderer.

»Auf wen geht diese Runde?«

»Siehst du meinen Kumpel da drüben? Er ist ein brillanter Tennisspieler. Er spielt für Gibraltar. Er macht mich auf dem Platz jedes Mal fertig.«

»Magst du Sport?«, fragt Matthew und tippt mir mit einem Finger auf die Schulter. »Wie wäre es mit einem Doppel?« Er sieht mich fragend an. Die Frage ist an MICH gerichtet.

Als ich später im Bett liege und einzuschlafen versuche, verfolgt mich meine Antwort. »Ich interessiere mich nicht für Sport, ich bin ziemlich faul, ich spiele nicht besonders gut Tennis.« Ich greife nach dem Foto, das Bill nach meinem Turniersieg in Miami geschossen hat. Es steckt in einem meiner Lieblings-Bilderrahmen. Ich drücke es an mich. Meine Tennis-Tage sind inzwischen kaum mehr als ein Traum. Ich will mein altes Leben zurück, ich will wieder wie früher Tennis spielen, kann einfach nicht glauben, dass ich nie wieder spielen werde. Ich schalte das Licht aus und drücke das Foto an die Brust. »Lieber Gott, gib mir mein Leben zurück, gib mir mein Leben zurück«, bete ich. Ich will das Bild gar nicht mehr loslassen. Als ich am nächsten Morgen aufwache, weiß ich im ersten Moment nicht, wo ich bin, dann fällt es mir wieder ein. Der Bilderrahmen ist während der Nacht auf den Boden gefallen. Ich bleibe noch eine Stunde liegen.

Das Wohnheim-Komitee organisiert Scheunen-Tänze, Discos, Sportveranstaltungen, Bälle mit Gladiatoren und Hüpfburgen, Geschicklichkeitswettbewerbe in Pubs. Das ist ja alles lieb und nett, nur dass jede dieser Veranstaltungen den Einsatz von Armen und Beinen erfordert. Es sollte eine separate Veranstaltung für Krüppel wie mich geben.

Die Woche der Neuzugänge. Dienstag. Vertreter verschiedener Gruppierungen schließen sich in der Studentenvereinigung zusammen und setzen sich für uns ein. Sophie möchte sich dem Netball-Team anschließen, sodass wir ein paar Treppen zur Sportabteilung hinaufsteigen, wo es ziemlich laut zugeht.

»Schließt euch dem Skiclub an – wir fahren dieses Jahr an Weihnachten nach Meribel.«

»Irgendwelche Mädchen, die sich für Rugby interessieren?«

»Tragt euch für Tennis ein; wir brauchen in diesem Jahr ein gutes Team.«

Mir ist regelrecht übel. Alles und jeder wendet sich gegen mich. Ich verspüre den unwiderstehlichen Drang, die Tische umzuwerfen, zu schreien und zu toben. Was mache ich hier?

Ende der Woche fühlen meine Füße sich an, als hätten sie – unter Protest – in einer großen Schlacht mitgekämpft. Ich ziehe die Socken aus; meine Zehen sind gefallene Soldaten. Sie sind ganz zerquetscht und voller Blasen. Zwei meiner Zehen sind verliebt – sie liegen regelrecht übereinander. Ein anderer Zeh ist derart verbogen, dass ich ihn mir am Schuh aufgescheuert habe. Der Rand der Socke hat einen Abdruck hinterlassen. Ich kann die Flüssigkeit in meinen Knöcheln und Füßen fühlen, wenn ich darauf drücke. Erst entsteht eine Mulde, die sich aber gleich darauf wieder füllt wie aufgehender Hefeteig. Ich versehe meine Füße mit einem Muster aus Beulen und Dellen. Angewidert betrachte ich sie. Sie sind hässlich. Ich bekomme Plattfüße, und kein Zeh ist mehr an seinem Platz.

Ich weiß, warum das so ist. Die Muskeln, Sehnen und Bänder um die Knochen herum tragen dazu bei, den Fuß elastisch zu halten, und sind außerdem für die Bewegung der Zehen zuständig. Bei einem normalen Fuß üben die Sehnen in einer Geraden Zug aus. Bei geschwollenen Fußgelenken werden die Sehnen seitlich weggedrückt, sodass die Muskeln sich seitwärts bewegen, was wiederum zu einer Deformierung der Zehen führt. Was für ein Monster macht diese Krankheit aus meinem Körper?

Ich komme mir vor wie Aschenputtels hässliche Schwester, als ich versuche, meine Füße in Sportschuhe zu zwängen. Der Gang zum Telefon 30 Meter den Flur hinunter kommt mir endlos vor. Es fühlt sich an, als würde ich barfuß über einen Strand voller scharfer Muschelsplitter und spitzer Kiesel gehen, die sich tief in die Sohlen bohren. Bei jedem Schritt schießt ein stechender Schmerz bis in meine Kniekehlen. Wenn ich stehen bleibe, hört der Schmerz nicht etwa auf, sondern wandert weiter über die Knie bis in die Hüften. Er wartet nur auf die nächste Bewegung, den nächsten Impuls. Am Ende der Strecke lehne ich mich atemlos an die Wand und wähle Helens Nummer. Ich schreie innerlich, als ich das Besetztzeichen höre. Leg auf, Helen, denke ich panisch und gebe mit wachsender Verzweiflung immer wieder ihre Nummer ein. Ich kann nicht gehen und es später noch einmal versuchen. Ich wähle zum fünften Mal.

»Hi. Na, hast du eine schöne Zeit?«, fragt sie.

»Nein!«, kreische ich sofort und dämpfe gleich darauf die Stimme. »O Helen, es war furchtbar, ganz anders, als ich es mir vorgestellt hatte.« Ich erzähle ihr von der vergangenen Woche.

»Geh zu Dr. Fischer. So kannst du nicht weitermachen. Beiß nicht immer nur die Zähne zusammen, das hilft dir auf lange Sicht auch nicht weiter.«

»Also, die neue Behandlungsmethode sollte inzwischen eigentlich anschlagen«, sagt Dr. Fischer teilnahmslos und blättert mit seinen sorgfältig manikürten Fingernägeln in meiner Patientenakte. »Mehr kann ich nicht tun.

»Nichts?«, frage ich fassungslos. Ich registriere Haare, die aus seinen Nasenlöchern sprießen. »Nächste Woche fangen meine Vorlesungen an. Wie soll ich das schaffen? Ich hatte schon Mühe, diesen 15:00-Uhr-Termin einzuhalten.«

»Dann würde ich vorschlagen, Sie gehen früher schlafen und stehen früher auf.« Er klappt die Akte zu, als wollte er sagen: »Danke, das war alles.«

Ich möchte ihn schütteln, schlagen, ihm das ordentlich gekämmte, lockige blonde Haar ausreißen, ihn treten, damit er in die Gänge kommt. Aber er hat diesen Ausdruck im Gesicht, als läge ein übler Geruch in der Luft. Er gibt mir das Gefühl, es nicht wert zu sein, die gleiche Luft zu atmen wie er.

»Aber kann er denn nicht etwas an deiner Medikation ändern?«, fragt Sophie auf der Rückfahrt nach Bristol. »Kann er denn nicht etwas anderes versuchen, dir stärkere Schmerzmittel geben oder so was?« Sie wird mit jeder Minute zorniger.

»Ich wünschte, ich könnte ihn besser leiden, Soph«, sage ich mit einem tiefen Seufzer. »Ich weiß, dass er ein guter Arzt ist, er ist wie eine wandelnde Bibel medizinischen Fachwissens, aber wir haben einfach keinen Draht zueinander. Ich kann nicht mit ihm reden. Es ist sinnlos, und ich weiß nicht, was ich tun soll. Warum hat Dr. Buckley nicht einen Doppelgänger hier in Bristol?«

»Wie rücksichtslos von ihm!«, sagt Sophie lächelnd. Vor uns tauchen die Lichter von Clifton auf.

Die zweite Woche, Vorlesungsbeginn. Die Hörsäle sind eine halbe Meile entfernt vom Wohnheim, und ich habe es geschafft, mir die hügeligste Universitätsstadt auszusuchen. Mich von A nach B zu begeben gehört nicht zu meinen Stärken, wie also soll ich dorthin kommen? Meine Möglichkeiten sind begrenzt:

1. Ein Taxi nehmen. Allerdings 6,50 Pfund x 365 Tage = 2.372,50 Pfund im Jahr.
2. Rollerblades kaufen – allerdings fürchte ich, dass ich nach einem Sturz nie wieder hochkäme.
3. Einen genialen Erfinder bitten, mir einen hölzernen Unterrock auf Rädern zu entwerfen (ein schlauer Vorschlag meines Onkel Peregrine), damit ich die Hügel hinunterrollen kann.
4. Per Anhalter fahren.
5. Gehen.
6. Gar nicht erst hingehen.

Die sechste Möglichkeit erscheint mir am verlockendsten, aber ich fürchte, ich werde um die Nummer 5 nicht herumkommen. Ich werde um 5:00 Uhr früh aufstehen, ein paar Doughnuts verputzen, meine Tasche packen und mich mit einer Taschenlampe auf den Weg machen. Ich kann so langsam humpeln, wie ich mag, weil mich niemand sehen wird, und wenn ich dann um 9:00 Uhr dort bin, darf ich ruhig kaputt aussehen, weil alle annehmen werden, ich hätte eine lange Nacht hinter mir und wäre verkatert.

Uuuups. Schon am ersten Tag meines großartigen Plans verschlafe ich und nehme ein Taxi.

»Warum fährst du mit dem Taxi zu den Vorlesungen?«, fragt einer der Jungen. »Vom Wohnheim bis zu den Hörsälen ist es doch nicht weit!«

»Weil ich reich und verwöhnt bin«, entgegne ich.

Er sieht mich nur verdutzt an.

»Sag bloß nicht, du gehst tatsächlich zu Fuß?« Ich glaube, er traut seinen Ohren nicht. Heh, das könnte ein Riesenspaß werden!

Später an diesem Tag schleiche ich im Schneckentempo vom Hörsaal zur Bibliothek.

»Du humpelst ja«, bemerkt jemand hinter mir.

Ich drehe mich mit klopfendem Herzen um. Es ist Matthew. Er ist gelaufen, und seine Stirn glänzt von Schweiß. Er fährt sich mit einer Hand durch das schweißnasse Haar. »Alles okay? Lass mich deine Bücher nehmen. Warum humpelst du?«, fragt er, weiter auf und ab joggend. Angesichts seiner überschäumenden Energie fühle ich mich schrecklich müde.

»Ich habe tolle neue Schuhe, aber ich habe mir in ihnen schlimme Blasen gelaufen.«

»Was? Die sehen gar nicht neu aus«, bemerkt Matthew mit einem Blick auf meine ausgelatschten Treter.

»Sind sie aber! Haben 200 Pfund gekostet«, entgegne ich mit gespielter Empörung.

Er macht ein verdattertes Gesicht. »Du solltest sie nicht anziehen, wenn sie drücken.«

»Ich bin eben eitel. Wer schön sein will, muss leiden.«

Ich kann mich kaum rühren. Ich komme mir vor wie der knarrende Blechmann im Zauberer von Oz, der dringend etwas Öl vertragen könnte. Die Ratten haben meinen Körper bereits befallen, bearbeiten meine Gelenke mit glühenden Hämmern, zernagen sie. Es ist 8:00 Uhr, und um 10:00 Uhr ist meine Vorlesung. Ich lasse den Kopf kreisen, ich hebe und senke die Schultern, strecke die Beine und höre meine Knie unheilvoll knirschen. Ich stehe auf. Meine Hüfte klingt wie knarzendes, splitterndes Holz. Der Knorpel, der normalerweise die Gelenke schützt, ist verschlissen, und die Knochen reiben aneinander, weil sie jetzt nicht mehr gepolstert sind. Ich hinke zur Tür und öffne sie einen Spaltbreit, um zu sehen, ob jemand draußen auf dem Flur ist. Verstohlen blicke ich mich um. Die Luft ist rein. Ich schnappe mir mein Duschgel und mein Handtuch und gehe so schnell ich kann zum Duschraum.

Ich trete in die Duschkabine und drehe das Wasser auf. Nach längerem Warten fließt es endlich, ist allerdings so brühend heiß, dass ich nicht darunter stehen bleiben kann, obwohl ich die Seife noch abwaschen muss. Ich kann die Temperatur nicht regulieren, weil der Hahn sich so schwer drehen lässt. Ich kann das Wasser nicht einmal mehr abdrehen. Alles ist voller Dampf. Ich verlasse die Dusche in mein Handtuch gewickelt und will zurück in mein Zimmer gehen, aufgewühlt und voller Seife. Ich höre etwas und versuche, mich zu beeilen.

Ich haste weiter. In meiner Eile habe ich mich in der Tür geirrt: Ich bin im Wäscheschrank gelandet. Als ich die Kammer wieder verlasse, sehe ich Matthew und lasse vor Schreck das Handtuch los. Scheiße. Hastig bedecke ich mich wieder, senke den Kopf und verschwinde in meinem Zimmer. Ich bin voller Seife und hinterlasse seifige Fußabdrücke auf dem Flur. Was soll's, ich hinterlasse eben gerne Spuren. Freut mich, wenn ich anderen zur Unterhaltung dienen kann.

Matthew klopft an die Tür. »Lass mich rein, Alice.«

»Sekunde«, antworte ich so lässig wie möglich, während ich mich mit meinem BH abmühe.

Er kommt einfach rein. Ich kämpfe gerade mit dem Pullover. Er hilft mir, ihn herunterzuziehen. »Was ist los? Bist du krank oder einfach nur exzentrisch?«

»Mir geht es gut, ich bin nur spät dran. Tut mir Leid, Matt, ich habe jetzt keine Zeit für einen Plausch.«

Nach dem Fiasko mit der Dusche gehe ich frühstücken. Jeder Schritt ist wie ein Gang über Glasscherben. Ich lächle strahlend in die Runde und setze mich. Dann warte ich, bis alle anderen weg sind, um mir ein Taxi zu rufen. Ich lege mich seitlich auf den Rücksitz, damit mich niemand sieht, und bitte den Fahrer, mich kurz vor dem Hauptgebäude abzusetzen. Das letzte Stück gehe ich und tue so, als wäre ich den ganzen Weg gegangen.

Fünf Wochen nach Studienbeginn spiele ich immer noch allen etwas vor, lüge und fahre mit dem Taxi. Ich bin nicht nur eine kranke Studentin, sondern darüber hinaus eine sehr schlechte und unglückliche. Schmerz ist ein starker Isolator, er errichtet eine hohe Mauer um einen herum, und ich gestatte niemandem, diese Mauer zu durchbrechen. Ich möchte unbedingt glauben, dass ich es schaffe, und ich will keine Sonderbehandlung. Ich muss wegen meiner Hüfte noch einmal zu Dr. Fischer.

Das Knirschen und die Schmerzen werden immer schlimmer. Ich fürchte mich vor einer weiteren Röntgenaufnahme, die weitere Schäden ans Licht bringt, aber gleichzeitig ist mir klar, dass ich handeln muss. Er muss mir helfen, dazu sind Ärzte da.

Ich vereinbare einen Termin.

Natürlich laufe ich Matthew über den Weg, als Sophie und ich gerade zu unserem Taxi gehen, das draußen vor unserem Wohnheim wartet. »Hallo«, sagt er lächelnd. »Wohin wollt ihr?«

Ich lächle strahlend. »Zu Jigsaw.«

Matthew winkt uns. »Kauf nicht wieder Schuhe für 200 Pfund«, sagt er. Ich bin sicher, dass er etwas ahnt.

»Guten Tag. Setzen Sie sich«, sagt Dr. Fischer und schlägt meine Akte auf, die inzwischen auf das Doppelte ihres anfänglichen Umfangs angewachsen ist. »Wie geht es Ihnen zur Zeit?«

»Grässlich. Ich habe praktisch ständig Schmerzen.«

»Legen Sie in der Umkleidekabine ab. Ich werde mir diese Gelenke einmal ansehen.« Ich schäle meinen schwerfälligen Körper aus dem Stuhl. »Wären Sie so freundlich, Ihre Sachen mitzunehmen. Ich möchte sie nicht auf meinem Schreibtisch liegen haben«, sagt er mit einem Blick auf meine Handtasche.

»Entschuldigung.« Ich nehme meine Handtasche an mich, und er lässt sich auf seinen Sessel zurücksinken.

Ich hasse es, ihm meinen Körper zu zeigen. Bei Dr. Buckley war das nie ein Problem. Meine Hände tun weh, als ich versuche, meine Kleider zu falten und ordentlich auf den Stuhl zu legen.

Dr. Fischer kommt herein. Er sieht sich meine Knie und Fußknöchel an. »Richtig, ja, sie sind eindeutig geschwollen, aber ich halte das nicht für dramatisch.«

»Und was ist mit meiner Hüfte?«

Er hebt mein Knie in Richtung meiner Brust, um zu sehen, welchen Bewegungsradius meine Hüfte noch ermöglicht. »Ziehen Sie sich wieder an und kommen Sie nach nebenan.«

»War das alles?«, frage ich ungläubig.

»Ja. Ich habe alles Notwendige gesehen«, entgegnet er schroff.

Ich gehe rüber in sein Büro und versuche, ihm noch einmal mein Problem zu erläutern. »Hören Sie«, sage ich, bemüht, ruhig zu bleiben. »Ich habe Schmerzen in der Hüfte. Ich meide die Nähe zu anderen Leuten, weil ich Angst habe, dass sie das Knirschen und Knacken hören. Das ist doch kein Leben für jemanden in meinem Alter.«

Er starrt durch mich hindurch.

»Wird es noch schlimmer werden? Gibt es überhaupt etwas, das helfen wird?«, hake ich beharrlich nach.

Das Einzige, was er schließlich über die Lippen bekommt, ist: »Ich bin vorsichtig, was die Hüfte anbelangt, aber ich könnte Ihre Steroid-Dosis erhöhen.«

»Das ging aber schnell«, sagt Sophie, die vor der Tür auf mich gewartet hat.

»Lass uns gehen«, antworte ich gepresst. Allein seine Nähe macht mich ganz krank.

Sie steht auf. »Was ist denn?«

»Ich hätte ihm sagen müssen, dass ... Ach, vergiss es. Ich kann einfach nicht mit ihm reden. Wir sind eben inkompatible Persönlichkeiten.«

»Soll ich reingehen und mit ihm sprechen?«, fragt Sophie. »Vielleicht bringt es etwas, wenn ich ...«

»Nein, ich will gehen.«

»Willst du eine?« Draußen vor dem Krankenhaus reicht sie mir eine Zigarette.

»Ja.« Gott sei gedankt für Zigaretten. Rauchen mag ja ungesund sein, aber ich werde sterben, bevor die Glimmstängel mich umbringen können.

Als ich zuhause anrufe, bringt der Klang von Dads vertrauter Stimme mich zum Weinen. Ich wünschte, ich könnte ihn schrumpfen und in der Tasche mit mir herumtragen. Ich vermisse seine ruhige Ausstrahlung, seine Führungskraft und seine Weisheit. Ich muss seinen unerschütterlichen Glauben an das Licht am Ende des Tunnels teilen. Als ich auflege, laufen mir Tränen über das Gesicht, und ich zittere am ganzen Körper. Allein der Gedanke an den vergangenen Tag macht mich wieder wütend. Als ich die Tür der Telefonzelle öffne, steht Matthew vor mir und starrt mich an. »Was ist denn?«, fragt er. »Komm her.« Er legt die Arme um mich. Mir ist alles egal, ich bin einfach nicht mehr in der Lage, zu verbergen, wie elend ich mich fühle. »Lass uns etwas trinken gehen, und du erzählst mir alles«, sagt er sanft.

Matthew zieht mir einen Stuhl unter dem Tisch hervor. »Setz dich. Hier hast du einen Wodka-Tonic.«

»Danke. Es geht gleich wieder.«

»Schluss mit den Lügen«, sagt er streng. »Alice, ich weiß, was mit dir los ist. Sophie hat es mir gesagt, und sei jetzt bloß nicht sauer auf sie. Sie macht sich große Sorgen um dich.«

»Du weißt es?«, frage ich schwach. »Ich kann sowieso nicht länger Theater spielen. Ich kann mich nicht ewig in meinem Zimmer verstecken.«

»Warum hast du mir nichts gesagt? Was hast du denn gedacht, wie ich reagieren würde?«

»Ich weiß auch nicht.« Plötzlich geht mir auf, dass er Recht hat. Was wäre denn die schlimmste denkbare Reaktion? Dass man mich für ein Monster hält, vor mir davonläuft und nie wieder mit mir redet? Nun, wer so reagiert, wäre als Freund sowieso nichts wert gewesen.

»Ich glaube das einfach nicht«, sagt er, als ich ihm von meiner Tennis-Vergangenheit erzähle. »Ich habe mir vor dem Marathon den Knöchel verstaucht und dachte, das wäre schlimm. Aber ich kann in diesem Jahr mitlaufen, und ich werde Spenden für Arthritiskranke sammeln. Ich bin noch nie zuvor für eine Freundin gelaufen, aber das wird mir nur eine noch größere Motivation sein.« Er rollt seine Ärmel auf. »Versteck dich nicht länger, du dummes Ding. Die Leute wollen dir helfen. Ich will dir helfen.«

Ich blicke auf. Warum hatte ich nur solche Angst davor, es jemandem zu erzählen?, frage ich mich angesichts dieser lieben Reaktion. Als wir zum Wohnheim zurückgehen, erlaube ich Matthew, mich zu stützen, und wir reden weiter, als wäre nichts gewesen ...

Ich sitze in einem Rollstuhl in Dr. Buckleys Wartezimmer. Wieder reicht man mir den vertrauten Fragebogen.

»Sind Sie in der Lage, im Freien auf ebenem Boden zu gehen?«

»Nein« kreuze ich an. Eine Antwort, die ich mir nie hätte träumen lassen.

Mein Kopf fühlt sich an wie eine Bleikugel, massig und schwer, vollgepumpt mit noch mehr Steroiden und Medikamenten. Wenn ich ihn leicht schüttle, kommt es mir vor, als könnte ich die Pillen klackern hören. Meine Gelenke werden wie Dominosteine eins nach dem anderen befallen – von den Schultern über die Ellbogen zu den Händen, dann von den Hüften über die Knie zu den Füßen und Zehen. Ein Schub, und die Entzündung springt von einem zum anderen Gelenk über. Im Augenblick ist meine Hüfte dran, aber was kommt als Nächstes? Was wird sein, wenn alle Dominosteine umgefallen sind? Werde ich den Rest meines Lebens in diesem Rollstuhl verbringen müssen? Ich hätte nie gedacht, dass die Krankheit mich derart verkrüppeln würde.

Mein erstes Semester in Bristol ist vorbei. Daheim erlitt ich einen Zusammenbruch, als ich meinem Körper endlich gestattete, sich zu entspannen. Ich konnte den Schmerz nicht länger unterdrücken und für mich behalten. Die Gelenkergüsse folgten dicht aufeinander. Mum hatte Mühe, mich in den Wagen zu bekommen, weil jede Bewegung mir unerträgliche Schmerzen verursacht. Als wir das Krankenhaus erreichten, sagte sie, sie würde einen Rollstuhl holen.

»Nein, nicht, Mum, ich kann laufen«, flehte ich.

»Sei nicht albern, du hast unerträgliche Schmerzen. Warte hier.« Sie ging davon, und ich konnte sehen, wie sie einen jungen Pfleger um einen Rollstuhl bat. Sie zeigte auf den Wagen und auf mich. Mir war das alles peinlich, aber warum eigentlich? Jemand in einem Rollstuhl ist in einem Krankenhaus kein ungewöhnlicher Anblick. Warum so verbissen kämpfen, du verrücktes, blödes Huhn? Und doch schämte ich mich bei dem Gedanken, mich schieben zu lassen. Ich war überzeugt, dass alle mich anstarren und sich fragen würden, was mit mir los sei. Ich bin kein Invalide. Mum kam mit dem Rollstuhl auf mich zu. Ich flehte sie an, den Stuhl wieder wegzubringen. Ich wollte ihn nicht.

»Lass mich laufen, Mum. Ich kann gehen«, sagte ich und versuchte, auszusteigen.

»Es ist zu weit«, wiederholte Mum. »Bitte, ich bin zu müde, um zu streiten.«

Ich blickte zu Mum auf. Sie ist immer für mich da, und ihr Kampfgeist hält uns beide bei der Stange. Aber an diesem Tag sah ich zum ersten Mal Falten echter

Angst und Trauer auf ihrem sanften Gesicht. Ich ließ mich in den Stuhl fallen. »Tut mir Leid«, sagte ich leise.

»Ich weiß, dass es schwer ist«, sagte sie und löste entschlossen die Bremse. »Ich weiß es.«

Wir machten uns auf den Weg zur Rheumatologie, wobei ich mir bei gesenktem Kopf auf die Unterlippe biss und mir immer wieder sagte: »Ich bin zu jung, zu jung, ich sollte nicht hier sein.« Ich weiß, dass Mum bei sich dachte: Ich wünschte, ich wäre an ihrer Stelle, ich wünschte, es hätte mich erwischt.

Dr. Buckley schaute sich meine neuesten Röntgenaufnahmen an. »Wenn ich Sie wäre, würde ich mir einen Chirurgen schnappen und ihm befehlen, sofort zu operieren. Sie sind sehr jung, aber ich denke trotzdem, wir sollten nicht länger warten. Das Leben ist zu kurz.« Er hielt eine der Aufnahmen erneut vor die Leuchttafel. »Der Schaden ist beträchtlich. Sie brauchen eine komplett neue Hüfte, und das bald.«

»Wie bald?«

»Sie müssen Ihr Studium unterbrechen.«

31

Schwarz

»Der Teufel spielt mit dir sein Spiel«, sagt Tom. »Er spielt mit unserem Leben.«

Tom verbringt einen kurzen Urlaub daheim. Er sitzt auf meinem Bett und liest das Horoskop. »Sie müssen Ihre Finanzen in Ordnung bringen, und am 18. lernen Sie ...«

»Tom, das Ganze ist doch nur ein Haufen Unsinn«, sage ich seufzend, in der Hoffnung, ihn damit zum Schweigen zu bringen.

Er versucht, mich zu umarmen. Ich schreie. Ich will nicht, dass er mich anfasst. Er zieht sich zurück, Tränen in den Augen. »Ich kann den Teufel sehen. Er hockt übelster Laune in seiner tiefsten, dunkelsten Höhle und macht meine Schwester krank.« Seine Züge verdüstern sich. Ich kenne diesen Gesichtsausdruck und weiß, dass sich ein Anfall anbahnt.

»Tom, geh weg«, befehle ich schroff. Ich kann nicht auch noch seine düsteren Stimmungen ertragen.

Wir haben Anfang 1994. Ich bin zuhause. Es ist Winter. Es ist kalt, dunkel und deprimierend. Ich habe mein Studium in Bristol abgebrochen und stehe auf der Warteliste für eine Hüftoperation.

Ich hasse es jeden Tag von neuem, morgens aufzuwachen. Ich hasse meine Krankheit aus tiefster Seele. Ich fühle mich, als säße ich in einem dunklen Verlies, dessen schmutzige, Spinnweben überzogene Wände das Tageslicht ausschließen.

Es ist eine einzige Tortur. Mein nutzloser Körper ist nur noch ein Quell des Schmerzes. Der große Eingriff an der Hüfte ist nur eine von zahlreichen Operationen, die noch folgen werden, und das Ganze ist zu viel für mich. Mein Leben wäre um vieles einfacher, wenn ich es beenden würde, dann hätte ich wenigstens den Großteil meiner Zeit auf dieser wundersamen Welt genossen. Wozu sich noch Jahre mit Krankheit und Leid herumquälen?

Ich verfluche mich selbst für diese Gedanken, aber wie sehr ich mich auch bemühe, meinem Verlies zu entfliehen, ich komme nicht aus diesen dunklen Loch hinaus. Nicht einmal meine Eltern oder meine besten Freunde können mir ein rettendes Seil herablassen. Ich weiß, dass ich selbst der Schlüssel zu meiner Rettung bin. Und doch kann ich mich der Realität nicht stellen. Ich will nicht in die Welt zurückkehren, in der ich RA habe. Sie ist zu trostlos. Wenn ich nicht der Mensch sein kann, der ich sein möchte, dann will ich gar nicht sein.

Ich weiß, dass meine Eltern ganz krank sind vor Sorge. Sie fühlen sich hilflos. Mum hat mehrmals angeregt, ich solle einen Psychologen aufsuchen, aber ich habe jedes Mal wütend abgelehnt. Ich bin so deprimiert, dass ich mir nicht helfen will. Mein Charakter verändert sich von Tag zu Tag. Ein Teil von mir ist gestorben.

Ich habe immer wieder dieselben Albträume. Ich bin unruhig, wälze mich im Bett von einer Seite auf die andere. Vor allem ein Traum verfolgt mich wie ein Gespenst.

Ich spiele in Wimbledon auf dem Centre-Court, und Bill steht am Netz und spielt jedem Spieler abwechselnd einen Ball zu. Charlotte steht vor mir, aber ich bin an der Reihe zurückzuschlagen. Ich habe nicht die richtigen Sachen an. Ich trage ein hautenges paillettenbesetztes Abendkleid und Schuhe mit Pfennigabsätzen. Ich will mich bewegen, stecke aber fest; meine Absätze haben sich in den Boden gebohrt. Ich werfe mich nach vorn, aber meine Füße bewegen sich keinen Millimeter. Die Augen aller sind auf mich gerichtet.

»Beweg dich, Alice«, ruft Bill. »Was ist denn los mit dir?« Zuschauer starren, lachen, zeigen auf mich, verhöhnen mich.

»Beweg dich, beweg dich, BEWEG DICH«, schreie ich im Schlaf und wache schweißgebadet auf.

Ich liege im Bett und ersinne Möglichkeiten, mir das Leben zu nehmen.

Ich könnte den Wagen nehmen, mir ein stilles Fleckchen suchen und meine Pillen alle auf einmal schlucken. Dann hätte ich es hinter mir. Oder ich könnte einen Zaun oder eine Hecke rammen in der Hoffnung, dabei auch wirklich zu sterben, weil ich nicht mit abgebrochenen Vorderzähnen und einem gebrochenen Arm überleben möchte. Ich könnte auch versuchen, mich zu erhängen, aber ich glaube, ich bin nicht stark genug, die notwendigen Vorbereitungen zu treffen. Es wäre alles viel einfacher, wenn ich eine Pistole hätte ...

Alternativ könnte ich meine Pillen auch heute Abend schlucken, zu Bett gehen und für immer einschlafen. »Aus, vorbei« – diese Worte bringen mir Erleichterung, zaubern ein Lächeln auf mein Gesicht. Ich möchte lieber tot sein, als mit rheumatischer Arthritis zu leben. Das ist die Antwort; ich habe den Notausgang gefunden.

Meine Laune hebt sich gewaltig, jetzt da ich weiß, dass es bald vorbei sein wird. Ich setze mich auf und trinke meinen kalten, abgestandenen Tee. Wenn man stirbt, reden alle gut von dem Betroffenen, und ich frage mich, was man über mich sagen wird. Sie werden sich an mich als die großartige Tennisspielerin erinnern, voller Energie und Lebenslust, aber ganz am Anfang einer erfolgreichen Tenniskarriere vom grausamen Schicksal mit RA geschlagen. Wenn ich weiterlebe, wird aus mir die »bedauernswerte arthritische Alice«. Ich verstehe nicht, wie Mum das aushält mit mir und Tom. Ich hasse es, eine Last zu sein. Aber bald wird sie sich um mich nicht mehr sorgen müssen. Das ist für uns beide das Beste.

Ich stehe auf. Jeder Schritt fühlt sich an, als würde mir ein Dolch in die Fußsohle gerammt. Beim Anziehen bemerke ich einen Knoten, ein Ödem an meinem linken Ellbogen. Und noch eins an meinem kleinen Finger. Ich sehe in den Spiegel – und ich sehe nur dicke Knie, ein aufgedunsenes Gesicht und Beulen an den Ellbogen. Ich kann nicht mehr mich selbst sehen, nur die Arthritis. Ich hebe die schmerzenden steifen Schultern und ziehe ein weites rotes Sweatshirt über den Kopf. Hinterher bin ich ganz erschöpft von der Anstrengung. Ich denke wieder an mein Vorhaben und gehe eine fröhliche Melodie vor mich hin summend nach unten.

»Wie fühlst du dich?«, fragt Mum und legt den Telefonhörer zurück auf die Gabel.

»Unverändert. Meine Hüfte klingt wie ein ausrangierter Traktor.«

»Hoffentlich dauert es nicht mehr lange bis zur Operation. Danach wird es dir viel besser gehen.« Dumme liebe Mum. Weiß sie denn nicht, dass schon morgen alles vorbei sein wird?

Als das Telefon läutet, zucke ich zusammen wie eine Schnecke, die sich in ihr Haus zurückzieht. Ich atme erleichtert auf, als sich herausstellt, dass der Anruf nicht für mich ist. Ich will mit niemandem sprechen.

Es wird Abend. Ich gebe Tom, Mum und Dad einen Gutenachtkuss und drücke sie ein wenig fester als sonst. Dann ziehe ich den Schlafanzug an, putze mir die Zähne und greife nach der Tablettenschachtel. Wie viele muss ich nehmen? Zwanzig? Fünfzig? Ich fange an, sie durch die silberne Folie der Packung zu drücken. Es sind noch vierzig Stück. Hoffentlich reicht das. Womit soll ich sie herunterspülen? Ich gehe nach unten und klaue eine Flasche Wodka. Ich setze die weißen Pillen auf dem Bett zu verschiedenen Formen zusammen – Blumen, Sechsecke, Gesichter. Der große Augenblick ist gekommen. Unten läutet das Telefon. »O Ma, ich war doch dran, dich anzurufen«, sagt Mum zu Granny. »Nein, sie ist schon im Bett. Sie ist zur Zeit sehr deprimiert, und wir wissen nicht, was wir tun sollen.«

Granny ist uns allen ein Vorbild an Tapferkeit. Mum schöpft viel Kraft aus ihrer Unterstützung. Was würde Granny an meiner Stelle tun? Sie würde nicht aufgeben, sondern kämpfen. Granny ist mit leeren Händen nach Afrika gegangen und hat sich da entgegen allen Erwartungen ein neues Leben aufgebaut.

Ich halte mir die Ohren zu. Ich will ihre Unterhaltung nicht hören. Ich will keine Gewissensbisse haben. Aber wenn ich mein Vorhaben durchziehe, lasse ich Granny, Mum, Dad, Helen, Sophie und alle Freunde und Verwandten im Stich. Kann ich es wirklich ertragen, sie nicht wiederzusehen?

Ich sitze am Fußende meines Bettes und starre auf die hübsche Tablettensammlung und die unberührte Flasche Wodka. Inzwischen hätte ich es längst tun müssen. Ich muss das durchziehen. Ich schenke Wodka in ein Glas und nehme die Tabletten in die Hand. Ich schmecke ihre klebrige künstliche Hülle auf meinen Lippen. In der anderen Hand halte ich das Glas Wodka.

Mein Blick fällt auf mein Spiegelbild. »Los, tu es«, sagt eine Stimme. »Was hat es für einen Sinn zu leben? Schluck alles herunter, du kannst es.«

Ich werfe die Tabletten quer durch das Zimmer. »Ich kann es nicht«, schluchze ich und vergrabe das Gesicht im Kopfkissen. Ich komme mir vor wie ein Versager, weil ich gekniffen habe. Feigling. Bilder von Mums und Dads Gesichtern wirbeln durch meinen Kopf. Ich sehe ihr tapferes Lächeln, höre Mums ansteckendes Lachen, fühle ihre Tränen. Ich will nicht rational denken, ich will verrückt sein und nicht an die Auswirkungen meines Tuns denken. Es geht hier um mich, denke ich verzweifelt, aber ich kann einfach nicht anders, als daran zu denken, was ich meinen Eltern damit antun würde. Es würde sie umbringen, nicht mich.

Ich kann es nicht tun.

Als ich am nächsten Morgen aufwache, liegen die Tabletten immer noch überall auf dem Fußboden herum wie Saatkörner. Ich habe sie nicht aufgehoben. Ich will, dass Mum sie sieht. Endlich kommt Mum in mein Zimmer.

»Warum liegen denn deine Tabletten überall herum?«, fragt sie. Ich weiß nicht, was ich sagen soll. Ich bin immer noch wütend auf mich, weil ich es nicht durchgezogen habe. »Ich hätte sie schlucken sollen«, sage ich elend.

Mum ist wütend. »Alice, du hast zwei Möglichkeiten. Du kannst entweder aufgeben und deinem Leben ein Ende machen ... oder du kannst leben. Ich kann verstehen, dass du deprimiert und entmutigt bist, das würde jedem so gehen, aber so kannst du nicht weitermachen. Ich werde das nicht zulassen. Ich habe organisiert, dass jemand dich hier besucht. Ich kann dich nicht zwingen, zu ihr zu gehen, und nach ihrem Besuch musst du selbst entscheiden, aber meinen Standpunkt kennst du.« Sie stürmt aus dem Zimmer.

»Wer ist sie?«, rufe ich ihr nach. »Mum, komm zurück, bitte. Wer ist sie?«

Mum steht in der Tür. »Ihr Name ist Jenny.«

32

Jenny

Ich habe nicht nur RA, sondern bin darüber hinaus auch noch ein Fall für den Psychiater.

Mum schiebt mich in meinem Rollstuhl nach draußen. Sie sagt, die frische Luft werde mir gut tun. Ich warte auf diese ominöse Jenny, und ehrlich gesagt, bin ich sogar neugierig auf sie, wenngleich ich mir nach außen hin natürlich nichts anmerken lasse. Niemals werde ich Mum gegenüber zugeben, dass es vielleicht doch eine gute Idee ist und sie möglicherweise die ganze Zeit Recht hatte. Ich frage mich, wie Jenny aussehen mag und was sie mir wohl sagen wird. Und was soll ich ihr erzählen? Ich habe noch nie mit einem Psychiater gesprochen. Ich hoffe, dass ich sie mögen werde und sie mich.

»Ich glaube, sie ist da«, ruft Mum. »Ich hole noch einen Stuhl. Ihr könnt euch ja draußen unterhalten.«

»Gut.« Ich zucke die Achseln und vermeide jeden Blickkontakt mit Mum.

Jenny kommt durch das Gartentor. Sie ist groß, eine schlanke Gestalt mit hellblondem Haar. Mum stellt sich vor. »Und das ist Alice. Alice, das ist Jenny. Kann ich Ihnen irgendetwas anbieten?«

»Ein Glas Wasser wäre wunderbar«, entgegnet Jenny. Sie hat ein liebes Gesicht. »Hallo«, sagt sie zu mir. Ich komme zu dem Schluss, dass sie ebenso wie ich ein wenig nervös ist.

»Hi«, entgegne ich lächelnd. Hiernach entsteht eine unbehagliche Pause. Soll ich etwas sagen oder abwarten, bis sie das Gespräch eröffnet?

Sie bricht das Schweigen. »Es tut mir so Leid, dass Sie an rheumatischer Arthritis erkrankt sind. Ich weiß, dass das sehr schmerzhaft ist.«

»Das ist es wirklich. Ich wusste gar nicht, dass es solche Schmerzen überhaupt gibt.«

»Würden Sie mir davon erzählen?«

»Wo soll ich anfangen?«, frage ich, hole tief Luft und nippe nervös an meinem Glas Wasser. Jenny wartet darauf, dass ich fortfahre. »Ich kann einfach nicht glauben, dass ich diese Krankheit habe. Ich bin viel zu jung. Ich vermisse das Tennisspielen. Ich war Nationalspielerin.«

»Ganz offensichtlich hatten Sie großes Talent und fühlen sich jetzt, als hätte man Sie darum betrogen.«

»Ja. Es kommt mir vor, als wäre ich bestraft worden. Ich habe das nicht verdient. Ich glaube, diese Krankheit würde ich meinem ärgsten Feind nicht wünschen. Tom sagt, Saddam Hussein sollte RA bekommen. Warum ich? Das ist es, was mich so fertig macht.«

»Ich weiß es nicht. Es ist nicht fair. Aber manchmal geschehen Dinge, die einfach keinen Sinn machen.«

»Ich hatte keinen Unfall, und die Krankheit wurde auch nicht von einem Virus ausgelöst. Ich war nicht gestresst. Ich habe mich auf die Zukunft und auf Amerika gefreut. Warum, WARUM musste das passieren?«, frage ich, einen dicken Kloß im Hals. »Ich ...« Ich verstumme abrupt. Ich schäme mich wegen gestern Abend. Ich schäme mich, dass ich mir das Leben nehmen wollte.

»Ja?«

»Ich will so nicht weiterleben. Ich will kein Leben mit

RA«, sage ich und fühle den Zorn in mir rumoren wie ein Wildpferd, das versucht, aus seiner Box auszubrechen.

»Wie meinen Sie das?«, fragt sie rundheraus.

Soll ich ihr das Ausmaß meiner Verzweiflung offenbaren? Ich zögere und antworte schließlich: »Ich will nicht mehr leben. Das Leben erscheint mir sinnlos. Heute ist ein schöner Tag, und ich möchte im Freien sein, umherlaufen, Tennis spielen ... Ich möchte in Bristol sein und mein Studentenleben genießen. Ich kann nichts von dem tun, worauf ich Lust habe. Und wenn ich meine Tabletten anschaue, sehe ich einen einfachen Ausweg.« Es ist ein komisches Gefühl, meine geheimsten Gedanken einer völlig Fremden anzuvertrauen, aber gleichzeitig fällt es mir ganz leicht.

»Wie lange empfinden Sie schon so?«

»Ich weiß nicht genau. Ich glaube, es hat sich über eine Ewigkeit aufgebaut.«

»Haben Sie schon versucht, sich umzubringen?«

Keine Antwort. Wieder unbehagliche Stille. Aber ich weiß, dass sie mein Schweigen richtig deutet, und breche in Tränen aus.

»Wie fühlen Sie sich jetzt?«, fragt sie leise und reicht mir ein Papiertaschentuch.

Die Sonne scheint warm auf mein blasses, lebloses Gesicht herab. »Ich fühle mich, als würde es unablässig regnen und als könnte ich mich nirgends unterstellen. Es gibt kein Entrinnen. Es regnet und regnet und regnet ...«

Die zweite Sitzung. Ich liege auf dem Bettsofa. »Eine Freundin von mir hat letztens gesagt ›Du hast ja solches Glück, den ganzen Tag faulenzen zu können und nicht arbeiten gehen zu müssen‹«, erzähle ich Jenny. »›Und nach der Operation werden alle dich schrecklich verwöhnen. So stelle ich mir das Paradies vor.‹ Ich hätte sie umbringen können. Manchmal begreifen die Leute es einfach nicht. Wie können sie nur so taktlos und dumm sein? Es war wie in Bristol, als ein Mädchen mich fragte, ob ich mit zum Ski laufen wolle. Niemand versteht wirklich, was diese Krankheit bedeutet. Ich weiß, dass ich in manchen Dingen Glück habe: Ich habe ein schönes Zuhause, liebe Eltern und gute Freunde. Es gibt Leute, die viel schlimmer dran sind als ich. Trotzdem ...«

Jenny braucht gar nichts zu sagen. Es tut einfach gut, sich alles von der Seele zu reden.

Im Laufe der folgenden acht Sitzungen sprechen wir über all das, was mich in der letzten Zeit so bedrückt hat.

Ich erzähle Jenny, wie ich mich für die Krankheit geschämt habe – von Bristol und den Problemen während meines ersten Semesters dort. Ich spreche vom Tennis und dem Verlust meines besten Freundes, rede über meine Eitelkeit – die Nebenwirkungen der Steroide, mein »Mondgesicht«. Auch den unsensiblen Dr. Fischer lasse ich nicht aus. Jenny erfährt von den Schmerzen, gepaart mit wirkungslosen Medikamenten, und von der bevorstehenden Hüftoperation, dem Stigma, das Arthritis anhaftet, und von der irrigen Ansicht, es handle sich nur um eine alte-Leute-Krankheit. Ich erzähle von meinen Freunden, meinen Bemühungen, einen Weg zu finden, offener zu Freunden zu sein, mich ihnen mehr anzuvertrauen, von Sophie und ihrem Rückhalt und von Jungs. Jenny ermutigt mich weiterzumachen und nach vorn zu blicken.

Langsam steige ich aus meinem tiefen Loch und fühle mich seelisch gestärkt. Ich glaube, ohne Jennys Hilfe hätte ich es nicht geschafft. Mir ist klar, dass sie nicht den Zauberstab schwenken und mir sagen kann, es käme alles wieder in Ordnung. Sie macht mir keine falschen Hoffnungen, indem sie sagt: »Geben Sie nicht auf, vielleicht können Sie ja eines Tages doch wieder Tennis spielen.« Und sie verzichtet auch auf unglaublich irritierende gute Ratschläge wie »Kopf hoch, denken Sie positiv«. Sie versteht. Sie hört geduldig zu. Sie gestattet mir, mich selbst reden zu hören. Sie hat mir bewusstgemacht, wie viel Schmerz, Zorn, Frust und Angst sich in mir angestaut und nur darauf gewartet haben, herausgelassen zu werden. Sie hat keine Lösungen parat, hilft mir aber, die Dinge vernünftig zu durchdenken. Die anderen werden mich nicht meiden wie eine Aussätzige, weil ich RA habe. Ich habe immer noch ein Ziel – ich habe viel zu geben und dem Leben auch noch viel abzugewinnen. Inzwischen glaube ich, dass ich nach Bristol zurückgehen kann, ohne Angst davor zu haben, zu meiner Krankheit zu stehen und Freunde und Dozenten um Hilfe zu bitten. Ganz langsam fange ich an, mir ein neues Leben aufzubauen, und ich möchte, dass mein neues Leben ebenso gut und erfüllend wird wie das alte – trotz der chronischen Schmerzen. Das wird der schwierigste Teil werden. Die Schmerzen. Es gibt keine Antworten. Ich muss es Tag für Tag angehen und auf eine Wunderpille oder ein Heilmittel hoffen. Ich darf nie die Hoffnung verlieren. Die Hoffnung wird mir helfen, es durchzustehen.

Ich fühle mich wohl in Jennys Gesellschaft. Es hat mir gut getan, über meine Selbstmordabsichten zu sprechen. Mum hatte Recht. Warum haben Eltern eigentlich immer Recht? Das ist schon ärgerlich.

Ich habe immer noch Angst vor den depressiven Phasen. Es wird auch in der Zukunft welche geben, aber wenigstens weiß ich jetzt, dass ich jemanden habe, mit dem ich reden kann. Wenigstens weiß ich, dass ich wieder auf die seichte Seite des Beckens zurückschwimmen kann.

Es ist Ende Mai, und mein OP-Termin rückt immer näher. Inzwischen sind die Geräusche, die meine Hüfte verursacht, so unerträglich, dass ich es gar nicht mehr erwarten kann.

»Ich gehe wie eine 90-Jährige, Jenny. Granny kommt am Stock schneller voran als ich, und sie ist 93!«, scherze ich. »Wenn sie bei uns übernachtet, fragt sie, ob sie mir helfen kann, und überlässt mir den bequemeren Sessel, um sich mit dem härteren zu begnügen.« Jennys Züge erhellen sich, und ihre Lippen verziehen sich zu einem Lächeln.

»Mum und Helen mussten mich letztens in einem Stuhl nach oben tragen. Ich habe Helen gesagt, sie solle mich dabei mit Trauben füttern. Mum hätte sich fast einen Bruch gehoben und meinte, wir bräuchten einen Treppenlift. Ich muss immer an die furchtbare Werbung denken mit den alten Leuten, die im Zeitlupentempo die Treppe hinaufgleiten. Man kann ein ganzes Buch lesen, bis man oben ist. Ich weiß auch nicht, warum ich überhaupt darüber lachen kann. Eigentlich ist es gar nicht komisch, oder?«

Als ich lächle, fühle ich, wie mein altes Ich zurückkehrt. Ich genieße es, draußen in der Sonne zu sein, und auch wenn positives Denken mir die Schmerzen nicht nehmen wird, hilft es mir, mit ihnen zu leben.

Ich treffe Jenny auch in der Woche vor meiner Operation.

»Sind Sie nervös?«, fragt sie.

»Nein. Das ist vorbei. Inzwischen sehne ich die Operation mehr denn je herbei. Ich will wieder gehen können, und ich möchte im nächsten Semester zurück nach Bristol. Mein Dozent schickt mir die Liste der Bücher, die ich für Kunstgeschichte durcharbeiten muss. Er sagt, wenn ich die Prüfungen am Ende des ersten Jahres bestehe, kann ich mit dem zweiten Jahr anfangen. Ich möchte mit Sophie Schritt halten, mich amüsieren und wieder mit Freunden zusammen sein.«

»Das sind aber viele positive Wünsche«, sagt Jenny lächelnd. Sie hat endlich das Gefühl, dass der Durchbruch geschafft ist.

»Ich glaube, ich werde mich nie mit dem, was mir passiert ist ›abfinden‹. Ich finde, das ist ein schrecklicher Ausdruck. Warum sollte ich mich damit abfinden, in meinem Alter an einer Krankheit zu leiden, die mich zum Krüppel macht? Das Leben hat mir ein Mistblatt ausgeteilt, aber ich werde nicht aufgeben, sondern versuchen, das Beste aus dem zu machen, was vor mir liegt. Ich will kein Opfer sein, mich zurücklehnen und mein Leben von der RA bestimmen lassen. Ich will kämpfen.«

»Die Prüfung in Bristol ist etwas, worauf Sie hinarbeiten können. Wenn Sie dorthin zurückgehen, wird es zwar auch schlechte Tage geben, aber ...«

Ich falle ihr ins Wort. »Das ist mir egal. Ich werde kämpfen, so gut ich eben kann. Ich werde mich nicht unterkriegen lassen.«

33

Bettpfannen, Tablettenwagen und Kunststofflaken

»Ziehen Sie alles aus und stattdessen das hier an«, sagt die Stationsschwester und reicht mir ein weißes OP-Hemd.

»Alles?«, frage ich ganz verblüfft. »Auch meinen Slip? Können sie ihn denn nicht einfach runterschieben?«

»Ali, du wirst an der Hüfte operiert. Sie werden sich nicht dafür interessieren, ob du einen hübschen Po hast oder nicht«, sagt Helen.

»Ich weiß.« Ich huste und fühle, wie mir brennende Röte ins Gesicht steigt. »Es gefällt mir trotzdem nicht.« Mum und Helen lachen mich aus.

»Was ist mit meinem BH? Warum musste ich den ausziehen?«, frage ich Helen, als man mich wegrollt.

»Halt endlich die Klappe!«

Im Fahrstuhl auf dem Weg in den OP schlägt mein Herz immer schneller. Ich freue mich auf die Operation. Ich möchte es endlich hinter mich bringen. Gleich werde ich narkotisiert. Wir erreichen den OP, und ich sehe den Chirurgen in seinem blauen Kittel.

»Hallo. Wie geht's?«, fragt der Anästhesist.

»Gut.«

»Wunderbar.« Mein Arm wird abgebunden, und Elektroden werden an meiner Brust befestigt. Eine Nadel wird in meine Hand gestochen, um das Narkosemittel zu spritzen. Ich schließe die Augen.

»Alice, ich werde jetzt gleich das Narkosemittel injizieren. Ich möchte, dass Sie sich entspannen und an etwas Schönes denken.« Immer muss ich mich von der Gegenwart distanzieren und »an etwas Schönes denken«. Mir gehen langsam die schönen Gedanken aus.

»Sie werden tief und fest schlafen, bevor Sie bis fünf zählen können«, sagt er. Das ist das, worauf ich mich gefreut habe. Bestimmt kann ich wach bleiben, wenn ich mich anstrenge. Ich könnte die Augen offen halten. Das Narkotikum fühlt sich kalt an.

»Eins ... zwei ... drei ... vier ...« Ich bin fest entschlossen, es bis fünf zu schaffen. Blackout.

»Wasser, ich möchte etwas Wasser.« Ich versuche, mich aufzusetzen. Ich kann nur verschwommene Gestalten in blauen Kitteln sehen, Schritte und gedämpfte Geräusche hören. Nichts macht Sinn. Mein Kopf fühlt sich an, als wäre er von meinem Körper losgelöst. Ich fühle mich desorientiert. Beschwipst. Die Situation kommt mir surreal vor, abstrakt, als wäre ich auf einem anderen Planeten, umgeben von Aliens.

»Ich möchte fernsehen«, stöhne ich.

»Versuchen Sie sich zu entspannen, und legen Sie sich wieder hin«, sagt die Krankenschwester lächelnd.

»Wo bin ich? Meine Mum soll kommen. Geben Sie mir etwas zu trinken.« Mir ist schwindelig und übel, und mein rauer Hals braucht dringend etwas Flüssigkeit. »Warum kann ich nicht einen Schluck Wasser haben?«, frage ich und richte mich erneut auf.

»Das geht noch nicht. Halten Sie noch ein kleines bisschen durch.«

Ich lasse mich auf das Bett zurückfallen wie eine Stoffpuppe. »Ich muss aufs Klo«, sage ich ärgerlich.

Die Schwester schiebt mir eine Bettpfanne unter den Po. Es fühlt sich an, als läge ich auf einem Eierkarton.

»Sie schläft immer wieder auf der Bettpfanne ein«, sagt eine der Schwestern eine Viertelstunde später. »Das kann nicht bequem sein. Ich wünschte, sie würde endlich Pipi machen. Alice«, sagt sie leise. »Sie sind wieder eingeschlafen, offensichtlich müssen Sie gar nicht.«

»Nur noch ein bisschen«, antworte ich.

»Okay«, sagt sie lächelnd.

Schon bin ich wieder eingeschlafen.

Ich habe für die ersten Tage nach der Operation auf der Station ein Einzelzimmer bekommen. Mum scheint überrascht, mich wach zu sehen. Sie hatte erwartet, dass ich ganz benebelt sein würde, aber stattdessen bin ich plötzlich hellwach. Ich versuche immer wieder, mich aufzurichten, und die Krankenschwester ermahnt mich ebenso regelmäßig, ruhig liegen zu bleiben. »Schhhht, schhhht«, sagt Helen beschwichtigend und wirft einen besorgten Blick auf Mum.

An der Wunde an meiner Hüfte ist eine Flasche befestigt. »Ist es gut verlaufen?«, frage ich Mum.

»Bestens«, antwortet sie. »Du warst sehr tapfer.«

»Ich brauche Wasser. Wasser.«

Mum flößt mir Wasser ein wie einem Baby.

»Wir waren bummeln und haben dir das hier gekauft.« Helen hält ein blaues Jeanshemd hoch. »Es war heruntergesetzt. Außerdem haben wir einen alten billigen Ventilator gefunden, der dir bei dieser Affenhitze etwas Kühle verschaffen soll. Und wir haben noch einen Walkman besorgt, weil du doch einen haben wolltest. Waren wir nicht verschwenderisch? Und für mich habe ich das hier gekauft«, fährt sie nervös fort und hält sich ein gestreiftes T-Shirt vor.

»Die Schmerzen nehmen wieder zu. Es ist schlimmer als vorher«, rufe ich aus.

Helen macht ein entsetztes Gesicht, lässt das Oberteil fallen und ruft eine Schwester. Die Schwester wirft einen Blick auf meine Karte. »Die nächste Dosis Morphium ist fällig. Ich bin gleich zurück.«

Ich fühle mich zerschnitten und wund nach der Operation. Es fühlt sich an, als läge die Wunde frei. Die obere Hälfte des operierten Beines sieht aus, als wäre es zum doppelten Umfang des rechten Beines aufgepumpt worden. Plötzlich wünschte ich, ich hätte nie meine Einwilligung zu der Operation gegeben. Ich bin den Tränen nahe. Man hat einen Teil von mir entfernt, und erst die Operation macht mir die Endgültigkeit meines Zustands klar.

»Es tut weh, es tut so weh«, stöhne ich.

Die Schwester spritzt mir das Morphium, und kurz darauf verebbt der Schmerz. Ich schließe die Augen, schlafe immer wieder für kurze Zeit ein.

Helen und Mum verlassen das Krankenhaus gegen 23:00 Uhr. Keine von beiden möchte gehen, und Mum weiß, dass mir eine unruhige Nacht bevorsteht.

»Hast du überhaupt geschlafen?«, fragt Helen am nächsten Morgen.

»Etwas. Mum, ruf bitte die Schwester. Es muss Zeit für meine nächste Spritze sein.«

»Ich gehe und frage im Schwesternzimmer nach«, sagt sie.

»Es tut weh«, jammere ich schniefend.

»Halt durch«, sagt Helen und streicht mir mit ihren langen Fingern mit den tiefrot lackierten Nägeln sacht über das Haar. Sie sieht frisch und ausgeschlafen aus.

Ihre großen dunkelblauen Augen und die Wärme ihres Lächelns tun mir gut. Ich möchte nicht, dass sie nach London zurückfährt, zurück zu ihrer Firma für Graphik-Design. Sie strahlt eine solch entspannende Ruhe aus, die einen wohltuend einhüllt, sobald sie einen Raum betritt.

»Es gibt im Augenblick auf der Station kein Morphium«, sagt die Stationsschwester. »Eine Helferin holt welches von einer anderen Station. Es wird nicht lange dauern. Sie wird gleich zurück sein.«

Eine halbe Stunde später. »Es ist immer noch nicht da«, stellt Mum fest und blickt stirnrunzelnd auf Helen.

Eine Stunde später. »Mum, frag noch mal nach«, flehe ich verzweifelt. Ich kann an nichts anderes mehr denken als an die Spritze. Ich kann nicht mehr mit Helen sprechen. Ich brauche etwas gegen die Schmerzen, und zwar sofort. Ich hasse es, bei vollem Bewusstsein zu sein. Im Morphium-Land fühlt mein Körper sich leichter an, und der Schmerz ist betäubt, ich fühle mich ganz ruhig und bekomme die Unterhaltungen im Zimmer nur am Rande mit. Ich lächle und versinke in Vergessen, bis das Taubheitsgefühl nachlässt, der stechende Schmerz wieder aufflackert und das Bewusstsein zurückkehrt ...

Mum hastet erneut zum Schwesternzimmer, während Helen sich zu mir auf das Bett setzt. Ihre Aura der Ruhe ist Panik gewichen. »Es kommt gleich«, verspricht sie mir und blickt zur Tür, um zu sehen, ob Mum Erfolg hat.

Anderthalb Stunden später. Ich bin wütend und verzweifelt. Warum machen sie mir das Leben zur Hölle?

»Gleich wird eine Schwester mit der Spritze kommen. Sie ist gerade nach unten gegangen«, wiederholt die Stationsschwester.

Sie klingt wie eine kaputte Schallplatte.

»Was ist nur los mit dieser Station?«, fragt Mum und

rauft sich die Haare. »Wie kann Ihnen nur das Morphium ausgehen? Ich bin es Leid, höflich zu bleiben«, schreit sie und schlägt mit der Faust auf den Tisch. »Beschaffen Sie auf der Stelle Morphium, verdammt noch mal.«

Ich zähle die Tage, bis ich anders liegen darf als nur auf dem Rücken. Noch drei Tage. Der Chirurg hat erklärt, ich müsse unbedingt fünf Tage ausschließlich auf dem Rücken liegen. Ich spiele sinnlose Spiele, wie die Sekunden zu zählen oder die zahllosen winzigen Löcher in der Decke. Das Leben wird zu einem Countdown von einer Morphiumgabe zur nächsten. Nach dem Zwischenfall letztens wird der Station nie wieder das Morphium ausgehen.

Post zu bekommen ist ein weiteres Highlight des Tages. Dad, der mit Grippe daheim im Bett liegt, schickt mir fast täglich eine Karte, und ich weiß, dass er im Geiste bei mir ist. Matthew in Bristol scheint für sein Leben gern Briefe auf seinem Laptop zu schreiben auf dem Weg zur und von der Arbeit (er hat einen Sommerjob angenommen, um seinen Überziehungskredit auszugleichen).

Ich versuche, mich zu erinnern, welche kulinarische Köstlichkeit mich als Nächstes erwartet. Gestern Abend gab es Hühnerfrikassee. Manchmal frage ich mich, wie meine alte verschlissene Hüfte ausgesehen haben mag. Was sie wohl mit ihr gemacht haben? Ich hätte darum bitten sollen, sie mir in einem Glas mit Konservierungsflüssigkeit ansehen zu dürfen. Worüber haben der Chirurg und sein Team sich während der OP unterhalten? Ihren Bogey oder Eagle am fünften Loch?

Der Feueralarm geht los. Wie würden sie uns Invalide im Brandfall aus dem Krankenhaus bekommen? Schon bei dem Gedanken, getragen zu werden, steigt Panik in mir auf. Allein meinen Po anzuheben, um die Röntgenplatte unter die Hüfte schieben zu können, ist mit höllischen Schmerzen verbunden. Ich schätze, man würde uns in unseren Rollbetten rausschieben, aber die alte Dame mir gegenüber ist an allerlei Apparate angeschlossen, die mitgeführt werden müssten. Wir sind so verwundbar und hilflos; unser Leben liegt ganz in den Händen des Personals. Ich hasse dieses Gefühl. Der Feueralarm schrillt immer noch, und langsam bekomme ich richtig Angst. Mein schlimmster Albtraum wird wahr: Ich werde bei lebendigem Leib verbrennen.

»Kein Grund zur Panik, falscher Alarm«, höre ich eine Schwester sagen. »Bleiben Sie alle in Ihren Betten.« Was redet sie denn da? Keiner von uns kann sich rühren.

Ich trage knielange weiße Strümpfe, um einer Thrombose vorzubeugen, und Helen lackiert meine Fußnägel leuchtendrot, damit ich etwas Lustiges anzusehen habe. Sie verziert die Strümpfe mit einem Muster und klebt ein Stück ihres Kaugummis an meinen kleinen Zeh.

»Nimm das weg!«, kreische ich. »Der Arzt kommt jeden Moment. Mach das ab!« Ich bin wie ein Spielzeug, mit dem Helen nach Lust und Laune spielen kann.

Am vierten Tag schaut Kate, meine Physiotherapeutin, vorbei und erkundigt sich, wie es mir geht. »Wir werden Sie heute etwas aufrichten. Mal sehen, ob Sie schon etwas laufen können.«

Ich möchte es gern versuchen, muss aber sehr vorsichtig sein, damit das neue Gelenk sich nicht auskugelt. Ich kann meine Narbe sehen, die sauber und gesund aussieht, gar nicht rot und entzündet, wie ich es mir vorgestellt hatte. Aber mein Bein ist noch geschwollen und fühlt sich an, als wäre es nicht mit meinem Körper verbunden. Ich versuche, mich zu bewegen. Eine Stimme in meinem Kopf sagt: »Wag es ja nicht, dich zu bewegen, das würde viel zu wehtun.« »Ich schaffe es nicht. Ich kann es nicht weiter bewegen«, sage ich enttäuscht.

»Gut. Wir versuchen es morgen wieder. Warten wir die vollen fünf Tage ab«, sagt Kate und hilft mir, mich wieder hinzulegen.

Ich denke, ich werde mich nie wieder bewegen können. Ich habe Angst, dass etwas nicht in Ordnung ist.

Sophie kommt mich besuchen. Sie trägt helle Jeans und ein weißes Hemd und hat eine pinkfarbene Strickjacke um die schlanke Taille geschlungen. Die dunkle Sonnenbrille mit dem Schildpattgestell hat sie auf den Kopf geschoben, um ihr langes Haar aus der Stirn zu halten. Sie lacht über den antiquierten Ventilator, den Mum und Helen mir mitgebracht haben, und meint, das alte Ding würde noch einen Kurzschluss im ganzen Krankenhaus auslösen.

Sie sieht sonnengebräunt und hübsch aus. »Ali, ich weiß, dass ich nie solche Schmerzen gehabt habe wie du, und ich kann mir gar nicht vorstellen, wie das ist.« Sie beißt sich auf die Unterlippe, die zuviel Sonne abbekommen hat und sich schält. »Trotzdem fühle ich mich, als hätte ich auch eine Operation hinter mir. Ich konnte mich am Donnerstag nicht konzentrieren, weil ich den ganzen Tag nur an dich denken musste.« Ich sehe Tränen in ihren Augen. Ich habe Sophie noch nie weinen sehen; sie ist immer die Schulter gewesen, an der ich mich ausweinen konnte. Sie beugt sich zu ihrer Tasche hinab. »Ich habe ein paar Gummibärchen mitgebracht. Und das hier.« Sie reicht mir ein Band, das sie aufgenommen hat.

»Die besten Tanzhits. Super. Ich werde auf Krücken dazu abrocken.«

»Das ist gedacht für die Zeit, wenn du wieder auf den Beinen bist.«

Als Sophie geht, wünsche ich, ich könnte mitgehen. Es ist ein schöner Sommerabend, und ich sehne mich danach, mit einem Bier im Freien zu sitzen und mit ihr und meinen anderen Freunden zu lachen und herumzualbern. Ich denke über das nach, was sie gesagt hat. Ihr geht es so wie meinen Eltern. Sie alle sagen, dass es ihnen wehtäte, mich leiden zu sehen, und bei Mum und Helen ist es fast so, als hätten sie während der Hüftoperation neben mir auf dem OP-Tisch gelegen. Mit Sophie ist es das Gleiche. Wir bekämpfen meine Krankheit gemeinsam: Sie hilft mir über Fallstricke und durch Dornenranken, wir werden gemeinsam zerkratzt, und manchmal verlaufen wir uns, aber immer haben wir einander.

Am nächsten Tag bekomme ich Besuch von Seb und ein paar von seinen Freunden. Er bringt einen Biskuitkuchen mit Erdbeer-Sahne-Füllung mit. Seb und ich sind wieder gute Freunde. Wir haben die Phase des Unbehagens im Umgang miteinander hinter uns. Trotzdem macht es mich verlegen, mich in meinem rüschenbesetzten bestickten Nachthemd und mit den hässlichen Strümpfen an den Beinen mit seinen Freunden zu unterhalten. Ich wünschte, ich hätte eine Chance gehabt, einen Blick in den Spiegel zu werfen, mein Haar zu bürsten und etwas Make-up aufzulegen. Sie waren die ganze Nacht in einer Disco und sehen ziemlich mitgenommen aus. Einer von ihnen sagt mir, er hätte seine erste *Ecstasy*-Tablette geschluckt, und ein anderer erzählt, er hätte eine heiße Braut aufgerissen. Ich überlege fieberhaft, was ich Interessantes erzählen könnte. Ich muss mithalten, cool bleiben. Ich erzähle von dem Morphium.

»Du kannst uns nicht vielleicht etwas besorgen?«, fragt einer von den Jungs lächelnd.

In dieser Nacht kann ich wieder einmal nicht schlafen und beschließe, fernzusehen. Es läuft ein Horrorfilm, und einer der Ärzte kommt herein und sieht ihn sich mit mir zusammen an. Ich finde ihn sehr nett, aber das ist kaum der Ort für romantische Gefühle.

Am fünften Tag kommt der große Moment – ich soll vom Bett in einen Stuhl wechseln. Ich hätte nie gedacht, dass etwas so Alltägliches für mich so aufregend sein könnte. Die Schmerzen sind erträglich geworden, auch wenn mein Bein sich immer noch komisch anfühlt, so als gehöre es gar nicht zu mir. Es ist wunderbar, wieder aufrecht zu sitzen und aus den verschwitzten grässlichen Bettlaken rauszukommen.

Ich lerne wieder zu gehen. Es ist so seltsam.

»Rechter Fuß vor, und jetzt der linke«, gibt Kate mir Anweisungen.

»Ich kann nicht. Es tut weh.«

»Komm Sie schon, Sie können es.«

Mit meiner grauen Gehhilfe komme ich mir erst recht wie eine Oma vor. Alles, was jetzt noch fehlt, sind blaugefärbte Haare. Ich beschließe, eines Tages jugendlichere Krücken und Gehhilfen zu entwerfen, bunt und mit witzigen Mustern. Sie könnten sogar zu modischen Accessoires avancieren.

Vorsichtig setze ich den linken Fuß auf, dann den rechten. Ich bin einen Schritt gegangen. »Wenigstens knirscht es nicht mehr«, sage ich zu Kate. Unglaublich. Nichts. Ich kann lautlos wie ein Eisläufer dahingleiten.

Ich liege jetzt auf einer gemischten Station, gegenüber von einer alten Dame mit grauem Haar und Verletzungen im Gesicht. Sie ist sehr aufbrausend und schreit ständig die Krankenschwestern an. Ich lächle sie an, aber sie sieht traurig aus. Ihr Gesicht ist sehr ausdrucksvoll, aber sie erwidert mein Lächeln nie. Im Bett neben mir liegt ein Junge mit einer schlimmen Bisswunde von einem Hund.

Auf der anderen Seite liegt ein Mann in einem rosafarbenen T-Shirt mit seidenen Boxershorts, der andauernd telefoniert. »Mein Bärchen, der Arzt sagt, ich darf nicht, ich wiederhole, ich darf unter keinen Umständen die nächsten sechs Wochen arbeiten. Glaubst du, du kommst ohne mich zurecht, mein Herzblatt?«, säuselt er verliebt. Dann legt er eine Hand über das Telefon und knallt mit der anderen wütend seine Müslischüssel zurück auf den Frühstückswagen. »Ich habe explizit um Weizenflocken gebeten, nicht Haferflocken.« Er funkelt die leidgeprüfte Schwester böse an. »Ich muss auf ihn hören, mein Herzblatt«, fährt er dann honigsüß fort. Nach seinem Telefonat starrt er mich an. »Sie sind noch etwas jung für eine Hüftoperation, oder?«, fragt er unverblümt. »Ich durchschaue Sie. Sie wollen nur auf Staatskosten Urlaub machen«, lacht er. Er ist nicht komisch, und ich sage Mum, sie solle rübergehen und ihn kräftig treten. Der Mann in dem Bett am anderen Ende des Zimmers hat sich während der Flitterwochen bei einem Sturz vom Hotelbalkon das Bein gebrochen. Er behauptet, er hätte das Gleichgewicht verloren und wäre über die Brüstung gefallen, aber ich wette, dass er entweder volltrunken war oder seine frisch angetraute Braut ihn im Streit hinuntergestoßen hat. »Was meinst du?«, frage ich Mum leise und schüttle wieder die Wortkniffel-Würfel für eine weitere Partie.

»Vielleicht war er auf einem Drogentrip und dachte, er könnte fliegen«, entgegnet sie. »Okay, die Zeit läuft.« Ich drehe die Sanduhr herum. »Hör auf zu schreiben, Alice. Ich kann noch kein Wort erkennen. O Gott, zählen zwei Buchstaben?«

Mir geht es mit jedem Tag besser, und am achten Tag darf ich endlich auf Krücken laufen. Mein Bein fühlt sich langsam, aber sicher wieder an wie ein Teil von mir. Ich kann es kaum erwarten, endlich zu laufen. Je eher ich beweisen kann, dass ich dazu in der Lage bin, desto eher darf ich das Krankenhaus verlassen. Das allein ist schon Motivation genug.

»Sehen Sie, Kate, ich hüpfe fast mit meinen Krücken.« Mum klatscht begeistert und tänzelt neben mir her, als ich am neunten Tag zum Bett zurückgehe. Ich lasse mich auf den Stuhl fallen und lache, bis es wehtut. Die Frau mit dem verletzten Gesicht starrt mich an, und jetzt glaube ich, so etwas wie leises Interesse zu erkennen.

»Morgen sehen wir, wie Sie auf der Treppe zurechtkommen. Wenn das klappt, können Sie nachhause«, sagt Kate.

Am zehnten Tag bekomme ich einen Strauß Sonnenblumen von Sophie, Matthew, Marcus, Rebecca und einigen anderen Freunden aus Bristol. Blumen heitern einen immer auf, aber ich bin auch so schon ganz aufgeregt. Immerhin besteht die Möglichkeit, dass ich heute entlassen werde. Ich sehne mich nach einer Zigarette. Ich muss einfach heute nachhause kommen.

Entlassen! Als Mum und ich meine Sachen packen, sehe ich zu der Frau mit dem verletzten Gesicht hinüber. Sie lächelt mich an. Jemand vom Krankenhauspersonal kommt mein Gepäck holen, und als ich den Raum verlasse, drehe ich mich noch einmal um und lächle der Frau ein letztes Mal zu.

Frische Luft! Autos! Menschen! Das Leben! Ich bin so glücklich, wieder zuhause zu sein.

Es ist vorbei.

Medizinisches Update: Ich gehe nicht mehr zu Dr. Fischer. Unsere letzte Begegnung war die beste und produktivste. Jetzt gehe ich zu einer der führenden Kapazitäten in der RA-Forschung an der Bristol Royal Infirmary. Er hat mir Medikament Nummer 8 verschrieben: Gold-Injektionen. Ich bete, dass das weitere Gelenkschäden und Beeinträchtigungen verhindern wird. Ich bekomme einmal monatlich Steroid-Injektionen, die mir sehr helfen, auch wenn ich weiß, dass ich sie nicht dauerhaft bekommen kann. Aber die beste Medizin ist es, anderen von meinem Zustand zu berichten – Dozenten, Freunden. Ihre Unterstützung hilft mir mehr als jede Pille.

34

Das Studentenleben

Oktober 1995. Ich bin wieder in Bristol, mit einer brandneuen Hüfte. Die Hüftoperation war eine der besten Entscheidungen meines Lebens. Ich kann ohne knirschende Geräusche gehen, und auch der Schmerz ist verschwunden. Ich bin selbstsicherer geworden und wieder bereit, mit jungen Leuten zusammen zu sein.

Ich teile mir in Clifton eine kleine Wohnung mit Sophie und ein paar anderen. Insgesamt sind wir sechs – drei Jungs und drei Mädchen. Mein Dozent für Kunstgeschichte, Mr. Plant, ein netter Mann mit einem Leberfleck im Gesicht, der ständig eine Zigarette zwischen den Lippen stecken hat, hat sich sehr bemüht, meine Zulassung zum zweiten Studienjahr durchzusetzen. Er hat mir geholfen, von zuhause aus mitzukommen, indem er mir Vorlesungsunterlagen und Leselisten geschickt hat zusammen mit Briefen, in denen er sich nach meinem Befinden erkundigte – Ende des Sommers war aus diesen Briefen jegliche Förmlichkeit gewichen; wir waren Brieffreunde geworden. Ich war gerührt davon, wie viel Mühe er sich machte, um mich auf die erste Vorprüfung vorzubereiten, die ich im Sommer ablegte. Er hat es mir ermöglicht, mit meinen Freunden mitzuhalten, und ich werde nie wieder zurückfallen.

Ich liebe das Studentendasein. Unser Bad ist feucht

und riecht muffig, und mein Bett hat zwei Matratzen, die in der Mitte völlig durchgelegen sind. Aber das ist mir egal. Mit meinen Kochkünsten ist es nicht weit her, aber es macht mir Spaß, mit Sophie einkaufen zu gehen. Sie hilft mir, an die Packungen Fertiggerichte auf den höchsten Regalen ranzukommen. Ich teile mir einen Küchenschrank mit Marcus und Steven. Marcus' Büchsen sind militärisch akkurat aufgereiht, verglichen mit meinem heillosen Durcheinander von Pastasoßen, Thunfischdosen und hausgemachten Scones, die ich zu seinem Entsetzen oft verschimmeln lasse. Ich freue mich auf das Ende der Vorlesungen, darauf, nachhause zu kommen, mir eine Zigarette anzuzünden und ein Glas Wein zu genehmigen. Da wir zu sechst sind, ist immer jemand zum Quatschen da. Die leere Weinflasche gesellt sich zu den anderen auf dem langen Tisch in der Diele. Die Türglocke schellt, das Telefon läutet, Musik wird aufgedreht, wir gehen in Kneipen der Umgebung, organisieren Hauspartys. Wir haben viel Spaß, und ich fühle mich endlich wie eine ganz normale Studentin, die für ihre Prüfungen büffelt. Jeder Tag ist ein weiteres Stück Unabhängigkeit.

Meine Mitbewohner sind großartig; sie sind immer da, wenn ich sie brauche. Sie holen mir Wärmflaschen, kaufen tütenweise tiefgefrorene Erbsen, um meine Knie zu kühlen, Sophie und ich essen sie sogar gefroren! Sie stützen mich, sitzen an meinem Bett und plaudern mit mir, wenn ich einen schlechten Tag habe, tragen meine schweren Bücher für mich. Die vergangenen anderthalb Jahre haben Sophie und mich noch enger zusammengeschweißt. Wir bewältigen Probleme gemeinsam, und vielleicht ist das das einzig Positive an einer Krankheit: Man erkennt, wer seine wahren Freunde sind, und diese Freundschaften werden fester, als man sich je hätte vorstellen können.

Ich liebe das Lernen. Ich habe zwei neue Dozenten – Mr. Burness in Kunstgeschichte und Mrs. Wickham, die mich in Design und Angewandter Kunst unterrichtet. Beide sind bestens über meine Situation informiert, behandeln mich aber nicht anders als alle anderen Studenten. Wenn ich allerdings versäumte Vorlesungen oder Tutorensitzungen nachzuholen habe, bieten sie mir auf privater Ebene ihre Hilfe an. Einer meiner Mitbewohner und ich planen eine Reise nach Venedig, um uns die Tiziane und Bellinis dort anzusehen. Bis zum Beginn meines Kurses habe ich nur selten eine Galerie oder ein Museum betreten. Und obgleich mein Studium weit entfernt ist von meinem Traum, in Amerika Tennis zu spielen, macht es mir mehr Freude, als ich gedacht hätte, und ich empfinde die neue Herausforderung als etwas Wunderbares.

»Ali, ich hatte einen Scheißmorgen, und meine Hausarbeit für Politik macht mich wahnsinnig«, stöhnt Sophie und lässt ihren Unterrichtsordner auf den Küchentisch fallen.

»Ein leckeres Mittagessen in Bath?«, schlage ich lächelnd vor. Wenn eine von uns beiden gestresst ist, setzen wir uns oft in meinen Wagen und landen in Bath, unserem bevorzugten Einkaufsparadies. Ich kenne die Geschäfte längst in- und auswendig. »Lass uns zu der spanischen Bar fahren, in der man Berge von Oliven und Brot bekommt.«

Sie sieht mich missbilligend an. »Ich sollte hier bleiben und arbeiten. Mein Essay fertig schreiben.« Sophie ist sehr gewissenhaft und motiviert. Dennoch fahren wir nach Bath.

Sophie und ich tun uns an Oliven und Weißbrot gütlich. »Wie geht es Tom?«, fragt sie aufrichtig interessiert.

»Er ist immer noch in dieser Wohngemeinschaft in Wales. Er ist ganz glücklich dort, hat aber wirklich sonderbare Sätze aufgeschnappt, vermutlich von seinen Mitbewohnern.«

»Was denn zum Beispiel?«, will sie wissen und rührt mit ihrem Strohhalm in ihrer Diät-Cola.

»Sein neuester Spruch ist ›Die Brieftasche eines Mannes ist sein Königreich‹.«

»Was ist aus ›Was kostet das Leben?‹ geworden und aus ›Du schaffst sie alle, Billy Ray‹?«, fragt sie und zieht belustigt die Nase kraus.

»Das hat er schon eine Weile nicht mehr gesagt. Er murmelt auch oft ›Bleib ruhig‹ vor sich hin.«

»Ich wüsste ja so gerne, wie sein Verstand arbeitet. Manchmal wünschte ich, ich würde noch Psychologie studieren«, meint Sophie.

»Mom hat erzählt, sie wäre letztens bei Sainsbury gewesen, und Tom hätte zu dem Verkäufer an der Fischtheke gesagt ›Bedienen Sie meine Mutter nicht, sie ist bei der Mafia!‹ Und jedes Mal, wenn sie Shrimps, Kabeljau oder sonst was verlangt hat, hat Tom gesagt ›Gieriger Fressteufel, gieriger Fressteufel‹. Na, was sagst du dazu?«

Wir lachen beide. »Heh, Themenwechsel. Bald ist dein 21. Geburtstag. Du musst eine Party veranstalten«, sagt Sophie aufgeregt. »Lass uns eine Liste aufstellen.« Wir kritzeln Namen auf unsere Papierservietten und stellen lachend die unwahrscheinlichsten Paare zusammen.

Später an diesem Abend sitzen wir mit Quarkmasken auf dem Gesicht in Streifenpyjamas auf Sophies Bett und quatschen bis in die frühen Morgenstunden.

»Mein Bett ruft«, sage ich schließlich und stehe gähnend auf, um zu gehen. »Gute Nacht.« Als ich die Tür hinter mir schließe, höre ich eine gedämpfte Stimme unter dem Plumeau murmeln: »Weißt du, Al, du bist einer der wichtigsten Menschen in meinem Leben.«

»Und du in meinem«, antworte ich und ziehe leise die Tür zu.

Der 25. Januar, mein 21. Geburtstag. Mum und Dad laden mich und meine Mitbewohner zum Mittagessen ein, zur Feier des Tages und als Dankeschön für alles, was sie für mich tun. Später küsst Mum mich zum Abschied und sagt: »Du bist fast wieder die alte Alice.« Sie ist so bewegt, dass ihre Stimme zittert. Von einem Fenster unserer Wohnung aus sehe ich dem davonfahrenden Wagen meiner Eltern nach. Dad hupt anhaltend. Mum dreht sich um und winkt mit tränenüberströmtem Gesicht.

Am Abend gebe ich eine Fondue-Party, zu der auch Helen kommt. Sie erzählt mir alles über ihren neuen Freund, James, und daran, wie sie erzählt, erkenne ich, dass sie ehrlich verliebt ist.

Ich platziere Rebecca an meiner Seite, da ich sie schon eine Ewigkeit nicht mehr gesehen habe. Wir trinken Cocktails und runden den Abend mit Tequila ab. Ich übergebe mich auf Matts Schuhe.

Helen und ich schlafen Kopf an Fuß. »Helen?« Ich setze mich auf.

»Hm«, murmelt sie verschlafen.

»Nach dem Studium möchte ich wie du, wie alle anderen, nach London gehen und dort arbeiten. Das schaffe ich doch, oder?«

»Natürlich, Liebes, warum nicht?«

»Und ich möchte jemanden kennen lernen«, sage ich. »Ich werde doch jemanden kennen lernen, oder?«

»Das wirst du, ich weiß es.«

»Ich sollte das Bett mit einem gutaussehenden jungen Mann teilen anstatt mit dir.«

»Schlaf endlich, du Backenhörnchen!« Sie dreht sich auf die andere Seite.

Ich lasse den Kopf auf das Kissen sinken. Ich weiß, dass ich morgen einen furchtbaren Kater haben werde, aber ich bin trotzdem glücklich und freue mich auf den kommenden Tag.

35

Blind Date

Alice, Telefon für dich. Matt ist dran«, ruft Sophie von unten. Alle haben für ein schnurloses Telefon zusammengelegt, vor allem für mich, damit ich einen Apparat oben habe und nicht rauf- und runterrennen muss wie ein Jo-Jo.

»Danke für die Fondue-Party«, sagt Matt.

»Tut mir Leid wegen deiner Schuhe«, sage ich verlegen. »Ich habe viel zu viel getrunken. Das ist mir furchtbar peinlich.«

»Meine Schuhe sind mir egal«, entgegnet er lachend. »Sie haben ja keine 200 Pfund gekostet, so wie deine! Was hältst du von einem Abendessen bei mir? Ich mache eine verdammt gute Lasagne.«

»Okay, cool.«

»Super. Komm gegen halb acht.«

»Soll ich etwas mitbringen?«

»Nur dich, Schätzchen«, sagt er. »Das reicht mir völlig.«

»Du Süßholzraspler.«

»Wenn ich mit jemandem zusammen bin, denke ich immer, das Gras auf Nachbars Wiese ist saftiger. Aber ...«, fährt Matthew fort und schenkt mir noch ein Glas Wein ein, »... wenn ich dann drüben bin, ist immer Dürre, und ich stehe auf einem Feld voller vertrocknetem Unkraut und ein paar mickrigen welken Blumen.« Er zieht an seinem Joint und reicht ihn an mich weiter. »Hilft Gras gegen die Schmerzen?«

»Ja, es entspannt mich.« Ich inhaliere tief. »Sprich weiter.«

»Ja, also das Gras auf Nachbars Wiese ...«

»Das Unkraut«, erinnere ich ihn.

»Warum ist es so schwer, jemanden zu finden, mit dem man auf einer Wellenlänge ist?«

»Matthew, du gehst doch ständig mit irgendwelchen Mädchen aus. Wonach suchst du denn?«

»Nach jemandem, bei dem ich mich wohlfühle, mit dem ich über alles reden kann ...«

»Ich habe jemanden kennen gelernt«, sage ich. »Wir treffen uns morgen.«

»Ach ja?« Matthew sieht mich an. »Wer ist es denn? Warum erzählst du mir erst jetzt davon?«

»Nicht in diesem überraschten Tonfall, bitte, und spar dir Marcus' Witz, dass er ›blind und taub‹ sein muss.«

»Wer ist er?«, fragt Matthew noch einmal.

»Er heißt Josh. Ich kenne ihn kaum, es gibt also nicht viel zu berichten.«

»Noch nicht«, sagt er lächelnd und entkorkt noch eine Flasche Wein.

Ich habe Josh auf einer Party kennen gelernt. Wir haben uns unterhalten, und am nächsten Tag sind wir uns bei Boots in der Shampoo-Abteilung wieder über den Weg gelaufen. Er hat gefragt, ob ich nicht Lust hätte, Ende der Woche mit ihm etwas trinken zu gehen. Ich fühle mich geschmeichelt, bin aber auch sehr nervös. Es ist wie bei einem Blind Date. Möglicherweise haben wir gar nichts gemeinsam, und er weiß auch nichts von meiner RA. Ich werde es ihm sagen müssen. Ich werde nicht lügen. Wenn er mich mag, mag er mich so oder so, und wenn er mich wegen meiner Krankheit nicht mehr mag, ist das eben Pech. Er sieht gut aus – kurzes, nach vorn gekämmtes dunkles Haar, braune verträumte Augen.

»Du bist schön«, sagt Josh und schaut mir tief in die Augen. Er zieht das Band aus meinem Haar, und die langen goldbraunen Locken fallen mir auf die Schultern.

»Du solltest es öfter offen tragen«, sagt er und spielt mit den seidigen Strähnen. Er zündet lange Duftkerzen an. Sein hübsches Gesicht schimmert im gedämpften Licht. Er greift nach den Sektgläsern, und wir nippen beide an unserem perlenden Wein. Langsam, spielerisch, fingert er an den Knöpfen meiner Strickjacke. Nach jedem Knopf, den er geöffnet hat, küsst er mich auf den nackten Bauch. Wohlige Schauer jagen mir über den Rücken. Er versteht etwas von Verführung. Ich kann den Blick nicht von ihm losreißen! Ganz langsam zieht er mir das Oberteil aus. »Du hast wunderbar zarte Haut«, murmelt er und küsst mich auf die Schultern. Seine warmen Hände legen sich um meine Taille, dann wandern sie zurück zu meinem Gesicht, er streichelt meine Wangen, und wir küssen uns wieder. Eine Hand fängt an, mit dem Gummibund meiner Hose zu spielen, deren ich mich eilig entledige. Ich trage meinen seidenen Slip von Calvin Klein mit passendem BH. Ich habe alles bis ins Detail durchdacht und bin stolz auf mich. Ich bin ganz ausgehungert nach Sex, und ich weiß, dass er mich begehrt. Ich ziehe Josh an mich, und wir küssen uns leidenschaftlich. Seine Lippen sind von meinem roten Lip-Gloss verschmiert.

»Du schmeckst nach Erdbeeren«, sagt er, stürzt sich

wie ein angreifendes Raubtier auf mich, hebt mich auf seine starken männlichen Arme und trägt mich zum Bett. Das Wasser gurgelt unter mir! Stark! Ich wollte es schon immer in einem Wasserbett tun, seit ich *Women in Red* mit Kelly le Broc gesehen habe.

Er schenkt mir noch mehr Sekt ein, gießt welchen über mich und leckt die prickelnde Flüssigkeit von meiner nackten Haut. Dann zieht er sich aus, und ich lege auch Slip und BH ab, gurrend wie ein erregter Affe. Wir kichern beide in nervöser Erwartung.

»Alice, Telefon«, ruft Sophie. »Es ist Josh.«

Ich liege am Fußende meines Bettes. Ein Bein hängt aus dem Bett, und die Bettdecke ist mir bis zur Taille heruntergerutscht. Ein Knopf fehlt an meinem Nachthemd. Warum musste Sophie mir alles verderben, wo es doch gerade prickelnd wurde? »Hi«, sage ich und reiße mich zusammen.

»Hallo. Ich wollte nur hören, ob es bei unserer Verabredung heute Abend bleibt.«

»Klar. Ich hole dich ab«, sage ich mit Schmetterlingen im Bauch. Ich fühle, wie ich erröte. Ob er ahnt, dass ich von ihm fantasiert habe? Beinahe habe ich ein schlechtes Gewissen.

Ich kämpfe seit zehn Minuten mit der Handbremse. Ich schimpfe auf Sophie, die den Wagen zuletzt benutzt und vergessen hat, sie gelöst zu lassen. Ich stöhne vor Frust. »Hättest du endlich die Güte, dich zu lösen, du dämliche Handbremse. Ich komme noch zu spät«, schreie ich das blöde Ding an. Ein Passant geht vorbei, und ich kurbele die Scheibe herunter. »Ach, entschuldigen Sie ... hallo ...«, rufe ich seinem Rücken hinterher. Er dreht sich um. »Ich habe ein kleines Problem«, sage ich. »Ich kann die Handbremse nicht lösen.«

»Wie bitte?«, fragt er ungläubig.

»Ich habe Arthritis in den Händen und einfach nicht genug Kraft«, stammele ich den Tränen nahe.

Er steigt über die Beifahrertür ein und löst die Bremse mit einem Griff. »So, das war's schon«, sagt er freundlich. Ich danke ihm überschwänglich und trete die Fahrt zu Joshs Wohnung an.

Ich finde in der Nähe seiner Wohnung keinen Parkplatz, sodass ich draußen vor der Tür laut hupe. Ich hoffe, er denkt sich, dass ich es bin. Ich versperre die Straße, und wenn er nicht bald runterkommt, bricht hier die Hölle los. Beeil dich, bete ich. Josh springt die Treppe herunter. Er trägt Levis, ein Rugby-Shirt und eine Baseballmütze. Er sieht toll aus, als er die Tür aufreißt. »Hi«, sagt er lächelnd und schiebt mit dem Fuß die Diät-Coladosen und Kassetten beiseite. Eigentlich hatte ich noch aufräumen wollen, es aber dann wegen des Zwischenfalls mit der Handbremse vergessen. Er greift nach meinem orangefarbenen Behindertenausweis.

Ich nehme ihm den Ausweis weg, bevor er meinen Namen darauf lesen kann. »Der gehört meiner Mutter. Sie lässt ihn immer in meinem Wagen liegen!« Mums? Das war keine Glanzleistung. Was ist aus meinem »Ich werde ihm die Wahrheit sagen, keine Lügen mehr« geworden?

»Was hat deine Mum denn?«, fragt er.

»Einen Tennisarm«, erfinde ich.

»Mein Großvater hat auch so einen Ausweis«, fährt Josh fort. »Der arme alte Mann hatte kürzlich eine Hüftoperation. Er braucht fast eine Stunde, um ein- oder auszusteigen, ganz zu schweigen vom Autofahren. Aber er schafft es. Ein erstaunlicher alter Bursche.«

»Ja, sehr tapfer«, sage ich.

»Wenn ich meinen Großvater sehe, bin ich immer froh, noch jung zu sein. Langsam und in meinen Bewegungen eingeschränkt zu sein würde mich wahnsinnig machen.«

»Hm«, murmele ich nur und würde das Rendezvous am liebsten gleich auf der Stelle beenden.

»Bist du nicht froh, jung und gesund zu sein und zu studieren?«

»Es ist toll«, antworte ich mit einem strahlenden Lächeln. Lügen ist so viel leichter, als die Wahrheit zu sagen. Immerhin, ich bin jung und studiere ...

Ich finde einen Parkplatz direkt vor dem Pub. Josh besorgt etwas zu trinken, derweil ich auf die Toilette verschwinde und mich an die Wand lehne. Ich muss es ihm sagen. Sag es ihm, du blöde Pute.

»Ein Wodka-Tonic für die Dame«, sagt er, als ich mich wieder an unseren Tisch setze.

»Also, dann erzähl mir mal alles von dir«, sage ich. Das ist es, lenke die Unterhaltung auf ihn. Jungs lieben es, von sich selbst zu sprechen, oder? Und er ist süß; ich bin sicher, er ist interessant.

»Und du?«, fragt Josh schließlich, nachdem wir uns den ganzen Abend über seine Musikkarriere unterhalten haben. Er spielt Gitarre.

»Letzte Runde«, ruft der Barkeeper.

»Ich glaube, es wird Zeit zu gehen.« Ich lächle erleichtert. »Ich bin ziemlich müde.«

Wir kommen zu seiner Wohnung. »Komm wenigstens noch auf einen Kaffee mit rauf«, sagt er.

Ich habe meine Tabletten nicht dabei. Ich werde höllische Schmerzen bekommen ohne meine Steroide, und morgen früh werde ich mich überhaupt nicht mehr rühren können. Außerdem ist mein Knie geschwollen. Gott, es macht mich so wütend, dass ich solche Überlegungen überhaupt anstellen muss. Ich würde liebend gern die Nacht mit ihm verbringen. Ich möchte wieder so unbefangen sein wie früher. Heh, Moment, es geht doch nur um eine Tasse Kaffee. »Ja, okay«, höre ich mich sagen.

Josh spielt mir auf der Gitarre etwas vor, während ich auf seinem Sofa sitze und Baileys trinke. Mit Kaffee meint man nie wirklich Kaffee, richtig? Aber ich genieße es, ihm zuzuhören; er ist echt gut, klingt wie Tom Petty. »Kannst du *Free Fallin* von Tom Petty spielen?«

Er legt die Gitarre beiseite. »Ich weiß, von wem das ist«, sagt er lächelnd und kommt zu mir rüber. Wir fangen an, uns zu küssen, und seine Lippen fühlen sich toll an. Ich möchte berührt werden. Meine Ängste treten in den Hintergrund. Plötzlich rücke ich lächelnd von ihm ab.

»Was ist denn so komisch?«, fragt er.

»Nichts«, versichere ich ihm. »Nur ein Traum, den ich letztens hatte.«

»Dann hat es nichts mit mir zu tun, ich habe nichts zwischen den Zähnen oder so was ...«

»Nein. Ich lache nicht deinetwegen, ehrlich.«

»Gut.« Er spielt mit meinem Hemd und zieht dabei meine Schultern hoch. Es tut weh, und eine Schulter knirscht. »Was war denn das für ein Geräusch?«, fragt er.

»Nichts«, entgegne ich hastig. »Ich muss mal wohin.« Ich stehe auf und stoße gegen die Flasche Baileys, die prompt zu Boden fällt. »O Gott, tut mir Leid«, rufe ich aus und hebe sie auf. Gott sei Dank ist sie leer. Ich schließe die Badezimmertür hinter mir ab und ziehe mir das Hemd selber aus. Darunter trage ich ein einfaches Top, das leichter auszuziehen ist. Und Gott sei gedankt für Hosen mit Gummibund. Halt! Alice, du benimmst dich kindisch;

du musst es ihm sagen. Warum hast du solche Angst, es ihm zu sagen – aus Angst vor Zurückweisung? Ich muss an das denken, was Mum gesagt hat, ich darf mich nicht hinter meiner Krankheit verstecken, darf mich nicht für sie schämen. Ich weiß, dass das richtig ist. Matthew, Marcus, Helen, Rebecca und Sophie sind derselben Ansicht. Aber das ist unser erstes Date, und ich kann jetzt nicht schon ein so ernstes Thema anschneiden. Ich muss ihn erst besser kennen lernen, bevor ich es ihm sagen kann. Alice! Er wird es doch erfahren, du kannst dein Problem sowieso nur bis zu einem gewissen Grad verbergen, also kannst du es ihm auch gleich sagen. Nein, ich muss gehen, wir können uns ja wieder treffen. »Wie soll ich mich bloß aus dieser Zwickmühle herauswinden?«, frage ich mich panikartig. Nein, ich werde bleiben. Ich brauche einfach die Bestätigung, dass ich noch attraktiv bin, begehrenswert. Andererseits bin das nicht wirklich ich, wenn ich einen so wichtigen Teil von mir verberge, oder? Ich ändere immer wieder meine Meinung. Schließlich gehe ich zurück und gebe mir alle Mühe, erfrischt und locker auszusehen. Ich setze mich zu ihm. Wir küssen uns wieder. Wir gehen rüber in sein Schlafzimmer.

Mir sinkt das Herz, als ich das niedrige Futon-Bett sehe. Seine CDs, Schallplatten und Noten sind quer über die Laken verstreut, neben dem Bett stehen eine schmutzige Kaffeetasse und ein Teller mit einem halb gegessenen Toast. Ängstlich lasse ich den Blick über das Bett schweifen. Wie soll ich das anstellen? Plötzlich wünschte ich, ich wäre mit jemandem wie Matthew zusammen. Bei ihm fühle ich mich unbefangen. Er würde mir herunterhelfen, und wir könnten unbeschwert über meine Steifheit scherzen. Gott, wie sehr ich mir wünschte, ich wäre in ihn verliebt, aber das bin ich nicht. So ist das immer.

»Setz dich«, fordert Josh mich auf und räumt derweil eilig etwas auf.

Ich manövriere auf unorthodoxe Art herum und krache auf die Knie wie ein dicker Elefant, um mich dann auf den Po zu drehen. Ich kann fühlen, wie sich durch den Aufprall Muster auf meinen Knien bilden.

»Alles okay mit dir?«, fragt er, als er das dumpfe Plumpsen hört, mit dem ich auf der dünnen Matratze lande.

»Bestens«, antworte ich mit unnatürlich hoher Stimme, während ich mich verzweifelt frage, wie ich jemals wieder hochkommen soll. Ich sehe mich verstohlen nach etwas um, woran ich mich hochziehen kann. »Leg doch Musik auf«, schlage ich mit gespielter Fröhlichkeit vor.

Er springt auf und legt eine Scheibe auf. Warum kann ich nicht normale Knie haben und normale Arme, an denen ich mich hochziehen kann?

»Komm etwas näher«, sagt er und zieht wieder an meinen Schultern. »Was ist das für ein Geräusch?«

»Was meinst du?«, frage ich und spreche etwas lauter.

Er zieht mich auf sich, und das Gewicht auf meinen Ellbogen tut mir in Armen und Schultern weh. Meine sämtlichen Gelenke protestieren. Ich bin so nervös, dass mein Körper sich völlig verkrampft und ich mich nicht mehr rühren kann. Ich liege auf ihm drauf wie ein großes Stück Speck. Meine romantische Stimmung ist schlagartig verflogen. Meine Schultern zittern.

»Du zitterst ja«, sagt er. »Was ist los?«

Ich rücke von ihm ab. Es folgt eine grässliche drückende Stille. »Ich brauche Hilfe beim Aufstehen«, sage ich schließlich. Ich kann das nicht durchziehen. Ich kann nicht.

»Wie bitte?«

»Hilf mir bitte beim Aufstehen«, wiederhole ich und halte mein Top schützend vor mich. »Ich muss gehen.«

»Was ist denn los?«, fragt er noch einmal. »Geh nicht. Ich möchte wirklich, dass du bleibst.«

»Bitte«, sage ich mit erstickter Stimme, den Tränen nahe.

»Tut mir Leid.«

»Nein, mir tut es Leid. Es ist nicht deine Schuld. Ich habe rheumatische Arthritis. Ich hätte es dir gleich sagen sollen. Ich ... hör zu, es tut weh. Meine Schulter tut weh, meine Knie ... Ich kann dir das nicht erklären. Wenn du immer noch Interesse hast, ruf mich an, dann erzähle ich dir mehr. Aber nicht jetzt. Ich muss gehen.«

Josh ruft nicht an. Ich habe Mums Lektion auf die harte Tour gelernt.

36

Konflikte

Ich sitze in der Klinik der Bristol Royal Infirmary. Ich habe fast eine Stunde gebraucht, um einen Parkplatz zu finden, und jetzt sitze ich schon über eine Stunde hier und warte auf meine Gold-Injektion. Der Anfang meines dritten Jahres war furchtbar. Ich bekomme keine Steroid-Injektionen mehr, weil der Arzt sich Sorgen macht wegen der Schädigung meiner Knochen. Die RA hat sich erneut verschlimmert, nachdem sie nicht mehr künstlich in Schach gehalten wird, und ist mit ungebremster Aggressivität über meinen ganzen Körper hergefallen. Das Gold nützt nichts, aber es gibt sonst nicht mehr viel, was wir noch versuchen können, und mein Arzt klammert sich verzweifelt an jeden Strohhalm. Als ich wieder daheim bin, knalle ich die Tür hinter mir zu. Eine Zehn-Minuten-Injektion hat wieder einmal einen ganzen Vormittag zunichte gemacht. Mein Zorn hat den Siedepunkt erreicht und wartet wie heiße Milch nur darauf, überzukochen.

Das Lernen füllt eine wichtige Lücke, wenn ich nicht am geschäftigen Studentenleben teilhaben kann. Es bewahrt mich davor durchzudrehen. Ideen für meine Abschlussarbeit, Vorträge mit Diavorführung, Gedanken zu meinen Essays über Design und Angewandte Kunst oder Moderne Britische Kunst – das Lernen ist für mich Grund, am Morgen aufzustehen, und es gibt meinem Leben einen Sinn. Sophie sagt, in meinem Zimmer sähe es aus wie in einer chaotischen Bibliothek, als sie mir zwei weitere Bücher reicht, die sie für mich besorgt hat. Ich liege noch im Bett, vergraben unter einem Berg von Büchern, Unterlagen und Papier, Tinte überall auf den Fingern und im Haar, das so zerzaust ist wie ein Krähennest. Sophie meint lachend, ich sähe aus, als könnte ich eine Pause brauchen. Wir trinken zusammen einen Kaffee.

»Ernsthaft, Alice«, sagt sie streng. »Das geht schon zu lange. Du kannst nicht so weitermachen. Du musst dir wieder Steroide geben lassen.«

»Das geht nicht, langfristig schaden sie mehr als sie nützen.«

»Aber sieh dich doch an!«, ruft sie aus.

»Soph, am Morgen ist es immer am schlimmsten«, entgegne ich und versuche, vernünftig mit ihr und mit mir selbst zu argumentieren. »Es wird schon gehen. Außerdem fahre ich heute nachhause.« Ich bin gezwungen, meine Zeit zwischen daheim und Bristol aufzuteilen, und meine Unabhängigkeit rinnt mir unaufhaltsam durch die Finger wie feiner Sand.

»Oh, hallo Mr. Burness. Es tut mir Leid, aber ich kann heute nicht kommen, um mit Ihnen mein Essay zu besprechen«, sage ich, halb angezogen auf dem Bett liegend. »Ich fühle mich scheußlich und denke, ich werde nachhause fahren.«

»Tut mir Leid, dass es Ihnen schlecht geht«, sagt er unsicher. Mr. Burness fragt selten nach meiner RA. Ich bin überzeugt davon, dass die Krankheit ihn verunsichert, aber ich fühle auch, dass er Verständnis für meine Situation hat. »Ihr Essay hat mir gut gefallen, Alice. Es war das über den Whistler, nicht wahr?«

»Ja. Wie habe ich genau abgeschnitten?«, frage ich gespannt.

»Was halten Sie davon, wenn ich zu Ihnen komme?«, schlägt er vor.

»Das ist aber eine hübsche Wohnung«, bemerkt Mr. Burness, als er am Küchentisch Platz genommen hat. Ich halte den Blick angespannt auf ihn gerichtet, als er seine Bemerkungen zu meinem Essay vorliest. Er ist ein wundervoller Dozent und Tutor – er gibt seit vielen Jahren Vorlesungen und bringt jedes Thema interessant rüber. Er könnte einen sogar dann faszinieren, wenn es um den langweiligsten Künstler überhaupt ginge. »Das hat mir wirklich sehr gut gefallen«, sagt er herzlich und gibt mir meine Arbeit zurück. Ich bin erleichtert. »Sie brauchen sich keine Sorgen zu machen, Alice. Wo stehen wir jetzt?«, murmelt er vor sich hin. »So an die zwölf Wochen noch bis zur Prüfung. Bald ist Ostern ...« Seine Augen leuchten auf beim Gedanken an den Urlaub. »Sie machen Ihre Sache sehr gut, und denken Sie daran, dass die Prüfungen am Ende des zweiten Jahres bei der Abschlussprüfung berücksichtigt werden, und da hatten Sie eine hervorragende 2,1.« Er nimmt seine Brille mit den kleinen runden Gläsern ab und reibt sich die Augen. »Ich kann Ihnen dieses Buch für Ihre Abschlussarbeit borgen. Es handelt sich um ein seltenes Exemplar, seien Sie also bitte vorsichtig damit«, ermahnt er mich und legt einen alten gebundenen Band über Impressionismus auf den Tisch.

»Ich versuche seit einer Ewigkeit, mir eine Ausgabe zu beschaffen. O Gott, tausend Dank!«

Er fährt sich mit einer Hand durch das Haar. »Wenn Sie einige Bücher, die Sie brauchen, nicht finden können, sagen Sie mir Bescheid. Ich weiß, wie das ist. Die Bibliothek hat nie genug Exemplare, und mir macht es nichts aus, meine eigenen an Studenten zu verleihen, vorausgesetzt, ich bekomme sie nicht mit Kaffeeringen zurück. Gut«, sagt er dann und steht auf. »Ich muss los.«

»Vielen Dank, dass Sie vorbeigekommen sind. Sie sind immer so nett«, sprudelt es aus mir hervor.

»Ich bin gern gekommen. Jetzt gehe ich eine Stunde später in die Kneipe, und das ist ganz gut so«, antwortet er lächelnd. Er bemerkt meine Reisetasche neben der Wohnungstür. »Machen Sie das Beste aus Ihrer Zeit daheim, ruhen Sie sich aus und kommen Sie erst wieder, wenn Sie sich erholt haben.« Die tiefen Falten auf seiner Stirn verraten seine Sorge, aber ich fühle mich die ganze Zeit furchtbar, egal ob ich ausgeruht bin oder nicht. Würde ich mich an das halten, was er mir rät, würde ich nie nach Bristol zurückkommen – hätte nie mit dem Studium begonnen.

»Sie schaffen das schon, Alice. Sie haben es verdient, Ihren Abschluss mit einer guten Note zu machen.« Ich erwidere sein Lächeln, dankbar für seine ermutigenden Worte. Das Diplom ist nicht nur für mich wichtig. Ich möchte Mr. Burness etwas zurückgeben.

Ich muss mein letztes Semester irgendwie überstehen.

Noch eine Woche bis zu den Osterferien. Sophie sitzt bei mir und reicht mir die Wärmflasche. Steven versucht, mir beim Aufsetzen zu helfen, und ich zucke zusammen vor Schmerzen. Jede Bewegung tut höllisch weh, und der unerträgliche Schmerz durchzuckt meinen ganzen Körper.

»Es wird bald besser werden«, versuche ich Sophie zu beruhigen, die mich skeptisch ansieht. »Hast du Mum angerufen?«, frage ich sie.

Sie reicht mir ein Glas mit einem Strohhalm. »Ja. Sie holt dich später am Vormittag ab.«

Ich blicke auf meine aufgeschlagenen Bücher. Die Abgabetermine für Essays und Dissertationen rücken viel zu schnell näher, und ich versäume wichtige Arbeitstage.

Steven und Marcus helfen Mum, mich nach unten und in den Wagen zu tragen. Als wir losfahren, blicke ich in die niedergeschlagenen Gesichter Sophies und meiner Mitbewohner.

Meine fünf Mitbewohner, und vor allem Sophie, wissen nicht, wie sie es schaffen sollen, mir zu helfen und sich gleichzeitig auf ihre Abschlussprüfungen vorzubereiten. Wir hätten uns früher darüber unterhalten müssen. In acht Wochen sind Prüfungen, und ich habe einfach zu viele Gelenkergüsse, es ist also nicht verwunderlich, dass sie sich Sorgen machen. Ich bin ja selbst beunruhigt. Mein Arzt hat meine Dosis Steroide erhöht, um mir zu helfen, mein letztes Semester durchzustehen – sie sind meine letzte Rettung. Ich bin wild entschlossen, an meinem letzten bisschen Unabhängigkeit festzuhalten.

Ich muss von Menschen umgeben sein, die ebenfalls im Prüfungsstress stehen, brauche das Gefühl, eine von ihnen zu sein. Ich kann nicht ständig zuhause herumliegen, von allen und allem abgeschottet. Ideal wären zwei Übernachtungen in Bristol jede Woche, weil ich auch noch Tutorenkurse habe. Rachael, eine alte Freundin der Familie, der ich von Herzen zugetan bin, wohnt fünfzehn Minuten von der Wohnung entfernt und hat mir versichert, sie stünde auf Abruf bereit, mir im Bedarfsfalle zu helfen. Sie ist mir in Bristol eine unschätzbare Hilfe gewesen, hat mich häufig zu Arztterminen begleitet oder bei sich aufgenommen, wenn ich Ruhe und etwas Anständiges zu essen brauchte! Sie hat auf uns aufgepasst, als wir noch klein waren, und gehört seit dieser Zeit quasi zur Familie.

Am Anfang des Semesters besprachen meine Eltern das Problem mit Sophies Mutter, und sie waren sich einig, dass es okay ist, wenn ich zwei Nächte die Woche in Bristol bleibe.

Ich habe nie von meinen Mitbewohnern erwartet, 24 Stunden am Tag für mich da zu sein. Ich habe Sophie gesagt, sie soll ihre Tür zumachen und sich ohne Gewissensbisse aufs Lernen konzentrieren. Wenn ich nicht klarkomme, rufe ich eben zuhause an.

In der zweiten Semesterwoche sitze ich, die Nase in meinem Lernstoff vergraben, in meinem Zimmer, als Steven anruft. »Alice, wir müssen mit dir reden. Wir machen uns Sorgen um dich«, beginnt er zögernd.

»Wie meint du das?«

»Na, ja, wegen der Abschlussprüfungen stehen wir alle stark unter Druck, und wir glauben nicht, dass wir klarkommen werden, wenn du einen wirklich schlechten Tag hast. Wir könnten nicht für dich da sein.«

»Steven, das haben wir doch alles schon besprochen.«

»Ja, aber die erste Woche ist nicht planmäßig verlaufen. Du hättest den Termin bei deinem Tutor früher festlegen müssen. Du bist entgegen der Absprache nicht erst Mittwoch, sondern schon Montag gekommen und ...«

Ich falle ihm ins Wort. »Ich weiß, tut mir Leid.«

»Es ist nicht nur das ... wir machen uns Sorgen, dass wir uns nicht konzentrieren können, wenn es dir schlecht geht. Und jede Minute ist kostbar.«

»Warum verschwendet ihr Zeit darauf, euch Sorgen zu machen, wo wir doch schon lang und breit alles besprochen haben?«

»Aber«, stammelt er, »wir sind nicht glücklich damit.«

»Was versuchst du eigentlich, mir zu sagen? Dass ich gar nicht mehr in die Wohnung kommen soll?« Ich werde langsam ungehalten.

»Es ist nur, na ja, was, wenn es dir Donnerstag schlecht geht? Wir würden uns so mies dabei fühlen, dich allein in deinem Zimmer liegen zu lassen und uns ganz aufs Lernen zu konzentrieren, während du dich herumquälst.«

»Steven, ich wünschte, ich könnte garantieren, dass alles gut gehen wird, aber das kann ich nicht. Lern in der Bibliothek, wenn es dich so belastet, ich will gar nicht, dass du für mich da bist. Ich verspreche, dass Rachel da sein wird, wenn ich sie brauche. Und meine Eltern. Ich komme am Mittwoch nur dann, wenn ich mich gut fühle.«

»Aber was, wenn es dir am Donnerstag wieder schlecht geht? Wir können kein Risiko eingehen«, hält er mir entschieden vor.

»Ich werde Rachel gleich anrufen«, sage ich verzweifelt. »Die Abschlussprüfung ist kein Zuckerschlecken, und meine Krankheit ist unberechenbar. Ihr seid bisher immer für mich da gewesen, aber vor den Prüfungen erwarte ich nicht, von euch bemuttert zu werden. Wir müssen hart sein. Jeder muss sich auf seinen Lernstoff konzentrieren, ob es mir gut geht oder nicht.«

»Und was, wenn Rachel nicht zuhause ist?«

»Aber sie wohnt doch nur eine Viertelstunde entfernt. Sie weiß, dass ich sie möglicherweise an diesen zwei Wochentagen brauche und hält sich frei.«

»Wir fühlen uns einfach nicht wohl dabei. Wir finden, dass wir in der Vergangenheit viel für dich getan haben und es jetzt an dir ist, uns zu unterstützen«, entgegnet Steven unbehaglich.

»Ihr wollt also, dass ich mich bis nach den Prüfungen

in Luft auflöse? Dann kann ich weder Freunde sehen noch meine letzten Tutorenkurse besuchen oder die Bibliothek benutzen.« Ich schlucke hart, den Tränen nah.

»Wir können dir sämtliches Material und auch Bücher, die du brauchst, schicken.«

»Du hast deutlich genug gemacht, dass ich unerwünscht bin, also gut, wie ihr wollt. Ich werde mich nicht blicken lassen, nicht mal an lächerlichen zwei Tagen in der Woche.«

Ich bin wütend. Sollen sie ihren Willen haben, aber Verständnis habe ich für ihre Haltung nicht. Ich finde, sie sind schrecklich unfair. Die anderen ihrerseits finden mich undankbar und unfair. Plötzlich klafft ein Abgrund zwischen uns.

Ich spreche mit meinen Eltern. Dad ist wütend und ungehalten. Er erkennt, dass sie mir sehr wehtun, indem sie mich derart verstoßen. Außerdem hat er meinen Anteil an der Miete bezahlt, und die anderen haben in seinen Augen nicht das Recht, mir zu verbieten, mich dort aufzuhalten. Fünf Minuten später klingelt das Telefon erneut. Es ist Sophie.

»Ich finde dich ganz schön egoistisch, Sophie.«

Sie ist beleidigt. »Ich kann einfach nicht glauben, dass du uns unterstellst, wir wollten dich verletzen nach allem, was wir für dich getan haben«, sagt sie defensiv. »Die Abschlussprüfungen stehen vor der Tür, und es geht um unser aller Zukunft. Wir wollen unser Diplom.«

»Das will ich auch! Es sind nicht nur eure Scheißabschlussprüfungen! Ich weiß, dass ihr mir nicht wehtun wollt, aber ihr tut es trotzdem. Ich kann nicht die ganze Zeit zuhause bei meinen Eltern rumhängen. Auch ich brauche etwas Normalität.«

»Aber du musst akzeptieren, dass du eben nicht normal bist wie wir anderen.« Hierauf entsteht eine Pause.

Wie kann sie so etwas sagen? Sie hat mir den Dolch in den Körper gerammt und die Klinge auch noch in der Wunde gedreht. »Nach allem, was wir für dich getan haben, bitten jetzt wir dich um deine Unterstützung. Bitte, Alice, wir brauchen diese Zeit, um zu lernen, es sind nur noch acht Wochen. Wir bleiben doch trotzdem in Kontakt. Ali«, fleht sie. »Bitte nimm das nicht persönlich. Es ist doch nur wegen der Abschlussprüfungen. Wenn die erst vorbei sind, wird wieder alles wie früher.«

»Nach allem, was wir für dich getan haben.« Wir sind in zwei Lager gespalten – sie und ich. Ich fühle mich wie ein Pflegefall, ein Fremder, ein Außenseiter.

Das ist es, was mir so zu schaffen macht. Ich kann nicht leugnen, dass ich ohne ihre Hilfe nie hätte studieren können, aber jetzt scheint es, als hätten sie ihre Gefälligkeiten nachträglich mit einem Preisschild versehen. Als Gegenleistung muss ich ihnen den Riesengefallen tun, während »ihrer« Abschlussprüfungen aus ihrem Leben zu verschwinden. Das sollte mir nichts ausmachen, weil ich vielmehr unendlich dankbar zu sein habe wegen »allem, was sie für mich getan haben«. Ich dachte, ich wäre ihre Freundin, und ich hätte alles für sie getan, vor allem für Sophie. Aber was sie jetzt von mir verlangen, erscheint mir nicht richtig, es bringt unsere ganze Beziehung in ein Ungleichgewicht.

Unsere Freundschaft, die Nähe, das Vertrauen, die Unterstützung, die Liebe, die Fürsorge und der Spaß, den wir alle miteinander hatten, sind zunichte gemacht. Meine Freundschaft mit Sophie ist nur noch ein Scherbenhaufen.

Ich fahre zu meinem Tutorenkurs bei Mr. Burness und von dort zu Mrs. Wickham, meiner Dozentin für Design und Angewandte Kunst. Mrs. Wickham organisiert öfter

Abend- oder Mittagessen mit Studenten in ihrem Haus, das einem Museum gleicht mit den vielen wunderschönen Uhren, Antiquitäten und Gemälden. Nachdem wir ihren Dachboden nach nützlichen Büchern durchforstet haben, steigen wir die knarzende Treppe wieder hinunter und begeben uns in die Küche. Mitten in der Vorbereitungsarbeit auf die Prüfung schweifen wir ab und vertrauen uns einige nostalgische Erinnerungen an das vergangene Jahr an. Sie erzählt mit leuchtenden Augen, was aus einigen ihrer älteren Studenten geworden ist – die Aufmerksamkeit, die Mrs. Wickham jedem einzelnen ihrer Studenten widmet, ist wirklich erstaunlich. Sie unterstützt und ermutigt uns bis zum Schluss und darüber hinaus. Sie fragt mich, was ich gerne machen würde. Mitten im Satz breche ich ab. Ich kann einfach nicht länger an mich halten und erzähle ihr, was sich zwischen mir und meinen Mitbewohnern ereignet hat. Ich kann hören, wie sich meine Stimme förmlich überschlägt, und das, was aus mir hervorsprudelt, klingt ziemlich verworren.

»Erzählen Sie mir das alles bitte noch einmal, aber diesmal langsam«, unterbricht sie mich freundlich, aber bestimmt. »Also los, was ist passiert? Fangen Sie noch einmal von vorne an.« Mrs. Wickham hört mir zu, ohne Partei zu ergreifen. Ich teile ihr mit, dass ich vermutlich nicht zu den letzten Tutorenkursen bei ihr werde kommen können.

»Das ist nicht so schlimm, dann gehen wir den Stoff eben heute schon durch. Sprechen Sie auch mit Mr. Burness, er wird sicher Verständnis haben. Es ist nicht das erste Mal, dass es vor den Abschlussprüfungen zu Auseinandersetzungen kommt. Es ist auch unter normalen Umständen für alle Beteiligten eine sehr stressige Zeit, Alice. Versuchen Sie, sich hiervon nicht aus der Bahn werfen zu lassen.«

»Versprochen. Jetzt habe ich ja auch keine Entschuldigung mehr«, entgegne ich lächelnd mit einem Blick auf den Stapel Bücher, die sie für mich rausgesucht hat.

Um 16:00 Uhr schlagen sämtliche Uhren im Haus, und sie lacht. »Wir hören voneinander. Ich bin hier, also rufen Sie ruhig an, wenn irgendetwas ist. Gut, noch eine Tasse Tee, und dann machen wir uns wieder an die Arbeit, in Ordnung?«

Als ich schließlich gehe, fühle ich mich schon viel besser. Das Gespräch mit ihr hat mir sehr gutgetan. Es war wie mit einer sehr guten alten Freundin zu reden.

Wenn ich nicht gerade zwischen Bristol und daheim hin und her pendle, lerne ich in meinem Zimmer im Haus meiner Eltern, aber vor allem nachts verfolgt mich der Streit mit meinen Mitbewohnern. Ich kann einfach nicht glauben, dass es dazu gekommen ist. Ich fühle mich unglücklich, verletzt und im Stich gelassen. Ich bin traurig. Ich vermisse sie alle ganz furchtbar, aber wenn ich dann an das denke, was Steven und Sophie gesagt haben, steigt wieder Zorn in mir auf. Ich habe das ungute Gefühl, dass es nicht wieder in Ordnung kommen wird. Ich fühle mich entmutigt, möchte aufgeben, und die alten Selbstmordgedanken kommen wieder auf. Was ist das Leben ohne Freunde wert? Was bleibt mir dann noch?

Helen kommt über das Wochenende nachhause, und wir unterhalten uns lange über den Konflikt. Sie ist wie immer sehr stark und gibt mir viel Kraft.

Wir haben die sechste Semesterwoche, und die Abschlussprüfungen stehen unmittelbar bevor. Ich bin jetzt ständig zuhause. Es ist Montagnachmittag. Ich lerne in meinem Zimmer, meine treue kleine Freundin Jasmine zu meinen Füßen. Ich höre sie an einem der Stuhlbeine nagen und sage ihr, sie soll damit aufhören. Als ich einen

Blick nach unten werfe, sehe ich, dass sie mit ihren kleinen spitzen Zähnen eins von Mr. Burness' kostbaren Büchern angefressen hat. »O nein«, rufe ich verzweifelt aus. »Scheiße, Scheiße, Scheiße.«

Ich weiß gar nicht, wie ich ihm das beichten soll. Es geht aber auch wirklich alles schief, denke ich und lasse mich auf mein Bett fallen. Jasmine schaut mit unschuldigem Blick zu mir auf. Das Telefon klingelt. Sie knurrt und zerrt den Hörer von der Gabel. »Verschwinde, du blöder Hund«, herrsche ich sie an.

»Alice, Alice, bist du das?«

Ich hebe den Hörer auf. »Hallo«, melde ich mich, ganz außer Atem.

»Alice, hallo, wo hast du denn die ganze Zeit gesteckt? Was ist los?« Es ist Rebecca, und ihre Stimme klingt belustigt. »Ich habe in der WG angerufen, aber da hat man mir gesagt, du wärst bei deinen Eltern. Was machst du denn da? Ich wollte mit dir etwas trinken gehen.«

Rebecca ist eine liebe Freundin. Manchmal vergehen Wochen, in denen wir nichts voneinander hören, aber wenn wir uns dann wieder sprechen, ist es, als hätten wir uns erst gestern gesehen. Längere Pausen tun unserer Freundschaft keinen Abbruch. Ich erzähle ihr gleich, was vorgefallen ist. Ich werde nicht so tun, als wäre ich aus freiem Willen zuhause.

»Das glaube ich ja nicht. Ich werde gleich rüberfahren und ihnen gehörig die Meinung sagen. Du kannst doch nicht die ganze Zeit zuhause bei deinen Eltern hocken. Lass mich mit ihnen reden.«

»Wenn du willst«, sage ich tief gerührt, auch wenn ich nicht glaube, dass sie etwas erreichen wird.

Rebecca spricht mit Marcus.

»Du hast eben noch nie mit Alice zusammen gewohnt

und weißt nicht, wie schlecht es ihr manchmal geht«, sagt er.

»Aber sie will sich doch gar nicht sieben Tage die Woche in der Wohnung aufhalten. Die zwei Tage müssten doch auch für euch zumutbar sein, oder? Wie würdet ihr euch fühlen, wenn man euch nicht in eure eigene Wohnung ließe?«

»Ich muss mich auf Sophies Seite stellen. Sie ist es, auf die Alice sich am meisten stützt. Und mit dem ganzen Prüfungsstress ist sie dieser Belastung zurzeit nicht gewachsen.«

Ich erzähle Mum davon, wie Rebecca sich für mich eingesetzt hat. Mum hat sich bisher nicht zu der Situation geäußert. »Du findest doch auch, dass ich im Recht bin, oder?«, frage ich, Bestätigung heischend.

»Es gibt in dieser Sache kein Recht oder Unrecht, aber ich finde, du hättest dich viel früher um eine Regelung kümmern müssen. Ich hätte das voraussehen müssen«, gesteht sie.

»Aber wie ...«, will ich widersprechen.

»Rebecca ist eine liebe Freundin«, fällt sie mir ins Wort, »aber sie weiß nicht, was hinter den Kulissen vorgeht, wie die wirklich schlimmen Tage aussehen. Mir hätte bewusst sein müssen, wie schwer das für Sophie und die anderen ist, und dann mit dem zusätzlichen Prüfungsstress ...«

Ich starre Mum an, als wäre sie zum Feind übergelaufen.

»Alice, es zerreißt einem das Herz, hilflos mit ansehen zu müssen, wie jemand, den man liebt, leidet. Natürlich bist du es, die die furchtbaren Schmerzen aushalten muss, aber auch wir leiden. Es muss sehr schwer gewesen sein für Sophie, vergiss das nicht.«

Ich lerne, lerne, lerne. Ich hole verlorene Zeit auf. Vor allem aber lenkt das Lernen mich von meiner Situation ab.

Ich vermisse Sophie ganz schrecklich. Ich liege nachts wach und drücke den braunen Plüschhund an mich, den sie mir geschenkt hat und dessen Ohr bald nass ist von meinen Tränen. Zweifel beschleichen mich. Natürlich sind sie nicht böswillig, und ich weiß, dass sie mir nicht wehtun wollen. Bin ich fair ihnen gegenüber? Hätte ich akzeptieren müssen, dass sie diese Zeit für sich brauchen? Die erste Woche ist nicht so gelaufen wie geplant, weil ich spontan zu einem Tutor gefahren bin ... aber ich hätte vielleicht an meinen ursprünglichen Plänen festhalten sollen. War es naiv von mir, anzunehmen, Sophie würde sich keine Sorgen machen? Sophie hat für ihre Unterstützung nie eine Gegenleistung verlangt, es wurde ihr nur alles zu viel. Sie war nervlich am Ende, und ich habe das nicht erkannt. Ich habe Scheuklappen getragen und war selbstsüchtig. Soll ich mein letztes bisschen Stolz herunterschlucken und versuchen, den Bruch zu kitten? Jede Freundschaft ist es wert, um sie zu kämpfen, oder? Erst recht jene, die Sophie und ich im Laufe der Jahre aufgebaut haben. Aber vielleicht ist es zu spät ...

Ich kann mir gar nicht vorstellen, meine Prüfungen zu machen und hinterher nicht ihr liebes Gesicht zu sehen. Wir haben bisher immer nachher bei einem Glas Wein und einer Zigarette über unsere Prüfungen gesprochen. Wir haben über die Themen gelacht, die wir stundenlang gepaukt haben und die dann gar nicht vorgekommen sind.

Heute fürchte ich mich davor, meinen Mitbewohnern über den Weg zu laufen, und ich bin sicher, ihnen geht es genauso. Das Ganze ist ein unangenehmer Eiertanz. Nach meiner Prüfung im Fach Design und Angewandte

Kunst gehen ein paar von uns ins »Browns«. Sophie kommt die Treppe herunter, aber sie bemerkt mich nicht. Sie sieht schrecklich aus, erschöpft und sogar noch dünner als sonst. Mir ist bewusst, dass ich ihr ebenfalls wehgetan habe.

»So wie Sie von dieser Freundschaft sprechen, wäre es eine Schande, wenn sie für immer bräche«, sagt Jenny sanft. Die Therapiesitzungen bei ihr sind mir eine unschätzbare Hilfe gewesen seit dem Streit mit meinen Mitbewohnern. »Aber ihr könnt die Situation nur dann bereinigen, wenn ihr beide soweit seid. Ich denke, eure Freundschaft müsste gefestigt genug sein, um das zu überstehen.« Sie lächelt sacht. »Es klingt zwar schrecklich abgedroschen, Alice, aber die Zeit heilt alle Wunden.«

Am Abend vor der letzten Prüfung ruft Sophie mich zuhause an. Der Anruf kommt völlig überraschend, da die letzten acht Wochen zwischen uns völlige Funkstille geherrscht hat. »Ich wollte dir viel Glück wünschen«, sagt sie.

»Ich hasse diese ganze Situation«, sage ich, froh, ihre Stimme zu hören.

»Ich auch. Sollen wir uns nach der Prüfung treffen?«

»Sehr gerne.«

Langsam gehen wir zu einem Café ein Stück die Straße hinauf und bestellen zwei Cappuccino. Ich hoffe, wir können das, was gewesen ist, aus der Welt schaffen, aber im Laufe der Unterhaltung wird deutlich, dass wir einander zu wehgetan haben. Der Abgrund zwischen uns ist noch breiter und tiefer geworden. Unsere Gefühle sind viel zu verletzt, als dass eine Annäherung möglich wäre.

Später rufe ich Matthew an, fahre mit einer Flasche

Wein zu ihm und bleibe die Nacht über dort. Wir sitzen in Schlafsäcke gehüllt auf seinem Balkon. Matthew bringt mich gleichzeitig zum Lachen und zum Weinen.

Ich kann nicht schlafen. Ich schleiche nach unten. Matthew ist ebenfalls noch wach.

»Das ist es nicht wert«, sagt er, als er meine Tränen sieht. Er legt einen Arm um mich. »Du solltest nach den Prüfungen feiern und nicht den Trauerkloß spielen.« Er hat Recht.

Am nächsten Morgen fahre ich zu Rebecca.

»Alice, hallo, meine Güte, du siehst ja furchtbar aus«, sagt sie und nimmt mir meine Tasche ab. »Alles okay mit dir?«

Nachdem ich ihr erzählt habe, was passiert ist, sagt sie, dass ich bei ihr bleiben kann, so lange ich möchte. Die Prüfungsergebnisse werden erst in zwei Wochen bekanntgegeben, und wir gehen zusammen aus, um zu feiern. Rebecca und ich schließen uns noch enger zusammen und schmieden vorsichtig Pläne, in London eventuell zusammen zu wohnen sowie gemeinsam in Urlaub zu fahren. Dank Rebecca fühle ich mich weniger verwundbar und allein.

Ihre Freundschaft ist meine Rettung.

37

Die Prüfungsergebnisse

Der Tag der Bekanntgabe der Prüfungsergebnisse ist da. Rebecca und ich essen in Clifton draußen zu Mittag. Die Sonne brennt auf meinen Rücken herab. Ich möchte das Mittagessen möglichst lange ausdehnen – allein der Gedanke, Mr. Burness anzurufen, um nach meinem Prüfungsergebnis zu fragen, erfüllt mich mit panischem Schrecken.

Auch bin ich nervös, weil ich zur Wohnung fahren muss, um endgültig meine Sachen abzuholen. Ich will das heute erledigen, es endlich hinter mich bringen.

»Und du bist ganz sicher, dass ich nicht mitkommen soll?«, fragt Rebecca.

»Ja.«

»Glaubst du, dass du den Riss kitten kannst?«

»Ich weiß es nicht.«

Ich habe immer noch meinen Wohnungsschlüssel. Ich schleiche das Treppenhaus hinauf und durch die Wohnungstür. Marcus sieht fern. Er steht auf, um in die Küche zu gehen, und kommt an mir vorbei. Er ignoriert mich völlig, sodass ich gleich rauf in mein Zimmer gehe. Das schnurlose Telefon, das immer auf der Station in meinem Zimmer gelegen hat, ist nicht da. Ich kann Sophie sprechen hören. Als sie fertig ist, gehe ich rüber zu ihrem Zimmer und klopfe an. Ich habe früher nie angeklopft. Ich bin furchtbar nervös, was mir plötzlich albern erscheint. Einen Moment herrscht drückende Stille, dann frage ich, ob ich das Telefon benutzen darf.

Wie eine Fremde reicht sie es mir.

Zurück in meinem Zimmer. Mein Rücken tut weh. Ich ziehe die Schuhe aus. Ich brauche noch gut zehn Minuten, bevor ich den Mut aufbringe, die Fachschaft für Kunstgeschichte anzurufen.

»Alice, hallo, Sie sind die Letzte, die anruft. Mr. Burness freut sich schon darauf, mit Ihnen zu sprechen«, sagt die Sekretärin.

»Ach ja?«, frage ich hoffnungsvoll.

»Ich darf Ihnen nichts sagen. Ich stelle durch.« Ich kann ihrer Stimme anhören, dass sie lächelt.

Mr. Burness meldet sich. »Alice, Glückwunsch. Eine glatte Eins. Die Prüfungskommission brauchte Ihren Fall gar nicht erst zu besprechen.«

»Das ist ja nicht zu fassen!«, rufe ich ungläubig aus.

»Das war eine bemerkenswerte Leistung. Ich freue mich ja so für Sie.«

»Ich wünschte, ich wäre bei Ihnen, dann könnte ich Ihnen jetzt um den Hals fallen«, sage ich überglücklich.

»Dann kommen Sie doch einfach vorbei. Ein solches Angebot bekommt man nicht alle Tage«, lacht er.

Als Nächstes rufe ich zuhause an. »Mum, ich bin's. Ich habe eine Eins«, sage ich, immer noch überwältigt.

Mum war bis eben im Garten und hat Unkraut gejätet. Ihr war alles recht, um sich von der bangen Warterei auf meinen Anruf abzulenken. Sie weint.

Meine Mitbewohner sehen unten fern. Keiner von ihnen wendet auch nur den Kopf. Ich möchte die gute Neuigkeit mit ihnen teilen, Sophie umarmen und alle fragen, wie sie abgeschnitten haben. Ich möchte mit ihnen ausgehen und feiern, als sei nichts gewesen. Ich wünschte, ich könnte Sophie sagen, wie sehr sie mir fehlt. Ich möchte, dass alles wieder so ist, wie es war, aber etwas hält mich davon ab, mich zu entschuldigen.

Das Einzige, das mir einfällt, ist: »Ihr habt ja neue Sofas im Wohnzimmer.«

»Ja«, sagt einer von ihnen achselzuckend und isst weiter.

Ich gehe wieder rauf. Ich bin nicht willkommen.

Das Telefon läutet. Es ist Mrs. Wickham. Sie gratuliert mir. Von ihren Worten wird mir ganz warm ums Herz, fast so wie damals nach einem Sieg in einem schwierigen Tennis-Match. Ich hätte nicht gedacht, dass ich je wieder so empfinden würde.

Wen kann ich jetzt noch anrufen? Ich sehne mich danach, mit jemandem zu sprechen. Ich rufe erst Matthew an und dann Helen. Bei Helen im Büro wird gerade gefeiert, und sie ist angeheitert. »Alice, alle wollen mit dir reden«, sagt sie, den Tränen nah. Bevor ich ablehnen kann, habe ich schon einen Kollegen von ihr in der Leitung, der ebenso blau ist.

»Hi, hier ist Grant. Ich habe gehört, du hast eine Eins. Deine Schwester liebt dich wirklich sehr, weißt du. Sie hat mir alles von dir erzählt«, lallt er. »Ich reiche dich an John weiter, er will dir auch was sagen.«

»Alle wollen mit dir reden«, höre ich Helen im Hintergrund kreischen. »Meine Schwester hat eine Eins!«, ruft sie in die Runde. Ich kann lauten Jubel hören. Ich bin so glücklich. Ich wünschte, ich könnte mitfeiern. Endlich lande ich wieder bei Helen, nachdem ich so ziemlich jeden aus der Firma an der Strippe hatte. »Du musst heute Abend ausgehen und feiern. Wo bist du gerade?«, fragt sie.

»In der Wohnung.«

»Warum das? Ich dachte, du wohnst bei Rebecca?«

»Tue ich auch. Ach, ich weiß auch nicht, ich hätte nicht herkommen sollen.«

»Das war die beste Nachricht, die ich seit einer Ewigkeit gehört habe. Geh und besauf dich und vergiss alles andere.«

Ich packe alles zusammen, was mir gehört – CDs, die in der Wohnung herumliegen, Kochbücher, mein schnurloses Telefon, die Poster an den Wänden.

Diskret verlasse ich die Wohnung mit meiner Habe. Die anderen sehen immer noch fern. Ich begegne Sophies Blick, als ich leise die Tür hinter mir zuziehe. Ich werde ihre Freundschaft nie vergessen und hoffe, dass wir eines Tages wieder Freundinnen sein können. Sie hat mir so viel gegeben, und ich hoffe, dass ich ihr auch etwas habe geben können.

Langsam gehe ich zu meinem Wagen und wünsche von ganzem Herzen, ich könnte rennen. Hätte ich keine rheumatische Arthritis, würde ich quer durch den Park jagen und jedem zurufen, dass ich eine Eins habe. Nun, laufen kann ich nicht, aber mein Herz schlägt Purzelbäume.

38

Die Versuchsreihe: Teil II

Ich sitze mit Dr. Campbell ganz vorn im Konferenzraum.

»Sie brauchen neue Aktendeckel für meine Unterlagen«, bemerke ich mit einem Blick auf die abgewetzten Pappdeckel der prall gefüllten drei Patientenakten.

»Ja, ich weiß. Und ich brauche einen Rollwagen, um sie zu transportieren«, entgegnet er lächelnd. »Fühlen Sie sich gut? Bereit, ihnen allen gegenüberzutreten?«

Ich nicke. Ich habe lange von diesem Augenblick geträumt und möchte nirgendwo anders sein.

Ich habe in den vergangenen Wochen an nichts anderes denken können als an die Versuchsreihe für dieses neue Medikament. Es handelt sich um ein Anti-TNF-Mittel, wobei TNF für »Tumor-Nekrose-Faktor« steht, ein inflammatorisches Molekül, das eine wichtige Rolle bei der Entstehung von Gelenksentzündungen spielen soll. Das Medikament ist kein Heilmittel und kann bereits entstandene Schäden nicht beheben. Ob es über lange Zeiträume wirkungsvoll bleibt, ist noch ungewiss, und auch langfristige Nebenwirkungen sind noch nicht erforscht. Allerdings wurden mit einem vergleichbaren TNF-Mittel in den Staaten Riesenerfolge erzielt. Die Schmerzen wurden signifikant gemindert, und auch die Zahl der geschwollenen und empfindlichen Gelenke wurde vermindert. Darüber hinaus war das neue Medikament überaus wirkungsvoll darin, den Patienten neue Energie zu verleihen und ihre Müdigkeit zu vertreiben.

Es gibt in der Studie Platz für fünfzehn Probanden, und der Leiter der Versuchsreihe möchte Kandidaten, die auf die konventionellen Medikamente nicht angesprochen haben. Dr. Campbell wird dem Professor sowie einem Gremium aus Ärzten und Krankenschwestern meinen Fall vortragen. Ich sehe zu, wie jugendlich aussehende Ärzte, Schwestern und Medizinstudenten ihre Plätze einnehmen. Dann betritt der Professor im weißen Kittel mit autoritärem Gang den Raum. Sofort kehrt Ruhe ein.

Dr. Campbell beginnt. »Meine Damen und Herren, dies ist Alice Peterson. Sie ist 24 Jahre alt, leidet seit sechs Jahren an rheumatischer Arthritis und ist ein besonders schwerer Fall. 1992 suchte sie Dr. Buckley das erste Mal auf mit Symptomen einer Synovitis, Schmerzen in den Händen und Schultern und einer Entzündung im linken Knie. Dr. Buckley injizierte Steroide in das Knie und verschrieb ihr Naproxen. Zum damaligen Zeitpunkt hatte Alice gerade ein Tennis-Stipendium in den Staaten bekommen.«

Ich bin froh, dass er das erwähnt. Das macht mich mehr zu einem Individuum, menschlicher – hebt mich über den reinen Patientenstatus hinaus.

»Sie hat bis zum heutigen Tag auf keine konventionelle Therapie reagiert. Wir haben bei ihr jedes bekannte Medikament ausprobiert – Gold, Methotrexat, Cyclosporin, Azathioprin, Penicillamin, Prednisolon, aber sie hat trotz aller Bemühungen sechs Jahre ständiger Schmerzen, Nadeln, Injektionen, Schwellungen, Zysten, Blutarmut, immer neuer und immer wieder enttäuschter

Hoffnungen und schwerer Operationen hinter sich. Sie wurde an Händen und Füßen operiert, hat eine neue Hüfte bekommen und wartet auf eine Knöcheloperation. Sie musste in all dieser Zeit hilflos den zunehmenden Verfall ihres Körpers mit ansehen.«

Ich schaue in die Gesichter – einer der Studenten schenkt mir ein warmes Lächeln, ein anderer lächelt mitfühlend, aber Professor Madox' Züge bleiben ausdruckslos und wie versteinert – ich kann auf seinem Gesicht nicht die leiseste Gefühlsregung erkennen. Stattdessen sieht er einfach durch mich hindurch.

»Alice hat vor zwei Jahren an der Universität von Bristol ihren Abschluss gemacht und ist nach London gezogen«, fährt Dr. Campbell fort. »Sie hatte eine Teilzeitstelle in einer Kunstbibliothek. Die Schwere ihrer Krankheit hat ihr ein unabhängiges Dasein allerdings unmöglich gemacht, sodass sie heute wieder zuhause bei ihren Eltern wohnt. Um ehrlich zu sein, ich bin mit meinem Latein am Ende«, sagt er mit gequältem Gesicht. »Ich glaube, die einzige Möglichkeit für Alice liegt in einer völlig neuartigen Therapie. Wir brauchen neue Hoffnung. Alices RA schreitet unaufhaltsam fort ... sie wird weiter Schaden anrichten und Schmerzen verursachen ... soviel steht fest. Ich denke, sie sollte das Risiko eingehen, an dieser Versuchsreihe teilzunehmen. Ich weiß, dass die Teilnehmerzahl begrenzt ist, aber ich wüsste nicht, bei wem größere Dringlichkeit vorliegen könnte.«

Dr. Campbell schließt seine Präsentation meines Falles ab.

Professor Madox bombardiert mich mit Fragen wie eine Tennisball-Wurfmaschine. »Schließen Sie die Augen und sagen Sie mir, wo es Ihnen am meisten wehtut«, fordert er mich auf.

Ich bewege Hände und Füße.

»Nicht bewegen«, befiehlt er scharf. »Halten Sie ganz still und sagen Sie mir, was Ihnen wehtut.«

»Mein Knöchel.«

»Wo genau?«

»Am Subtalar-Gelenk an der Ferse. Der Knöchel tut beim Gehen höllisch weh.«

»Aber hiervon abgesehen haben Sie keine Schmerzen?«, fragt er, ohne mir Gelegenheit zu geben, die Schmerzen im Hinterkopf, im Nacken, im Rücken, in den Knien, den Füßen, den Händen etc. zu erwähnen.

»Sind Sie müde?«, fragt er abrupt.

»Ja, fast ständig.«

»Dann ist chronische Müdigkeit ein großes Problem in Ihrem Fall. Würden Sie sagen, dass Sie öfter an Müdigkeit ohne Schmerzen leiden oder häufiger an Schmerzen ohne Müdigkeit?«

»Ich fühle beides gleichzeitig. Die Müdigkeit geht mit den Schmerzen einher.«

»Beschreiben Sie die Schmerzen.«

»Ich kann meine Schmerzen nicht beschreiben«, antworte ich und atme tief durch. »Ich kann nur sagen, dass ich mich morgens beim Aufwachen schon davor fürchte, einen Fuß auf den Boden zu setzen.«

»Dürften wir Sie gehen sehen?«

Vorsichtig erhebt sich meine gebeugte Gestalt. Ich brauche zwei oder drei Minuten, bis ich überhaupt anfangen kann zu gehen. Es fühlt sich an, als hätte ich eine Glasscherbe in meinem Fuß. Ich gehe langsam den Gang hinunter; mein rechter Knöchel – ich nenne ihn meinen »Wackelknöchel« – ist so verdreht, dass ich mit der Fußinnenseite auftreten muss. Bei jedem Schritt knirscht das Gelenk wie alte Bodendielen. Ich halte den Kopf gesenkt. Ich will ihre Reaktionen gar nicht sehen.

Hierauf entsteht eine Pause. In diesem Moment verarbeiten und begreifen die Anwesenden, was meine Krankheit bedeutet.

Das Gesicht des Professors wirkt plötzlich menschlicher. Seine Stimme klingt weicher. »Sie müssen entschuldigen, dass ich Ihnen das abverlange, aber ich muss mich davon überzeugen, dass Sie auch geeignet sind für die Versuchsreihe, die ich leite.«

»Und, eigne ich mich?«, frage ich hoffnungsvoll.

»Reden wir draußen«, sagt er, steht auf und verlässt den Saal.

Ich folge ihm langsam an Dr. Campbells Arm. »Es ist gut gelaufen«, sagt er mit einem ermutigenden Lächeln.

Wir nehmen alle Platz.

»Sie sind drin, Alice«, sagt der Professor, ohne zu zögern. »Die Versuchsreihe beginnt in vier bis acht Wochen. Wenn alles gut geht, sehen wir uns dann wieder.«

Sechzehn Wochen später. Die Versuchsreihe hat begonnen. Ohne mich. Die zuständige Behörde hat entschieden, dass ich nicht teilnehmen darf, weil ich im gebärfähigen Alter bin – man ist besorgt wegen der Auswirkungen, die das Medikament auf ein Ungeborenes haben könnte, falls ich heute oder zu einem späteren Zeitpunkt schwanger würde. Ich bin außer mir. Wie können sie so etwas anführen? Wie sollte ich ein neues Leben zur Welt bringen, wo ich doch selbst kein Leben habe? Oberste Priorität hat für mich, meinen Zustand zu stabilisieren, bevor ich überhaupt an Babys denken kann. Und überhaupt sollte es mir überlassen bleiben, ob ich gewillt bin, dieses Risiko einzugehen oder nicht. Ich bin ein erwachsener Mensch und durchaus in der Lage, eigene Entscheidungen zu treffen. Mein Vater, der fest entschlossen war, mir doch noch einen Platz in der Versuchsreihe zu sichern, hat einen bösen

Brief an Staatssekretär Frank Dobson geschrieben und ihm meinen Fall noch einmal nahe gebracht. Wir bedrängen, nerven und warten auf Antwort, auch wenn es uns längst vorkommt, als würden wir uns an einer Backsteinmauer die Köpfe einrennen. Wir sind alle verzweifelt.

Inzwischen ist September geworden. Wir haben die Schlacht gewonnen, und ich darf endlich in die Versuchsreihe einsteigen, sieben lange Monate nach dem eigentlichen Start. Ich muss mich nur vorher einigen Tests unterziehen – es müssen eine Röntgenaufnahme meines Torsos und Bluttests gemacht werden.

»Wir bekommen die Resultate in zwei Tagen, Alice«, sagt die Schwester, die zu dem Team aus Bath gehört, das die Versuchsreihe durchführt.

»Worauf werde ich eigentlich genau getestet?«

»Wir müssen sicher gehen, dass Ihre Nieren, Ihre Leber und alles andere abgesehen von der RA gesund ist, bevor wir Ihnen das Medikament verabreichen dürfen. Das ist Routine, und ich kann mir nicht vorstellen, dass es diesbezüglich Schwierigkeiten geben wird. Ich denke, Sie können sich die erste Injektion für nächste Woche in den Kalender eintragen«, sagt sie optimistisch.

»Endlich«, sage ich und atme tief ein. Ich mag sie; sie hat selbst Kinder und versteht, wie wichtig die Versuchsreihe für mich ist.

Mum hilft mir zum Wagen, und auf der Heimfahrt singen wir zu Mums Lieblings-Kassette.

»Hallo, Alice«, sagt die Krankenschwester in bedrücktem Tonfall.

Ich spüre sofort, dass etwas nicht stimmt. »Gibt es ein Problem?«, frage ich nervös.

»Es fällt mir so schwer, Ihnen das zu sagen. Ich weiß

ja, wie sehr Sie darauf brennen, nach all dieser Zeit endlich in die Versuchsreihe einzusteigen. Ihre Bluttests ...«

»Ja«, falle ich ihr ins Wort. »Was ist damit?«

»Ihre Leberwerte sind überraschend hoch, und Sie dürfen nicht teilnehmen, solange sie sich nicht im normalen Rahmen bewegen.«

»Meine Leberwerte?«, frage ich geschockt. »Aber ich habe doch bisher nie Probleme damit gehabt. Warum jetzt auf einmal?«

»Das wissen wir auch nicht. Wir konnten es alle nicht glauben.«

Ich sacke immer mehr in mich zusammen und bekomme kaum noch Luft. Ich beiße mir auf die Lippen, um nicht in Tränen auszubrechen.

»Alice, nicht in Panik geraten, Liebes. Wir geben Ihnen ein anderes entzündungshemmendes Mittel. Vielleicht verursacht ja das jetzige die Leberprobleme. Sie werden in regelmäßigen Abständen getestet werden müssen, bis die Werte gesunken sind. Sie müssen unter 84 liegen.«

»Ich lasse mich gleich morgen wieder testen«, sage ich eifrig.

»Nein, erst in einer Woche, nachdem Sie den neuen Entzündungshemmer genommen haben.«

»Aber was passiert, wenn der Wert nicht sinkt?«

»Er muss bis Ende des Monats gesunken sein, weil wir nach dem 30. keine neuen Probanden mehr aufnehmen können.«

Meine Verzweiflung bricht aus mir hervor wie Lava aus einem Vulkan. Ich schreie so laut, dass beinahe die Fensterscheiben erzittern. »Nein«, schluchze ich, »nein, nein, nein. Mum ...« Ich zupfe schwach an ihrem Pullover. »Ich muss dieses Medikament bekommen. Wir haben

Monate gekämpft, damit ich in die Versuchsreihe aufgenommen werde. Ich kann einfach nicht länger warten«, weine ich. »Ich kann nicht mehr warten.« »Mum, wenn nicht bald etwas passiert, werde ich sterben«, schreie ich und haue mit dem Kopf auf den Tisch. »Bitte, lieber Gott, gib mir endlich eine Chance. Ich werde sterben«, wiederhole ich schluchzend. Diesmal versagen auch Dads Versuche, mich zu trösten. Wütend fahre ich ihn an, dass ich allein sein möchte. Ich schleudere ihm entgegen, dass Gebete und der Glaube an eine Besserung sinnlos wären, und ich habe das Gefühl, den Bruchteil einer Sekunde lang glaubt er das auch.

»Granny«, sage ich, »es tut mir Leid wegen meines Ausbruchs.« Granny ist ein paar Tage zu Besuch, und die Neuigkeit hat sie derart aus der Fassung gebracht, dass sie sofort nach oben gegangen ist, um zu packen. Ich sehe zu, wie sie im Zimmer umhergeht und tastend ihre Sachen zusammensucht. Sie ist jetzt 95 Jahre alt und völlig erblindet.

»Mein armes Mädchen«, sagt sie. »Es tut mir so Leid für dich, und ich bin eine zusätzliche Last. Ich muss abreisen.«

»Aber nein, mir tut es Leid. Ich musste einfach alles rauslassen, aber jetzt geht es mir wieder besser. Wir wollen nicht, dass du abreist, Granny.«

»Meine liebe Alice«, sagt sie, ertastet mein Gesicht und küsst mich. »Ich wünsche mir nichts sehnlicher als noch zu erleben, dass es dir wieder besser geht.« Ihre blauen Augen, die im Laufe ihres Lebens so vieles gesehen haben, weinen. Granny mag zwar ihr Augenlicht verloren haben, aber sie kann klarer sehen denn je.

»Ich lasse nächste Woche wieder einen Test machen, Granny. Es wird schon werden.«

»Du tapferes, tapferes Mädchen«, sagt sie und schaut mir ins Gesicht, als könnte sie mich sehen.

»Vielleicht komme ich ja nach dir«, weine ich und drücke sie fest an mich. »Ich habe dich lieb. Geh nicht.«

»Alice, der Wert ist gesunken, aber noch nicht niedrig genug«, teilt die Schwester mir eine Woche später mit.

Eine weitere Woche bangen Wartens schleicht vor sich hin. Ich kann nicht mehr schlafen, bin ganz krank vor Sorge. Diese Versuchsreihe ist das Einzige, worauf es mir jetzt noch ankommt. Rebecca, Helen, Freunde und Verwandte rufen dauernd an oder schicken E-Mails, um sich über den neuesten Stand zu informieren. Ich wünschte, ich hätte noch Kontakt zu Sophie. Wir haben seit dem Tag der Prüfungsergebnisse nicht mehr miteinander gesprochen, und ich vermisse ihre Freundschaft ganz schrecklich.

»Hel, ich habe Angst, dass ich mein ganzes Leben so verbringen werde, dass mir nie etwas helfen wird. Dass das alles gewesen ist.«

»Ich habe auch Angst um dich, aber ich kann nicht anders, als fest daran zu glauben, dass alles gut wird. Du darfst die Hoffnung nicht verlieren«, sagt Helen am anderen Ende der Leitung. Ich sehe sie vor mir, wie sie zusammengerollt in einer Ecke ihres dunkelroten Sofas in ihrer kunterbunten Wohnung kauert, frische Blumen auf dem Kaminsims und ein paar brennende Kerzen gegen die anbrechende Dunkelheit. Ich wünschte, ich könnte mich per Knopfdruck zu ihr beamen. Sie braucht nur ganz leicht meine Hand zu halten, um einen magischen Zauber zu spinnen, der mir ein Gefühl der Geborgenheit und Zuversicht vermittelt unter ihren Fittichen. Aber jetzt fühle ich mich meilenweit weg von ihr.

»Alice, komm schon, du kannst jetzt nicht aufgeben.

Wag das ja nicht!« Hierauf folgt Stille. Ich kann hören, wie sie an ihrer Zigarette zieht und tief inhaliert. Meine Augen schwimmen in Tränen, und ich bin innerlich ganz verkrampft vor lähmender Zukunftsangst.

»Al«, sagt Helen streng. »Du weißt doch, die Show ist erst vorbei, wenn die dicke Lady ihr Lied gesungen hat. Du musst weiter dagegen ankämpfen, bis ganz zum Schluss.«

Das Monatsende rückt näher. Das ist meine letzte Chance, geht es mir durch den Kopf, als mir die Nadel zur Blutabnahme in den Arm gestochen wird.

Quälende 24 Stunden später ruft die Schwester an. »Hallo, Alice, na wie geht es Ihnen?«

Überspringen wir das. »Die Ergebnisse?«

»Sie sind drin – Sie liegen einen Punkt unter dem geforderten Maximalwert. Sie sind jetzt ganz offiziell für ein Jahr Probandin der Versuchsreihe«, verkündet sie und scheint sich fast ebenso sehr zu freuen wie ich selbst.

»Gott sei Dank«, sage ich und fühle, wie ein überschäumendes Glücksgefühl jede Pore meines Körpers durchflutet. Meine Erleichterung kennt keine Grenzen. »Wann kann es losgehen?« Ich nicke energisch in Richtung Küche, wo Dad angespannt wartet.

»Nächste Woche.«

Als ich auflege, kommt Dad herein und schließt mich in die Arme. Ich lache und weine gleichzeitig vor Erleichterung. Ich bringe kein Wort heraus.

»Wir werden es noch schaffen«, sagt Dad. »Wir schaffen das.«

39

Placebo

Die Versuchsreihe hat begonnen. Ich bekomme jede Woche eine Injektion und werde alle vierzehn Tage untersucht, ich muss einen Fragebogen ausfüllen, und es werden Gelenkmessungen und Bluttests vorgenommen. Heute bekomme ich meine erste Injektion und muss lernen, mich selbst zu spritzen. Es gibt drei verschiedene Medikamentendosen – 20, 40 oder 80 mg – und ein Placebo. Niemand weiß, welche Stärke ihm verabreicht wird. Ich habe schreckliche Angst, dass ich nur ein Placebo bekomme, was bedeuten würde, dass die Flüssigkeit, die ich mir spritze, keinen Wirkstoff enthält.

Einer von vier Patienten bekommt in den ersten zwölf Wochen ein Placebo und dann den Rest des Jahres die mittlere Dosis. Ich bin in der Studie nur eine Nummer, und niemand kann mir sagen, ob ich zu den Pechvögeln gehöre, die den ganzen Weg nach Bath fahren, um sich nur ein Placebo zu spritzen.

Einer der Ärzte öffnet die Schachtel mit den zwei Fläschchen.

»Sieht verdächtig nach Wasser aus«, sage ich zu ihm. »O nein, ich ertrage das nicht. Es ist nur Wasser. Ein Placebo. Ich bin in der Placebo-Fraktion. Sehen alle Spritzen aus wie Wasser oder nur meine?«, will ich wissen. Vielleicht kann ich ja einen Tropfen probieren, wenn er mir den Rücken kehrt, aber man kann sich vorstellen, wie fertig ich wäre, wenn es sich tatsächlich nur um Wasser handeln würde, vor allem, nachdem ich so viele Monate auf dieses Medikament gewartet habe.

»O nein, lieber Gott, lass es kein Placebo sein«, betet Mum.

»Sie sind beide paranoid«, sagt der Arzt lächelnd.

»Nein, nur verzweifelt. Okay, was muss ich tun?«, frage ich und kremple meine Ärmel auf.

»Richtig. Entfernen Sie den Metallverschluss oben von dem Fläschchen und säubern Sie dieses anschließend gründlich mit einem in Alkohol getränkten Tupfer.«

Ich greife nach dem Fläschchen. Der Verschluss sitzt so fest, dass ich mehrere Minuten damit zu kämpfen habe. Mum lacht bereits. »Ich schaffe es nicht. Das fängt ja gut an.«

»Sie sind sehr steif«, sagt der Arzt mitfühlend. »Geben Sie das Fläschchen Ihrer Mutter, mal sehen, ob sie es schafft.«

»Meine Güte, sitzt das fest. Himmel auch ...« Endlich gelingt es ihr. Der erste Schritt ist getan.

»Jetzt kommt der schwierigere Teil. Wenn Sie die Nadelschutzkappe leicht biegen, geht sie am leichtesten ab.« Er zeigt es mir. »Und jetzt versuchen Sie es.«

»Sie sitzt zu fest. Meine Hände sind zu nichts zu gebrauchen.«

»Hin und her bewegen, biegen ...«, weist er mich an.

»Tue ich ja.« Plötzlich gibt es ein knirschendes Geräusch. »Keine Bange, das war nur meine Schulter«, sage ich und bekomme vor lauter Nervosität einen Lachanfall.

Die Schwester steckt den Kopf zur Tür herein. »Klingt ja, als würden Sie hier drin eine Party feiern. So viel ist hier noch nie gelacht worden!«

Endlich löst sich die Kappe, und die Nadel bewegt sich auf das Fläschchen zu. Ich steche sie mit zitternden Händen hinein. Mum beobachtet mich lachend. »Mum, bitte geh weg, du bist keine große Hilfe!«

Endlich sind wir bereit für die Injektion, und ich habe die Qual der Wahl zwischen Oberschenkel und Bauch. Ich wähle den Oberschenkel.

»Richten Sie die Nadel nach unten und stechen Sie sie hinein, so als wäre es ein Dartpfeil«, weist der Arzt mich an.

Die Nadel bewegt sich zitternd auf meinen Schenkel zu.

Sie ist drin. Ich schließe die Augen. »Bitte lieber Gott, lass es kein Placebo sein«, bete ich zum millionsten Mal.

40

Heute ...

Dinge, die ich liebe:

- Gesichtscreme von Clarins
- Hydrotherapie
- Alle Helfer und Physiotherapeuten im Hydrotherapie-Zentrum
- »Friends« sehen – ich bin richtig verknallt in Chandler
- Schreiben – ich arbeite an meinem zweiten Buch ...
- Mein Duxiana-Doppelbett mit Gänsedaunen-Plumeau
- Gutaussehende Ärzte, ich muss unbedingt einen heiraten
- Meiner Mum Grimassen schneiden
- Dad dabei beobachten, wie er versucht, den Videorecorder zu programmieren
- Erdbeercreme von »Du darfst« mit nur 15 % Fett und Diät-Eis mit Karamell und Nüssen von Sainsbury.
- E-Mails – jetzt kann ich endlich immer und überall Kontakt zu meinen Freunden halten
- Meinen rostigen Rollstuhl, der in einer Ecke verstaubt
- Forscher und Wissenschaftler, die nach einem Heilmittel für Arthritis suchen

- Wodka-Tonic
- Lenkdrachen
- Tim Henman sehen
- »Ohne *jegliche* Mühe« ankreuzen
- Kontrollanrufe
- Andere Menschen mit RA oder ähnlichen Krankheiten treffen und mich mit ihnen austauschen
- Wenn Helen meine Zehennägel silbern lackiert
- Kusine Emmas Huhn mit Zitrone, 15 Knoblauchzehen und gebratenen Anchovis
- Mit Emmas Kindern Jamie und Archie Karten spielen
- Meine Großmutter sehen, die blind und inzwischen 96 Jahre alt ist und dazu einer der tapfersten und interessantesten Menschen, die ich kenne
- Freunde (und diesmal meine ich nicht die Fernsehserie!)
- Mich wieder mit Sophie zu treffen und unsere Freundschaft zu erneuern
- Wärmflaschen
- Plüschige Pantoffeln mit Zebrastreifen
- Chirurgen, die Wunder-Operationen vollbringen
- Ergo- und Physiotherapeuten
- Toms ansteckendes Lachen hören
- Hosen mit Gummibund
- Meine Unabhängigkeit
- Das Team der Versuchsreihe
- MEIN WUNDERMITTEL

Drei Monate sind seit meinem Eintritt in die Versuchsreihe vergangen, und mein Leben hat sich drastisch verändert. Ein Gesicht, das ich kaum wiedererkenne, lächelt mich aus dem Spiegel an, ein Gesicht voller Lebensfreude. Ich habe immer noch Schmerzen, aber sie sind erträglich geworden. Ich weiß, dass ich in der Zukunft noch viele Probleme werde bewältigen müssen, aber meine wöchentliche Injektion ermöglicht mir ein menschenwürdiges Dasein. Das Leben ist nicht länger ein endloser dunkler Tunnel, in dem alles düster und trostlos erscheint. Ein neues Leben mit verschiedensten Herausforderungen wartet auf mich. Ich fühle mich wie ein Vogel, der lange mit gebrochenem Flügel im Käfig gehockt hat und endlich in die Freiheit entlassen wird. Ich blicke nach vorn, lasse die Vergangenheit hinter mir, und die traurigen Erinnerungen fangen bereits an zu verblassen.

Jeder geht auf seine Art mit Krankheit und Schmerz um, es gibt hierfür kein bestimmtes Muster. Aber ich habe gelernt, dass es schrecklich wehtun kann, sich hinter seiner Krankheit zu verstecken und nicht sehen zu wollen, inwiefern sie auch andere tangiert. Sophie und meinen Mitbewohnern gegenüber war ich nicht bereit zu akzeptieren, dass ich anders war als sie, dass ich Hilfe und Fürsorge brauchte, die sie in der Prüfungsphase einfach nicht aufbringen konnten. Wenn ich die Zeit zurückdrehen könnte, würde ich anders reagieren. Es tut mir sehr Leid, dass ich damals Freundschaften weggeworfen habe. Erst jetzt, drei Jahre später, habe ich eine Chance bekommen, sie zu erneuern. Andererseits musste ich das alles vielleicht durchmachen, um dorthin zu gelangen, wo ich heute stehe.

Mein Buch hat all die schönen Erinnerungen an meine Tenniszeit zurückgebracht. Ich lebe diese Augenblicke in meinem Herzen noch einmal durch, und meine Liebe zum Tennis ist endlich wiedererwacht.

Ich bin froh, dass ich nie aufgegeben habe. Ich bin glücklich. Tief im Innersten habe ich mich nicht verändert. Ich bin noch jung. Und es gibt mich noch.

Hoffnung ist eine Leben spendende Kraft. Allen, die

sich von Dunkelheit umgeben glauben, möchte ich ans Herz legen, sich das immer vor Augen zu halten. Hoffnung ist die Kraft, die einen ins Licht zurückholt.

»Okay, ich bin fertig«, rufe ich und betrachte den Berg von Taschen und Koffern im Kofferraum und auf dem Rücksitz des Wagens.

Mum drückt mich ganz fest. »Ich werde dich so vermissen«, sagt sie. »Es wird furchtbar still sein ohne dich.«

»Es wird wunderbar sein«, entgegne ich lächelnd. »Nur du und Dad. Du kannst endlich wieder Golf spielen!«

Mum scheut sich nicht, ihre Tränen zu zeigen. »Dieser grässliche gequälte Ausdruck ist endlich aus deinem hübschen Gesicht verschwunden«, sagt sie und umfasst mein Gesicht mit ihren warmen Händen.

»Mum«, sage ich, und mir ist bewusst, dass ich gleich in Tränen ausbrechen werde. Ich hasse gefühlsduselige Abschiede.

»Ich meine es ernst«, beharrt sie. »Deine Augen sprühen wieder vor Leben. Es ist, als wärst du wiedergeboren worden.« Sie küsst mich. »Mein tapferes Mädchen.«

Dad steht still daneben und nimmt in sich auf, was wir sagen. Als Mum mich endlich loslässt, schließt er mich in die Arme.

»Ehrlich«, sage ich und halte ihn ganz fest. »Ich werde dich vermissen, alter Herr.«

Er drückt mich. »Du hast Mumm, Kleines. Ich liebe dich.«

Ich wusste, wie schwer dieser Tag werden würde, obwohl meine Eltern und ich ihn so lange herbeigesehnt haben.

»Ich muss los. Ihr wisst ja, wie verhasst mir Abschiede sind«, schluchze ich, setze mich ans Steuer und lasse den Motor an. Eine Kassette ist eingelegt, und ich kurbele das Fenster herunter, um Mum und Dad einen letzten Kuss zu geben. »Danke für alles«, sage ich mit tränenerstickter Stimme. Dann fahre ich schnell los und werfe im Rückspiegel einen letzten Blick auf meine Eltern.

Da stehen sie, Seite an Seite wie ein einzigartiger Baum der Kraft und Liebe. Welches Glück ich hatte, mich auf ihn mit seinen unerschütterlichen Wurzeln und den kräftigen, schützenden Ästen stützen zu dürfen.

London! Ein neues Leben! Wieder unter Freunden! Ein neuer Anfang! Ein neues Ich! Ich blicke voller Vorfreude in die Zukunft. Ich möchte die verlorene Zeit aufholen und reisen. Ich möchte nach Afrika, um Grannys alte Heimat zu sehen, Giraffen und Elefanten. Ich möchte jemanden kennen lernen und mich rettungslos in ihn verlieben. Ich möchte weiterschreiben. Plötzlich liegt ein strahlendes Lächeln auf meinem Gesicht: Mir ist eben der Titel für mein Buch eingefallen. Und mit diesem glücklichen Gedanken biege ich um die nächste Kurve ...

ENDE

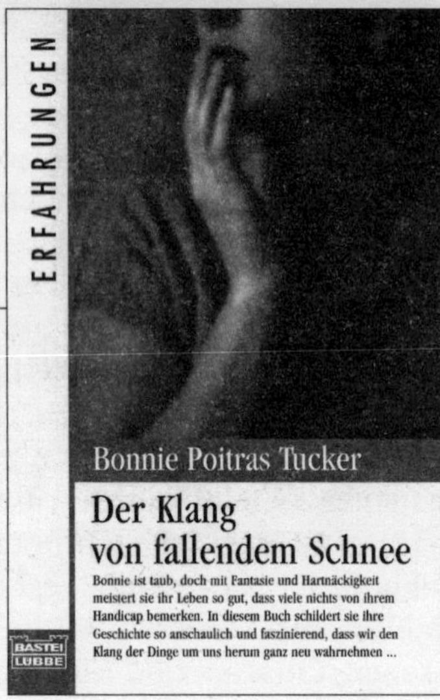

»Wieso kann meine Mutter im Dunkeln reden und ich nicht?« Bonnie Tucker kann in der Dunkelheit nicht reden, weil sie taub ist und von den Lippen ablesen muss. Sie spricht aber so perfekt, dass andere ihr ihre Taubheit nicht abnehmen. Eigentlich das größte Kompliment, wenn es auch hart erkämpft sein will. Sie heiratet, zieht drei Kinder auf, macht unter schwierigsten Umständen als Juristin Karriere. Kein Hinderniss in einer Welt, die nur auf Hörende eingestellt ist, ist zu groß für sie, dass sie es nicht mit Fantasie und Hartnäckigkeit überwinden könnte.

Bonnie Tucker erzählt ihre eigene Geschichte so anschaulich und faszinierend, dass wir den Klang der Dinge um uns herum neu wahrnehmen.

So beeindruckend wie der Film ›Jenseits der Stille‹.

ISBN 3-404-61474-7

BASTEI LÜBBE